高等学校"十四五"医学规划新形态教材

（供临床·基础·预防·护理·检验·口腔·药学等专业用）

医学统计学

Yixue Tongjixue

第3版

主　编　贺　佳　尹　平

副主编　吴　骋　赵艳芳　王素珍　艾自胜

编　者（以姓氏拼音为序）

艾自胜　同济大学
陈　琪　海军军医大学
崔　壮　天津医科大学
邓　伟　复旦大学
付晓静　山东第二医科大学
郭　威　海军军医大学
郭晓晶　海军军医大学
郭轶斌　海军军医大学
何　倩　海军军医大学
贺　佳　海军军医大学
黄　静　华东师范大学
金志超　海军军医大学
孔雨佳　山东第二医科大学
吕军城　山东第二医科大学
秦婴逸　海军军医大学
秦宇辰　海军军医大学
任艳峰　山东第二医科大学
沈　青　同济大学
石福艳　山东第二医科大学
司可艺　海军军医大学
宋花玲　上海中医药大学
宋艳艳　上海交通大学
陶育纯　吉林大学
王　睿　海军军医大学
王素珍　山东第二医科大学
王　奕　同济大学
王玉鹏　哈尔滨医科大学
吴　骋　海军军医大学
伍亚舟　陆军军医大学
许金芳　海军军医大学
阎小妍　北京大学
叶小飞　海军军医大学
尹　平　华中科技大学
张彦琦　陆军军医大学
赵艳芳　海军军医大学

学术秘书　秦宇辰　司可艺

中国教育出版传媒集团

高等教育出版社·北京

内容简介

《医学统计学》(第3版)分为三大部分，包括基础篇、高级篇与拓展篇。教材以强化医学生统计思维和提升医学生循证能力为主要目标，帮助其掌握应用医学统计学知识处理和分析医学数据的方法和技能。

本书由从事多年医学统计学一线教学、科研和培训的教师编写。各章节均从医学实际问题出发，以“问题引入—方法介绍—基本思想—公式计算—软件实现—结果解释—问题解决”为各章节的撰写结构，注重介绍解决问题的思路、方法，实用性强，应用面广。本书配有数字课程，包括案例讨论、数据集、小结、专业术语、教学PPT、思考与练习、自测题等数字资源，并适当融入课程思政元素，以适应医学教育发展和改革需求。

本书既适合高等医学院校临床、基础、预防、护理、检验、口腔、药学等专业学生，也可供卫生事业管理、医学科研和教学工作者阅读参考。

图书在版编目（CIP）数据

医学统计学 / 贺佳，尹平主编. -- 3版. -- 北京 : 高等教育出版社，2024.4

供临床、基础、预防、护理、检验、口腔、药学等专业用

ISBN 978-7-04-061814-3

Ⅰ. ①医… Ⅱ. ①贺… ②尹… Ⅲ. ①医学统计-统计学-医学院校-教材 Ⅳ. ①R195.1

中国国家版本馆CIP数据核字(2024)第044189号

策划编辑　杨　兵　李远骋　　责任编辑　杨　兵　　封面设计　李小璐　　责任印制　刁　毅

出版发行	高等教育出版社	网　址	http://www.hep.edu.cn
社　址	北京市西城区德外大街4号		http://www.hep.com.cn
邮政编码	100120	网上订购	http://www.hepmall.com.cn
印　刷	北京玥实印刷有限公司		http://www.hepmall.com
开　本	787 mm×1092 mm　1/16		http://www.hepmall.cn
印　张	19	版　次	2012年8月第1版
字　数	460千字		2024年4月第3版
购书热线	010-58581118	印　次	2024年4月第1次印刷
咨询电话	400-810-0598	定　价	48.00元

物 料 号　61814-00

新形态教材·数字课程（基础版）

医学统计学
（第 3 版）

主编　贺　佳　尹　平

登录方法：

1. 电脑访问 http://abooks.hep.com.cn/61814，或微信扫描下方二维码，打开新形态教材小程序。
2. 注册并登录，进入“个人中心”。
3. 刮开封底数字课程账号涂层，手动输入 20 位密码或通过小程序扫描二维码，完成防伪码绑定。
4. 绑定成功后，即可开始本数字课程的学习。

绑定后一年为数字课程使用有效期。如有使用问题，请点击页面下方的“答疑”按钮。

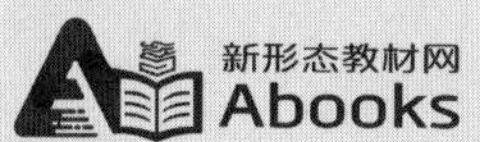

关于我们 | 联系我们　　登录/注册

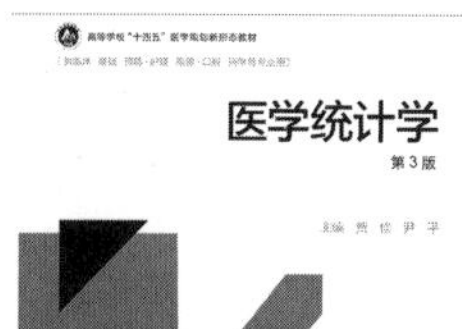

医学统计学（第 3 版）

主编　贺　佳　尹　平

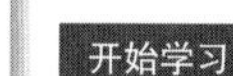

收藏

医学统计学（第3版）数字课程与纸质教材一体化设计，紧密配合。数字课程涵盖了案例讨论、数据集、小结、专业术语、教学PPT、思考与练习、自测题等资源，充分运用多种形式媒体资源，极大地丰富了知识的呈现形式，拓展了教材内容，在提升课程教学效果的同时，为学生学习提供思考与探索的空间。

http://abooks.hep.com.cn/61814

前言

医学统计学作为高等医学院校各个层次、专业的必修课程，其思想与方法对于医学生养成良好的科研习惯、正确地开展科学研究具有非常重要的作用。本教材由海军军医大学联合多所高校的医学统计学领域专业教师共同编写。本版教材为纸质教材与数字资源深度融合的新形态教材，不仅丰富了教材的知识体系与内容，还能更为有效地支撑课程线上线下混合式教学，帮助实现教学目标。本版教材在第 1 版、第 2 版教材原有基础上进一步梳理了各章节知识点内容和数字资源，并且在部分章节的案例启示中融入了课程思政元素，从而加强对学生立德树人方面的引领和教育。

本版教材尽量弱化繁杂的统计理论知识，强化培养学生的统计辨析能力及对统计知识的实践运用能力。从医学科研的实际问题出发，以“问题引入—方法介绍—基本思想—公式计算—软件实现—结果解释—问题解决”为各章节的撰写结构，理论力求简洁严谨，注重介绍解决问题的思路、方法，同时给出公式计算和软件实现过程，注重教材的实用性，使学生阅读学习后，能够利用统计学知识和技能解决实际科研问题。本版教材在介绍每种统计方法之后，均给出了 SPSS 软件实现的具体步骤、结果及结论，操作简便，便于实践。在每章还安排了“案例讨论”，针对各类统计方法容易被误用的情况提出问题，给出分析问题的思路与方法，并辅以“案例启示”帮助学生消化所学知识，加深其对知识的理解与掌握，提升其统计学思维能力。

本版教材在内容设置上兼顾知识的广度和深度。整体分为三大部分，包括基础篇、高级篇与拓展篇。其中，基础篇介绍基本统计方法与研究设计方法，高级篇介绍高级统计方法，拓展篇进一步帮助学生拓展统计学知识和思维。为方便学生使用，拓展篇在本版教材中被列为了数字资源，以精简纸质教材，同时便于学生随时随地拓展学习。

数字课程配备了丰富的数字资源，除拓展篇的五章内容外，还包括各章后的案例讨论、数据集、小结、专业术语、教学 PPT、思考与练习、自测题等。其中，数据集包括例题中的全部数据集，便于学生根据教材中的操作步骤进行软件实操；专业术语主要为术语中英文名称及解释，均为学生必须掌握的基本概念；思考与练习包括单选题、简答题及计算分析题等，帮助学生巩固所学知识。数字资源可以使学生随时随地进行统计学知识的学习和自测，快捷便利地进行统计软件的实操练习，帮助学生查缺补漏，更好地掌握理论知识，提升实践技能。

因编者的能力水平有限，书中难免存在不足和缺陷，望广大读者提出宝贵的意见和建议。

贺 佳 尹 平

2023 年 11 月于上海

目录

第一部分 基础篇

第二部分　高　级　篇

第三部分　拓　展　篇

第一部分

基 础 篇

第一章 绪 论

学习目标

1. 能够了解医学统计学的概念及统计工作的一般步骤。
2. 能够解释并举例说明医学统计学中所涉及的基本概念。
3. 能够识别医学资料的类型。

随着医学的进步与发展，数据证据的重要性日益凸显，如何获得、收集、整理、分析数据，提供科学、有效、可靠的证据至关重要。医学研究或实践中常常会遇到这样的问题：对于一种新的治疗方法或改进的传统治疗方法，如何开展研究来判断其是否优于已有方法？通过调查获得了某地 500 名学龄前儿童的健康资料，如何评价该地学龄前儿童的生长发育情况？医学研究中如何获得科学的"证据"以便使有价值的研究被接受，是摆在我们面前需要学习并解决的问题。如何在医学研究中获得有效的数据证据是医学统计学所要解决的主要问题。英国人口学家 Francis Galton 曾这样评价统计学："当人类科学家在探索问题的丛林中遇到难以逾越的障碍时，唯有统计学工具可以为其开辟一条前进的通道。"也有学者认为，循证医学(evidence based medicine，EBM)就是遵循统计学证据的科学，统计学的"证据"是说明医学研究结果是否科学的重要证据之一。

第一节 医学统计学的概念及其作用

国际流行病学词典对统计学的定义是"统计学(statistics)是通过收集、整理和分析等方法，处理数据中的变异，从而获得可靠结果的科学与艺术"。医学统计学(medical statistics)就是运用概率论(probability theory)和数理统计学的原理和方法，研究医学数据的收集、整理、分析和推断，从而发现医学现象的内在规律，用以指导医学理论和实践的学科。

一、医学统计学简史

早在 1812 年，法国数学家 Pierre Simon Laplace 在其重要的《概率分析理论》一书中就提出"医疗是概率论应用的重要领域。随着观察数的增多，有效的治疗方法会充分地显示出来。"19 世纪中叶，以法国医生 Pierre Charles Alexandre Louis、英国医生 William Farr、现代护理学奠基人 Florence Nightingale 等为代表的研究者开始认识到统计学在医学研究中的重要性，他们在研究中摒弃了利用经验下结论，而采用了一些数据证据。如 1835 年，Louis 对当时盛行的"放血"治疗伤寒的效果进行观察统计，并用精确的数据描述疗效，发现 52 例重病员中，39 例经放血治疗者平均生存时间为 25.5 天，未放血者平均生存时间为 28 天，提示放血疗法并不是治疗伤寒的有效手段。虽然现在看来 Louis 的研究尚存在不足之处，但他在当时仅凭经验治疗的社会背景下能采用数据说明问题已经是医学研究的进步。

19世纪末，英国统计学家Karl Pearson致力于生物统计与数理统计的研究，将统计学从描述性统计学改变为推断性统计学。在他的极力推广下，人们越来越深信数据的统计分析能解答植物、动物和人类生命研究中的许多问题。他的努力为20世纪生物统计与数理统计的发展奠定了基础。但Pearson所从事的统计学研究主要基于"大样本"，英国统计学家William Sealy Gosset首次关注到用小样本进行推断的重要性及可能性。他作为英国都柏林Guinness酿酒公司的一名酿酒师，负责对酿酒用的麦子进行质量检测，检测过程中，他所碰到的全是小样本问题。"基于小样本所得出的统计结论是否可信"这一问题长期困扰着他，经过反复的模拟研究，1908年他在*Biometrika*杂志上发表了《平均数的概率误差》一文，提出了用于小样本统计推断的"t分布"，开创了小样本研究的新纪元，为统计学解决小样本的医学问题提供了新方法。另一位现代统计学的奠基人——英国统计学家Ronald Aylmer Fisher创立了随机化实验设计、方差分析(ANOVA)等理论和方法。特别是他所提出的实验设计的三原则[重复(replication)、随机化(randomization)、对照(control)]为获得有效的研究数据，以及统计分析方法的应用提供了前提保证。Fisher认为，实验研究中在设计阶段就应该有统计学家的参与，统计分析与实验设计是一件事情的两个不同侧面。丹麦统计学家Anders Hald评价Fisher是"一位几乎独自建立现代统计科学的天才"。

1937年，*The Lancet*的编辑认为有必要向医生们解释统计学方法，便邀请现代临床试验(clinical trial)的主要推动者——英国流行病学家Austin Bradford Hill撰写了一系列介绍如何在医学研究中正确使用统计学方法的文章。这些文章后来以书的形式正式出版发行，书名为*Principles of Medical Statistics*，该书系统地介绍了医学统计学方法。

我国医学界对生物统计方法的运用始于20世纪初。1948年，我国第一部描述医学统计方法的教科书——郭祖超教授编著的《医学与生物统计方法》正式出版。此后，随着医学研究的发展与规范，医学统计学在医学界得到迅速普及与提高。

目前，医学统计学已成为高等医学院校本科生、研究生的必修课程，医学研究者也越来越重视统计学方法的应用，统计思维和方法学已经渗透到医学研究和卫生研究及决策之中。医学统计学作为一门独立而成熟的学科，其理论与方法已经成为现代医学研究中不可缺少的组成部分。

二、医学统计工作的一般步骤

医学统计学为医学科研工作服务，围绕科学研究的过程，统计工作一般分为四个步骤：统计设计、收集资料、整理资料、分析资料。这四个步骤紧密联系，前一步是后一步的基础，每个步骤的工作质量都会影响最终结论的正确性。

（一）统计设计

统计设计(statistical design)是对数据收集、整理、分析全过程的设想与安排，是影响研究成败的关键环节。医学研究设计不仅要符合专业要求，而且要满足统计学要求，避免系统误差，减少随机误差。著名统计学家Fisher曾说："实验结束后再请统计学家帮忙，无异于请他做尸体解剖，他也许只能告诉你实验失败的原因。"也有学者认为，统计学真正存在于设计阶段，因为资料的收集、分析方法的选择都需要在设计阶段加以确定，可见统计设计的重要性。

按照研究者是否对研究对象主动施加干预(intervention),统计设计可以分为研究者不施加干预的观察研究设计(observational study design)和研究者施加干预的实验研究设计(experimental study design)。实验研究中,如果研究对象是动物或生物材料则称为实验(experiment),如果研究对象是人则称为试验(trial)。实验研究中研究者可以对研究对象进行随机分组,以使不同处理组研究对象的主要特征均衡可比,常用的实验设计方法有完全随机设计、配对设计和随机区组设计。不同随机化设计下所获得的资料其统计分析方法往往不同,在后面的各章节中将针对不同设计类型进行介绍。这里先简介一下不同设计方法的概念,详细的随机化方法将在第十二章中介绍。完全随机设计(completely random design)是将同质的研究对象完全随机地分配到不同的处理组中,各处理组之间的研究对象彼此独立。配对设计(paired design)是先将研究对象按照某种可能与观测结果有关的属性(如小白鼠的体重、性别、月龄等)配成对子,再将同一对子中的研究对象随机分配到不同的处理组。配对设计比完全随机设计更好地控制了混杂因素的影响,不同处理组中的研究对象同质性更好。随机区组设计(randomized block design)是配对设计的扩展,设计时先将 3 个或 3 个以上的研究对象按照某种可能与观测结果有关的属性配成区组(block),再将同一区组中的不同研究对象随机分配到不同的处理组中。

统计设计的主要内容包括:①通过文献回顾,明确研究目的和假说;②确定研究总体、研究对象、观测指标;③确定资料收集的方式与获取途径;④确定控制误差和偏倚、保证数据质量的方法;⑤确定电子数据的录入、存储方式;⑥确定资料的整理与汇总方法,以及描述资料特征的统计指标;⑦确定统计分析指标和统计分析方法。在拟定好设计方案后,建议进行小范围内的预调查或实验,以便及时发现问题,进一步完善设计方案,为正式研究积累经验。在确定统计设计的内容时,有几点尤为关键:①如何获得样本?观测多少研究对象能达到研究目的,即样本含量应为多大?②如果是有干预的研究,如何设置干预措施,即处理因素?怎样将处理因素所产生的效应凸显出来?这些问题都将在第十二章中解答。

(二)收集资料

收集资料(collecting data)是根据统计设计的要求采集原始数据的过程。资料根据来源分为经常性资料、专项调查或实验研究资料、统计年鉴和统计数据专辑等。其中,经常性资料(regular data)来自常规的数据采集系统,如国家有关部门统一设计的统计报表、经常性工作记录(卫生监测记录,健康检查记录,门诊、住院病历等),在收集时,需要注意数据的完整性、真实性和准确性。专项调查或实验研究资料是为特定的研究目的而专门收集的资料,可针对研究目的,设计专门的调查问卷或病例报告表(CRF)进行资料的收集。统计年鉴和统计数据专辑可在相应的出版物中获得。

(三)整理资料

整理资料(sorting data)是将原始数据按照统计要求进行清理、核查、归纳、分组的过程,以使其系统化、条理化,为后续统计分析奠定基础。原始数据的清理、核查要对原始资料的完整性、真实性、准确性做出判断与评价,必要时借助一定的统计方法加以处理,如缺失值填补技术。对原始数据归纳、分组可以显现出有分析价值的信息,便于发现隐藏在其中的统计学规律。如要比较不同年龄层某病的患病情况,需要将原始数据按照不同的年龄层统计其患病人数与未患病人数,形成便于分析的数据表。此外,整理资料时,通过逻辑检查与计算检查,还能够及时发现、更正或剔除错误的原始数据,保证下一步统计分析的正确性。

(四) 分析资料

分析资料(analyzing data)是基于整理好的数据,根据研究目的,计算有关统计指标,并进行合理与科学的分析。分析资料主要包括统计描述与统计推断两方面,具体内容包括:①根据资料的性质绘制正确的统计表与统计图,这样便于直观地进行比较与分析。②根据原始数据的类型与分布选择正确的统计指标。如计算平均年龄时应选择均数,而平均住院天数则应选中位数。③进行统计推断、评价或预测。在推断时需针对不同资料的设计类型与分布特征正确应用统计方法,即使是相同类型的资料,在不同设计下其分析方法也各不相同。如不同设计类型(包括完全随机设计、随机区组设计、析因设计、重复测量设计等)的计量资料,采用的方差分析方法不同。④结合研究目的,得出分析结论。

第二节 统计学中的基本概念

一、同质与变异

医学统计学的研究对象通常具有某种共性,即相同的状况或属性等,研究对象之间常常"大同小异",具有同质性(homogeneity),如所研究的对象处于相同的地区、年龄相近、服用同一种药物等。对于同质的研究对象,其变量值之间的差异称为变异(variation)。"世界上没有两片完全相同的树叶",变异是生物医学研究领域里普遍存在的现象,可以说没有变异就没有统计学存在的基础。任何两个个体的测量指标都可能存在差异,如同一地区不同成年人的血红蛋白数;即使是同一个体的同一观测指标,其测量值也不是恒定的常数,如同一个人餐前、餐后的血糖值。

变异的存在,导致研究结果的判断存在不确定性。如用两种方法分别治疗两例病情相似的急性胰腺炎患者,结果一例有效,一例无效。由于存在变异,不能简单地认为是治疗方法不同而导致不同的结果。即使采用相同的方法治疗这两名患者,由于个体差异、病情变化等,也可能出现一例有效,一例无效的结果。但变异具有一定的规律性,当在相同的条件下重复实验(重复观测多个研究对象也属于重复实验)时,就可以发现这种规律性。如通过大规模的调查,发现正常成年人的脉搏值通常为 60～100 次/min。医学研究者在进行研究时,要充分认识到变异的存在,学会用不确定的眼光看待医学现象,借助统计学的手段,在变异的背景下分析问题。

二、观察单位、总体和样本

无论用何种方式收集资料,都要根据研究目的确定观察单位(observation unit),又称个体(individual),它可以是一位患者、一份样品、一个生物标本等。观察单位是医学研究获得数据的基本单位,也是研究者所直接面对的研究对象。前已述及,观察单位的变异是普遍存在的,变异具有规律性,要发现变异的规律性就要基于一定数量的重复实验,观察单位也就是在相同的条件下重复观测一定数量的观察单位。

根据研究目的,所有同质的观察单位某项观测值的全体称为总体(population)。如研究目的是评价某种药物的降压效果，观察单位是服用该药物的每一位高血压患者，观测值是患者的血压值，则总体就是服用该药物的所有患者的血压值。该总体的同质基础是服用相同的降压药物、同为高血压患者等。总体的大小与所确定的研究目的有关，总体中所含有的个体值可能是无限多个，或者数量未知，要观测到所有的个体值往往是不可能的，或者是没有必要的。如观测服用该药物的所有高血压患者的血压值，就是不可能也没必要的。

因此，在实际工作中，经常从总体中抽取部分个体值进行研究，以此推断总体特征。来自总体的部分观察单位的观测值称为样本(sample)。抽取的观察单位的个数称为样本含量(sample size)，记为 n。如上例，可从服用该药物的患者中随机抽取 200 名患者测量其血压值。这里的随机抽取是指按随机(random)的原则获得样本。"随机"可保证机会均等，也就是总体中的每个观察单位都有相等的机会进入样本，从而避免研究者有意或无意造成的样本偏性，保证随机样本的特征与总体相似，对总体的代表性好。统计学中的随机样本可通过两种方式获得，一种是随机抽样(random sampling)，多见于观察研究，即每个观察单位有相同的机会被抽到；另一种是随机分组(random allocation)，多见于实验研究，即同质的研究对象有相同的机会被分到不同的处理组中。

统计学的主要任务就是通过样本了解总体，当借助样本信息对总体特征进行描述时，称为统计描述(statistical description)；当通过样本信息对总体特征进行估计或推断时，称为统计推断(statistical inference)，包括参数估计(parameter estimation)和假设检验(hypothesis test)。

三、参数与统计量

总体中全部观测值所得的特征值称为参数(parameter)。参数是固定的常数，通常未知，如某种药物治疗疾病的有效率、某地某年 18 岁正常男性的平均身高等。如两个总体的参数相等，则可认为两总体相同。当然，这里的"相同"是指依照研究目的，两个总体在某种属性特征上一致，如平均水平相等，而并非两个总体中的所有观测值都相同。

准确地获得总体参数需要对总体中的所有观察单位进行观测，这难以实现。但是，可以借助统计学的方法，通过样本对总体进行估计和推断。由样本观测值获得的统计指标称为统计量(statistic)，如某药物治疗 200 名患者的有效率、某地某年 60 名 18 岁正常男性的平均身高等。样本是从总体中随机抽取的部分观测值，由于变异的存在，重复抽样时，样本与样本之间往往不同，获得的样本统计量也会有变化，因此，样本统计量是随机变量，并且取值在总体参数附近波动，可作为参数的估计值。统计学中，这种由抽样与变异引起的样本统计量与总体参数的差异，称为抽样误差(sampling error)。抽样误差属于随机误差，将在本节第六部分详细介绍。

四、变量与资料

临床医生面对的是患者，对患者进行对症治疗前，首先要了解患者的症状、体征，才能根据其具体情况提出治疗方案。医学统计学所面对的对象是数据，不同的数据类型和数据特征也要采用不同的方法进行描述和分析。医学资料(数据)是医学指标检测结果的汇总，这些医学指标在统计学中称为随机变量。

医学研究绝大多数属于随机实验(random experiment)，其特征为：①可以在相同的条件下重复进行；②每次实验的可能结果不止一个，并且能预计实验的所有可能结果；③进行实验之前不能确定哪一个结果会出现。如评价某种药物治疗高血压的疗效，可能的结果有两种——有效、无效，但治疗开始时并不知道会出现哪种结果。随机实验结果的所有取值称为随机变量(random variable)或变量(variable)，即取值不能事先确定的测量指标，常用 X 表示。可以说医学研究的观测指标都属于随机变量，如前例中的药物疗效，正常成年男性的红细胞计数、身高、体重等。而检测到的不同观察单位的观测结果为随机变量 X 的取值，称为变量值，记作 x_1，x_2，…，x_n。由多个变量值汇总即构成资料(data)。

医学统计学通常将资料分成三种类型：计量资料、无序分类资料和有序分类资料。

1. 计量资料(measurement data) 又称为定量资料(quantitative data)，是检测每个观察单位某项指标的汇总结果，表现为数值大小，一般有度量衡单位。

根据指标(变量)的类型不同，计量资料分为连续型和离散型两种：连续型资料是连续型变量(continuous variable)的测量结果，在一定区间内的取值为无限个，如身高值(cm)、体重值(kg)；离散型资料是离散型变量(discrete variable)的测量结果，只能取整数值，在一定区间内的取值为有限个，并且可以列举，如不同的孕妇产前检查的次数(次)为1、2、3次等。

2. 无序分类资料(unordered categorical data) 是指变量值为某种属性，其取值无次序关系，相互独立。分为二分类和多分类两种：二分类资料(binary categorical data)的属性为两个相互对立、互不相容的类别，如性别(男性、女性)、检测结果(阳性、阴性)；多分类资料(multiple categorical data)的属性为多个互不相容的类别，如血型(O、A、B、AB型)。当观察指标先按属性进行分类，如男性、女性，再分别汇总各属性下的观察个数时，称为计数资料(enumeration data)。

3. 有序分类资料(ordinal categorical data) 又称为等级资料(ranked data)，是指变量值为某种属性，且其取值存在次序关系，具有半定量性质，表现为等级大小或程度，如疗效评价(痊愈、显效、有效、无效)、检查结果(－、±、＋、＋＋、＋＋＋)、患者满意度(好、中、差)。当观察指标先按等级属性进行分类，再分别汇总各属性下的观察个数时，称为有序分类资料。

数据资料可按计量→有序分类→无序分类的顺序进行转换，如学习成绩可由具体分数转换为优秀[85,100]、良好[70,85)、及格[60,70)、不及格[0,60)四个等级，也可以转换为及格[60,100]、不及格[0,60)两类，但转换后的资料将损失部分原有信息。

五、概率和频率

在相同的条件下，独立地重复 n 次实验(如采用某种药物治疗多名患者)，随机实验的某一结果A(如有效)出现 f 次，则称 f/n 为结果A出现的频率(frequency)。如采用某疗法治疗100例患者，80例治愈，则治愈率为80%。当 n 逐渐增大时，频率 f/n 始终在一个常数左右微小摆动，称该常数为结果A出现的概率(probability)，记为 P。概率度量随机事件(如治疗某病患者结果为有效)发生的可能性的大小，如采用该疗法治疗的所有患者的治愈率。如果观察单位数足够多，可将频率作为概率的估计值。

概率的取值在0到1之间，即 $0 \leqslant P \leqslant 1$。$P$ 值越接近1，表明该结果发生的可能性越大，当 $P=1$ 时，表示该结果必然发生，称为必然事件；P 值越接近0，表明该结果发生的可能性越小，当 $P=0$ 时，表示该结果不可能发生，称为不可能事件。必然事件与不可能事件都具有确定性。而由于变异的存在，医学研究结果往往是不确定的，因此，需要从概率的角度加以认识。

当 $P \leqslant 0.05$ 时，表示在一次实验或观察中该结果发生的可能性很小，称为小概率事件(rare event)。小概率事件结合反证法构成了统计推断中假设检验方法的基本思想。假设检验时，首先对总体设立一个假定，然后在该总体中(即假设成立的前提下)，计算获得某样本的概率，如果得到 $P \leqslant 0.05$，根据小概率事件在一次实验或抽样中几乎不可能发生的原则，怀疑前提假设的正确性，即样本并非来自所设定的总体。假设检验的基本思想将在第七章中详细介绍。

六、误差

误差(error)的一般定义是指测量值与真值之间的差异。根据其性质和来源可分为随机误差(random error)和非随机误差(nonrandom error)。随机误差由多种无法控制的因素造成，具有不恒定、随机变化、无法消除的特点，常见的有随机测量误差、抽样误差。非随机误差的产生原因可知或可掌握，具有恒定不变或遵循规律变化的特点，常见的有系统误差。

(一) 系统误差

系统误差(systematic error)由一些固定因素造成，取值恒定或按一定规律变化，具有方向性。造成系统误差的原因包括仪器未校准、测量者读数有方向性偏差、不同实验者操作上的差异、受试者选择不当、研究者对疗效评价标准不统一等。在研究设计阶段，研究者应充分考虑可能存在的系统误差，通过严密的设计、测量与评价过程标准化，以及严格的技术措施加以消除或控制。

(二) 随机测量误差

随机测量误差(random measurement error)是指在测量中即使仪器设备已校准，操作过程已进行了标准化，但相同条件下对同一研究对象重复测量，也可能存在多次测量结果不完全相同的现象。随机测量误差由多种偶然因素引起，没有固定的大小和方向，虽不可避免，但可以通过多次测量对真值进行较为准确的估计。并且，随机测量误差具有一定的统计规律，一般服从正态分布。

(三) 抽样误差

抽样误差(sampling error)是指由于生物体的变异和抽样所引起的样本统计量与总体参数之间的差异。作为随机误差中最重要的一种误差，统计推断主要围绕抽样误差展开，即检验统计量与参数或者统计量与统计量之间的差异，是由抽样误差造成，还是样本确实来自不同的总体。一般来讲，从同一个总体抽样，样本含量越大，抽样误差越小，通过样本统计量对总体的估计也就越准确。

综上所述，变异普遍存在于生物医学领域，医学统计学的主要目的是帮助医学研究者在变异的背景下，通过样本了解总体。用样本推断总体时存在抽样误差，抽样误差是不可避免的，但是具有一定规律，可以估计。随机抽样所获得的样本代表性最好。总体的特征值称为参数，样本的特征值称为统计量。参数是未知的，统计量是可计算的，可用于估计总体参数。根据资料类型、特点和研究设计选择合适的统计方法可以由样本信息推断总体特征。统计推断依据概率的原理进行，因此具有风险性，但这种风险是可以估计和控制的。医学统计学为医学研究工作提供的是数量化的依据，最终的医学结论还要医学研究者结合专业知识进行因果推断。各概念间关系如

图 1.1 所示。

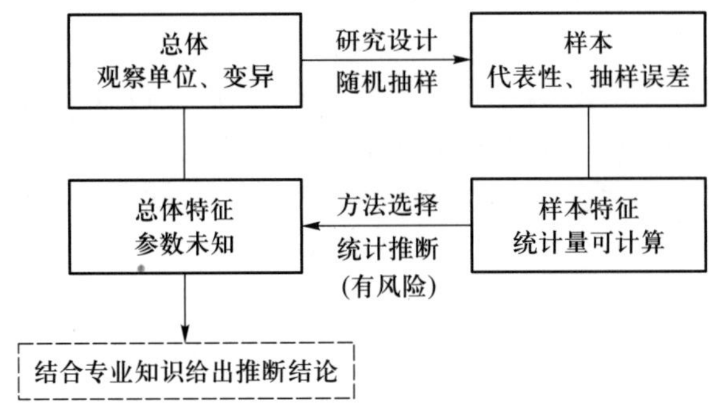

图 1.1 基本概念回顾

第三节 统计和计算机、统计软件的关系

一、统计和计算机的关系

医学统计学在实际应用时，会涉及大量的计算。早期的计算所采用的工具是计算尺、算盘、手摇式计算器等，计算速度慢、易出错，为了保证结果的正确性，常常要核对两次以上。电子计算器的出现一定程度上解决了基本统计方法的计算问题，能够实现一些基本统计量和基本统计方法的直接计算。然而，对于高级统计方法，计算器的计算能力难以满足计算需要。而计算机的诞生和发展不仅可以帮助人们采集和存储数据，实现复杂、大量的计算过程，还能将运算结果以可视化的形式加以显示，促进了包括统计学在内的很多学科的发展与应用。特别是随着现代生物医学技术的发展进步，其所产生的一些新型医学数据从规模和复杂程度上都大幅度增加，如生物芯片实验数据、复杂疾病的临床资料等，这不仅对医学统计学方法本身提出了新的挑战，也对数据存储与计算提出了新的要求。

二、统计和统计软件的关系

随着统计学的不断应用，常见的办公软件（如 Excel）都能帮助人们轻松地完成基本的统计计算，而专业的统计软件（如 SAS、SPSS、Stata、R 等）不仅能方便地实现各种统计方法的运算，研究者还能自己编写程序进行新统计方法的研究。可以说，统计软件的应用提高了统计运算的效率和准确性，使研究者不必在计算上花费大量时间和精力。现在会使用统计软件已经成为学好、用好医学统计学知识的重要技能之一。统计学家 Frank Yates 曾指出借助统计软件进行研究的重要性，他认为："优秀的理论统计学家必须学会计算，并且需要最好的计算工具"。但是，统计软件的合理使用是以扎实的统计知识为基础的，软件只是简化了繁琐的计算过程而已。因此，不能主观地认为统计软件是万能的，只要有了数据，点点菜单、编编程序就能得到结果，而忽略了统计方法的学习。需要注意，软件无法根据资料类型判断所计算的结果是否正确，对于方法的正确选择还是要依靠研究者本人扎实的统计学知识。此外，统计软件所给出的结果常常很多，研究者要能够正确地选择结果。

为了帮助大家将学习重点放在统计学知识的理解与掌握上，省去繁琐的计算，本书在方法介绍之后，例题的运算都结合 SPSS 软件进行介绍，便于大家的实际应用。

三、SPSS 统计软件简介

SPSS 是世界上最早的统计分析软件之一，由美国斯坦福大学的三位研究生于 20 世纪 60 年代末研制。SPSS 是 Statistical Package for the Social Sciences 首字母的缩写，意为"社会科学统计软件包"。2000 年，其英文全称更改为 Statistical Product and Service Solutions，意为"统计产品与服务解决方案"。2009 年 4 月，美国芝加哥 SPSS 公司宣布重新包装旗下的 SPSS 产品，定位为预测统计分析软件（predictive analytics software，PASW），包括四部分：统计分析（Statistics），数据挖掘（Modeler，原 Clementine），数据收集（Data Collection，原 Dimensions），企业应用服务（Collaboration and Deployment Services，原 Predictive Enterprise Services）。SPSS 最突出的特点就是操作界面友好，输出结果美观。SPSS 使用 Windows 的窗口方式展示各种功能，使用对话框展示功能选择项，对于使用 Windows 的用户，只要了解统计分析原理，就可以方便地使用该软件为特定的科研工作服务。SPSS 是非专业统计人员的首选统计软件。SPSS 在全球约有 25 万家产品用户，它们分布于通讯、医疗、银行、证券、保险、制造、商业、科研教育等多个领域和行业，是世界上应用最广泛的专业统计软件。本书使用 SPSS 21.0。

让我们先了解一下 SPSS 的基本界面和功能。

1. SPSS 的窗口　对于非统计专业的使用者，常用的窗口有两种：数据编辑窗口（Data Editor）和结果输出窗口（Viewer），如图 1.2、图 1.3 所示。

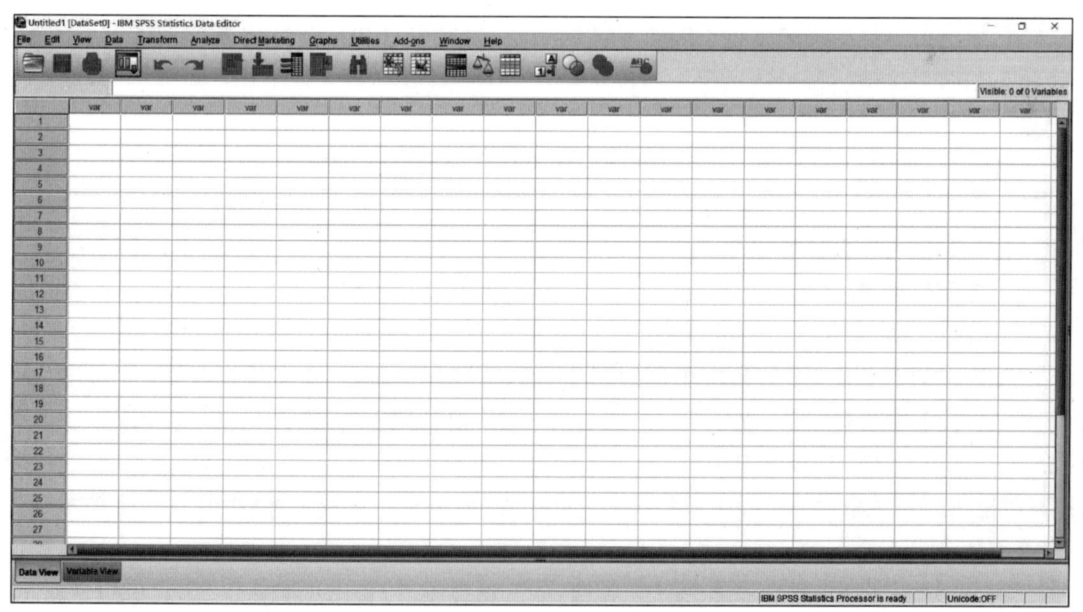

图 1.2　数据编辑窗口

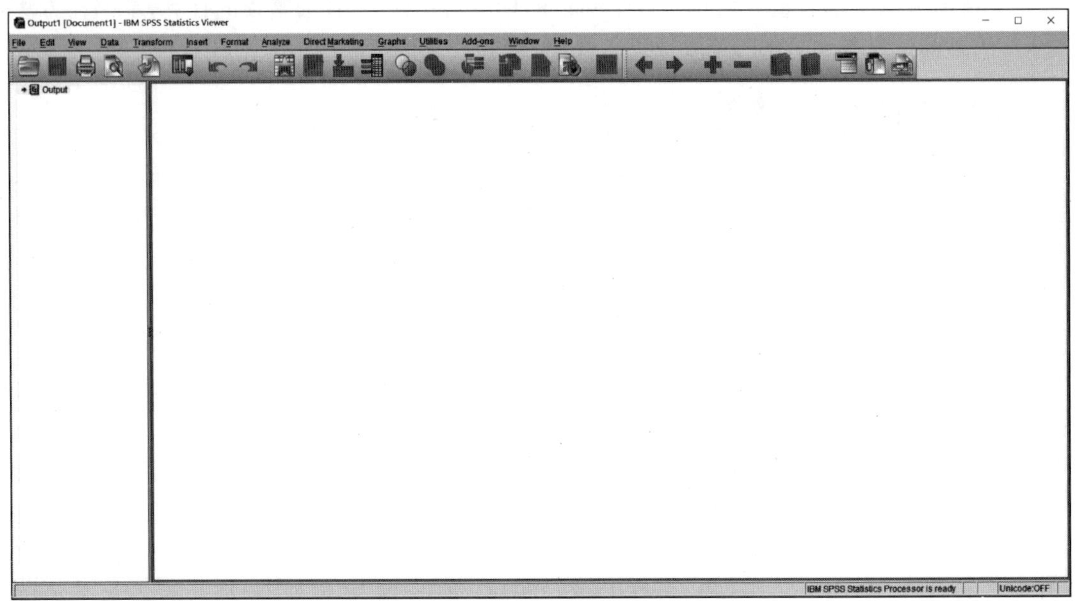

图 1.3 结果输出窗口

数据编辑窗口由数据视图(Data View)和变量视图(Variable View)组成。数据视图用于录入、编辑、显示研究数据;变量视图显示数据集中所有的变量名,允许用户编辑变量名,定义和修改变量标签及属性。两个视图之间可以互相切换。SPSS数据集的扩展名为“.sav”。

结果输出窗口显示程序运行后的所有结果,会在分析后自动打开。所有数据文件的分析结果将显示在同一个结果输出窗口中。双击某部分的结果还可以对其显示样式进行编辑。结果文件也可以保存,其扩展名为“.spo”。

2. SPSS的数据文件创建 SPSS采用类似Excel表格的方式输入与管理数据,也可以导入Excel、Text、dBASE、SAS、Stata等数据集。在SPSS中创建新数据集时,通过“File”→“New”→“Data”打开数据编辑窗口后创建。

为了方便数据录入,建议用户先切换到变量视图(图1.4),双击第一行的空白单元格,定义变量名(Name)、类型(Type)、宽度(Width)、小数点位数(Decimals)、变量标签(Label)、变量值标签(Values)等。其中,变量名由用户根据变量的内容自行命名,命名规则包括:① 最长为64个字节;② 其中不能有空格、通配符或某些特殊字符,如“?”“*”“!”等;③ 以字母或汉字开头,不能以“_”或“.”结尾;④ 变量名需唯一,不区分大小写;⑤ 变量名不能与SPSS的系统关键词相同,不能使用逻辑关系运算符“ALL”“AND”“OR”等,如果输入了系统关键词,系统会提示错误,用户需重新命名。

在定义好变量名后,变量后面的各个属性(除变量标签外)会出现默认值,用户可根据变量的具体性质进行修改。单击要修改的单元格后,有的单元格后会出现“...”,表明系统提供了备选项,如变量类型单击“...”后,会弹出对话框,显示SPSS提供的8种变量类型:标准数值型(Numeric)、逗号数值型(Comma)、加点数值型(Dot)、科学记数型(Scientific notation)、日期型(Date)、货币型(Dollar)、自定义(Custom currency)、字符型(String)。最常用的是标准数值型、

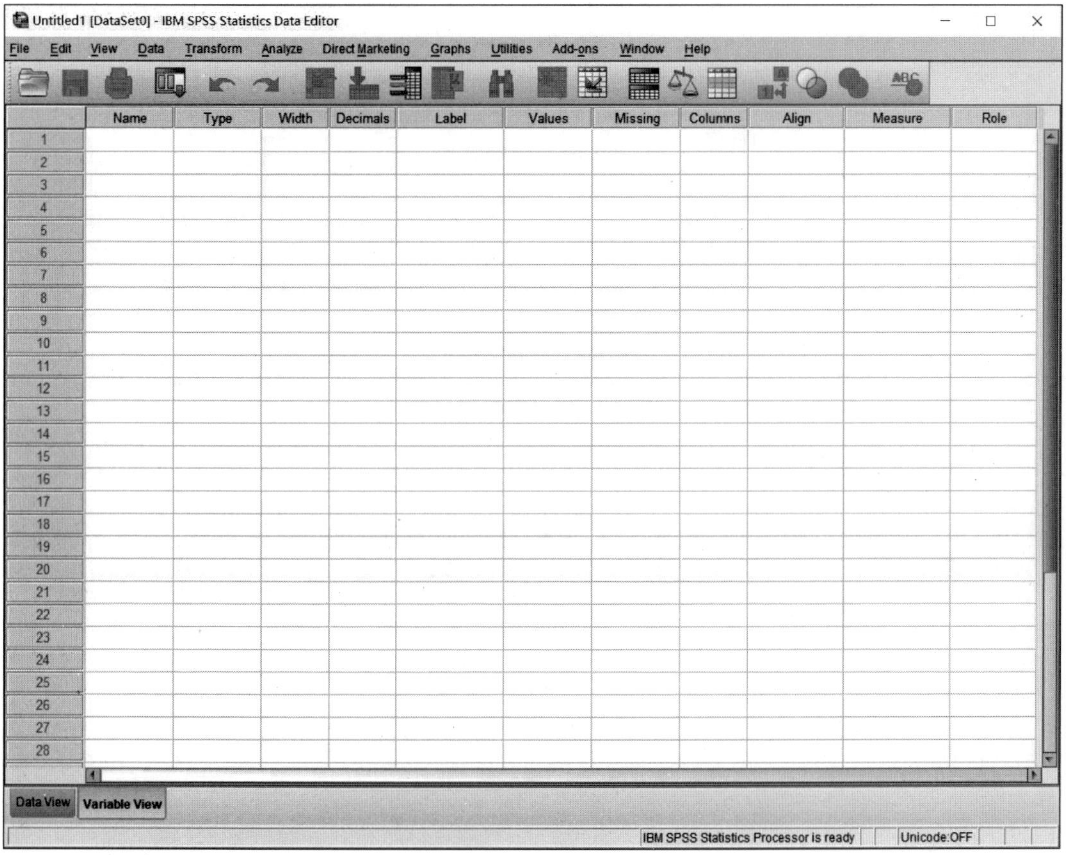

图 1.4 变量视图

日期型、字符型。变量标签是对变量的说明，变量值标签则是对变量值的说明。如将变量名设置为 gender，可将变量标签设置为“性别”；如数据采集时以 1 代表男性，2 代表女性，可单击变量值标签后的“...”，在弹出的对话框中，取值(Value)处键入“1”，标签(Label)处键入“男性”，单击“添加(Add)”后，显示 1=“男性”，即完成了一条变量值标签的定义，同样的操作可定义 2=“女性”(图 1.5)。两者定义完成后如图 1.6 所示。变量标签与变量值标签的定义可以帮助使用数据集的人对数据集有更好的了解，也可为日后使用数据集提供方便。

变量名及其常用属性定义好之后，就可以切换到数据视图中进行数据录入了，此时，可以发现各列的列名已经变成了刚才定义好的变量名。如，现采集了 10 名患者的编号(no)、性别(gender)、年龄(age)、身高(height)、体重(weight)、职业(occupation)等基本资料，各变量已通过变量视图进行了定义，其中，职业的编号表示不同的职业类型，则录入的数据集如图 1.7 所示，数据集的名称为“患者资料.sav”。

另外，数据集的录入格式与采集的原始数据和拟采用的统计分析方法之间也有一定的关系，具体要求将在后面各章结合具体问题进行介绍。在录入时要特别注意数据的完整性、准确性。录入完成后可保存为 SPSS 所提供的多种格式的数据文件。

3. SPSS 的统计分析功能　SPSS 提供了绝大部分常用的、较为成熟的统计方法，大部分统

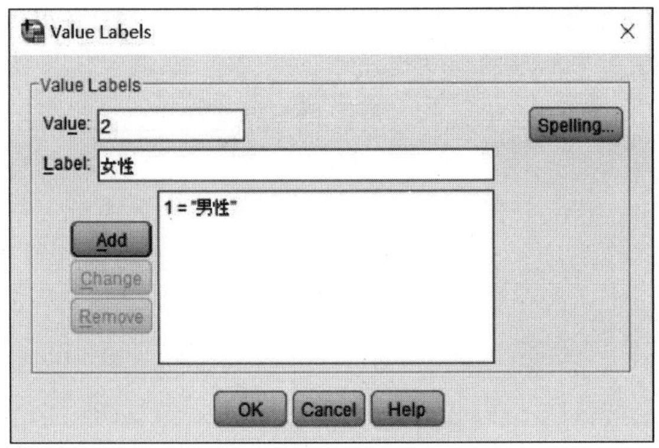

图 1.5　定义变量值标签

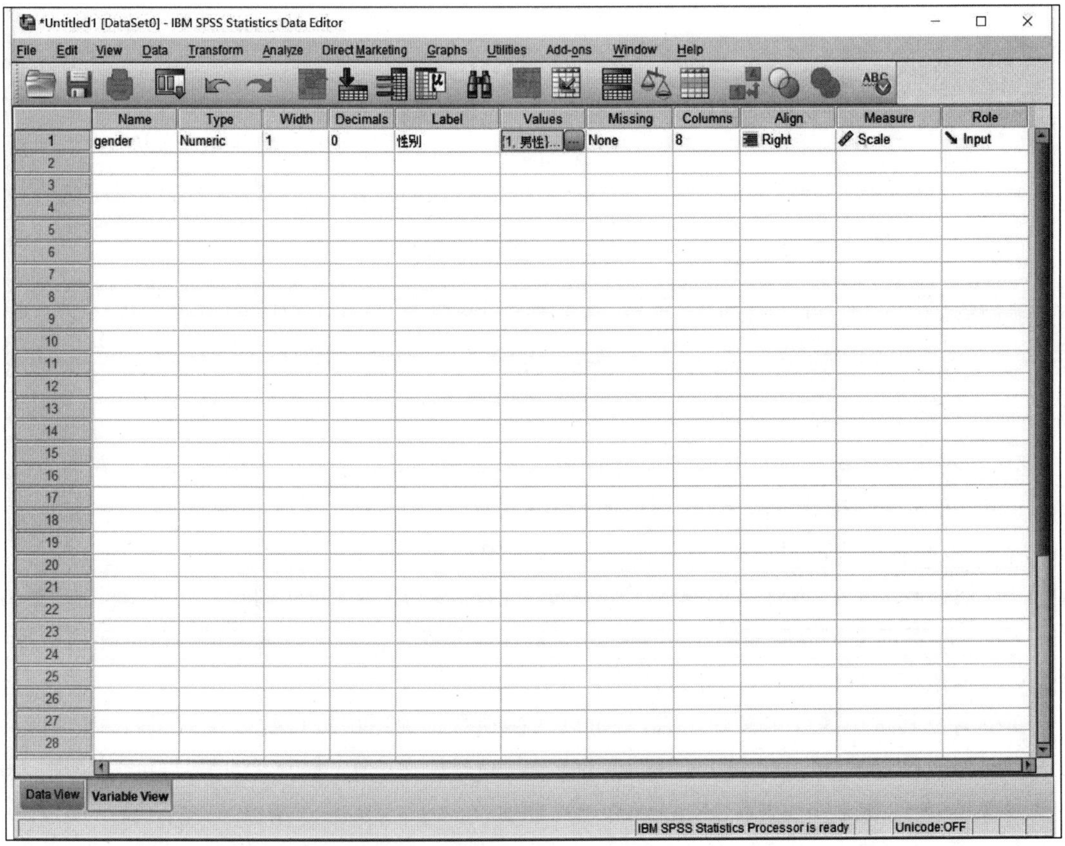

图 1.6　在变量视图中定义新变量

计方法都在“Analyze”菜单中列出，完全可以满足非统计专业研究的统计分析需要，如图 1.8 所示。常用的统计方法及操作过程将在各个章节的统计方法及操作方法讲解之后进行详细介绍，此处不再赘述。

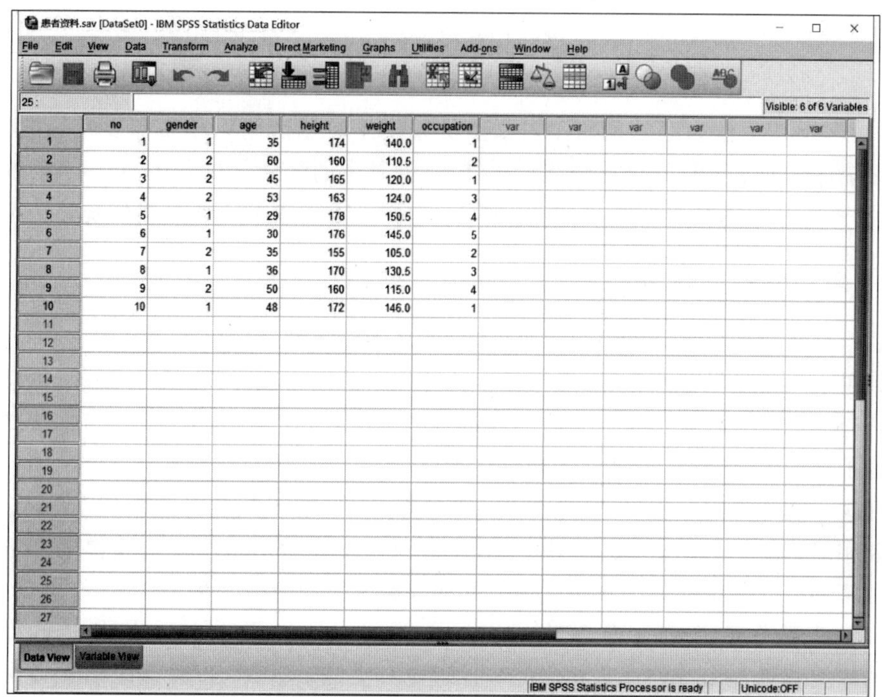

	no	gender	age	height	weight	occupation
1	1	1	35	174	140.0	1
2	2	2	60	160	110.5	2
3	3	2	45	165	120.0	1
4	4	2	53	163	124.0	3
5	5	1	29	178	150.5	4
6	6	1	30	176	145.0	5
7	7	2	35	155	105.0	2
8	8	1	36	170	130.5	3
9	9	2	50	160	115.0	4
10	10	1	48	172	146.0	1

图 1.7　10 名患者的基本资料

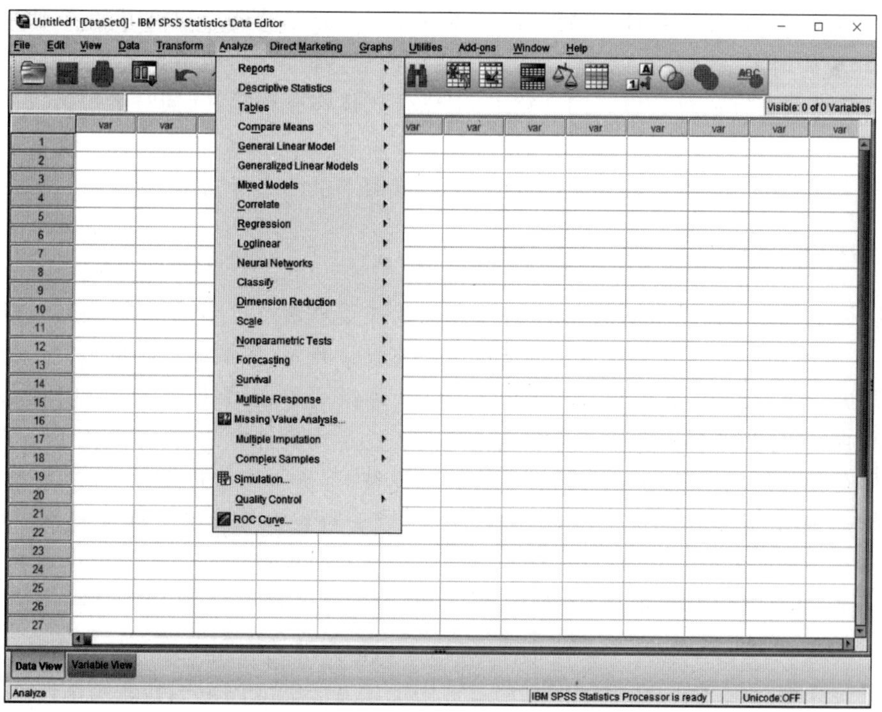

图 1.8　SPSS 的分析菜单

第四节 学习统计学应注意的问题

如今，医学统计学作为医学科研不可缺少的重要工具已成为医学生需要掌握的必备知识。医学生学习统计学的主要目的是培养统计思维，掌握基本的统计分析方法，能够借助统计软件分析数据，正确解释和表达分析的结果，准确理解学术期刊上发表的科研论文的统计结论。

一、注重培养统计思维

统计思维是指统计学独特的逻辑思维方法，即从不确定性（概率）的角度来思考问题，分析医学研究的结果。生物变异普遍存在，根据样本特征推断总体特征时存在抽样误差，抽样误差是不可避免的，但具有规律性，这是统计推断的理论基础。在开始学习医学统计学时，就要牢固树立变异、概率、抽样误差、统计结论具有不确定性等观念。

在学习医学统计学的过程中，难免涉及一些数学公式，对于数学基础好的学习者来说，可能理解起来要相对容易一些。但是这并不表明，掌握医学统计学的基本理论和常用方法要先具备很强的数学基础。开创统计学的很多先驱也并非是数学家，如提出"回归与相关"概念的 Francis Galton 是一位人类学家，发现"t 分布"的 William Sealy Gosset 是一名质检员，他们都是基于本专业实际的研究背景提出并创立了相应的统计理论和方法。实际上，医学统计学作为一门应用学科，其理论和方法不能脱离专业背景，在学习时必须紧密结合实际的专业问题，将方法的选择、结果的解释放在实际问题中，才能够真正学好、用好医学统计学，利用医学统计学的理论、方法解决实际的医学问题。因此，学习时要将学习重点放在统计方法的选择和应用上，即什么情况下选择何种方法、应用时要注意什么问题、所得到的结论应该如何解释，而不是公式的推导和计算上。

本书将重点放在方法及其思想的介绍上，对于公式仅作简单描述，同时给出公式计算和软件实现过程，是希望读者能注重学习如何利用统计知识解决实际问题。对于一些数学基础好且希望更深入地了解方法理论背景和来源的读者，可以参阅本书的参考文献。

二、掌握统计学的基本方法与技能

医学统计学贯穿于医学科研的始末，在学习时要注重理解统计学术语，掌握统计学的基本方法与技能，区别不同方法的应用背景。如从医学研究设计开始，按照统计学的重复、对照、随机化等设计原则进行实验设计，能保证获得随机样本，处理组间具有可比性，突出处理因素的效应。严密、合理的设计是获得可信数据及可靠结论的前提。运用统计方法时，需要注意不同统计方法的适用条件有所区别，如同样是两样本计量资料的比较，当资料满足正态性、方差齐性条件时，可以采用 t 检验；而不满足两个条件中的任何一个时，则要选择秩和检验。即使是同一种方法，其应用时也要充分考虑资料的特点，如四格表资料的 χ^2 检验，根据理论频数的大小和多少，要考虑采用一般的 χ^2 统计量还是校正的 χ^2 统计量。如果忽略了方法的适用条件，则可能得到完全相反的结论。因此，学习医学统计学要特别注意区别、识记方法的应用范围和适用条件。本书在对各类方法进行详细介绍之后，在第二十三章对常用统计方法的应用范围和适用条件进行了总结，以帮助读者正确地选择统计方法。在正确理解与应用统计方法的基础上，要掌握一种统计分析软件。在第三节中我们已经介绍了统计学和统计软件的关系，统计软件的应用可以帮助我们减少大量的计算，有效提高研究效率。

三、正确理解和表达统计分析结果

首先，正确理解统计结果要明确，所有的统计结果都是基于概率的原理给出的，用 P 值作为“结论正确”的概率保证，而不能将统计结果绝对化。另外，需要注意的是统计学只能帮助我们揭示隐藏在数据内部的规律性，并不能创造规律。统计学检验可以帮助我们发现样本之间的差异，只有“当差别有统计学意义时才能称之为差别”，进而由样本的“有意义的差别”推断总体不同。但是，总体之间在专业上是否有本质区别，应当借助专业知识来说明。在获得统计学结论后只有结合医学实际，才能得到有价值的研究结论。如统计假设检验的结果与样本含量关系密切，当样本含量足够大时都有可能得到总体之间不同的结果，但这种差异可能是很微小的。例如，两种解热药对体温改变差别只有 0.1℃，如果样本含量非常大，抽样误差很小，可能得出差异有统计学意义的结果，但在专业上可能并无实际价值。因此，最终的研究结论要同时结合统计结果与专业知识，而不能单纯依靠统计结果。

其次，对于医学研究者而言，撰写论文报告研究结果常常是研究结束后公开成果的关键一步。但医学期刊论文中的统计错误却值得关注。目前，论文中对统计检验方法的使用不断增加，但错用仍然很多，特别是对统计结果的报告，包括一些基本统计方法的结果报告都存在错误。医学论文中的统计报告规范和常见错误详见第二十三章。

最后，强调一下论文报告的科研道德。有的研究者利用统计证据在医学研究中的重要性，捏造、篡改研究数据，以得到好的统计结果来支持研究结论。这样的例子在学术界并不少见。然而，科学的统计结果是基于正确、良好的研究设计的，并且经得起重复实验的验证。历史上的许多案例说明，在科学研究中弄虚作假的行为迟早会被科学真理曝光，造假的人不仅断送了学术生涯，还背上了永远洗脱不掉的人格上的耻辱。作为医学研究者，其研究成果最终都可能用于人，因此，要更加清醒地认识到，正确、真实、可靠的医学研究成果可以造福于人，而虚假、错误的研究结论则可能给患者及其家人带来无尽的痛苦，而这种痛苦很可能是无法挽回的。在从事医学研究时，应该用好医学统计学这一有效的工具，获得更加可信、可靠的研究成果，为医学领域的发展与进步做出贡献。

（吴 骋 贺 佳 张彦琦）

数字课程学习……

数据集 小结 专业术语 教学 PPT 思考与练习 自测题

第二章　计量资料的统计描述

学习目标

1. 能够了解频数分布表的编制及频数分布图的绘制方法，并以此描述资料的频数分布特征。
2. 能够掌握各种集中趋势指标的计算、特点及其适用条件。
3. 能够掌握各种离散趋势指标的计算、特点及其适用条件。

在医学研究中，由于随机性的存在，收集到的原始计量数据往往显得“杂乱无章”，将原始数据所蕴含的信息掩盖起来，难以把握其规律性。为了找出原始数据的规律，研究者所面临的基础性问题就是，如何利用统计学，通过各种途径来简单明了地展示原始、无序的数据，条理清晰地描绘出数据所蕴含的信息。通常采用频数分布表和频数分布图来描绘样本观测值的大致分布情况。为了更好地把握计量数据的本质特征，还需对样本观测值作进一步的统计描述，即用一个或几个特征数值来揭示数据的本质特征，包括集中趋势和离散趋势的统计描述。

第一节　频数分布表与频数分布图

抽样或试验所得数据通常不能直接显示出规律，因而，必须首先了解数据的基本特征，如分布范围、集中区间及分布形态等，进而为统计推断提供一些分析线索。对于大样本的观察数据，频数分布表(frequency distribution table)和频数分布图(frequency distribution diagram)是两种简单明了考察与描述数据的重要方法。

一、频数分布表

对于所收集的数据，通常可以采用分组的形式来组织和展示数据。频数(frequency)是指某数值在数据组中出现的次数。频数在总观察例数中所占的比例称作频率(relative frequency)。若将各组的频数予以累积，得到累积频数(cumulative frequency)，再计算它在总观察例数中的比例，即可得到累积频率(cumulative relative frequency)。将各组区间及与之相应的频数和频率列在一张表格中，便组成了样本数据的频数分布表，可以反映数据的基本特征。频数分布表制作步骤如下。

1. 计算极差　找出数据中最大值与最小值，计算两者之差，称为极差(range)或全距，常用 R 表示。

2. 确定组数　根据样本含量 n 对数据进行分组。为了显示分布特征，组数不宜太多或太少。通常可分为 5～15 组，常用 k 表示。

3. 确定组距　一般都用等距，以“极差/组数”之商最接近的整数值作为组距(class interval)，常用 i 表示。

4. 确定各组段的上、下限　通常要求第一组段的下限略小于最小值，最末组段的上限略大于最大值。另外，采用半开闭区间，确保每个数据只能落在一个区间内。需要注意的是，最末一组通常为闭区间。

5. 计算频数、频率　组段确定后将原始数据用划记法或计算机计算频数，得到各个组段的频数 f_i，并计算频率 $v_i(i=1,2,\cdots,k)$，列入表格之中。

例 2.1　表 2.1 是某医院产科某月 100 个顺产婴儿出生身长的资料，试列出频数分布表（数据集：例 02－01.sav）。

表 2.1　某医院产科某月 100 个顺产婴儿出生身长（单位：cm）

48	48	47	42	53	49	45	50	48	52
49	57	46	48	46	42	49	51	50	51
56	44	59	49	50	52	43	49	55	53
51	45	47	47	47	50	48	51	51	53
46	47	57	45	46	51	46	51	47	51
55	47	52	47	50	54	47	54	49	44
53	54	45	48	44	48	42	47	48	50
55	50	53	56	49	50	56	41	53	53
49	44	49	48	45	52	52	46	54	50
44	53	49	47	48	45	51	45	50	53

本例数据中，最小值为 41，最大值为 59，极差 $R=59-41=18$。取组数 $k=9$，$18/9=2.0$，则取整数 2.0 为组距 d。各组段划分结果、频数、频率、累积频数及累积频率，分别列在表 2.2 的第 1 列至第 5 列。

表 2.2　某医院产科某月 100 个顺产婴儿出生身长频数分布表

组段（cm） （1）	频数 f （2）	频率 v（%） （3）	累积频数 （4）	累积频率（%） （5）
41～	4	4.0	4	4.0
43～	6	6.0	10	10.0
45～	13	13.0	23	23.0
47～	21	21.0	44	46.0
49～	20	20.0	64	64.0
51～	14	14.0	78	78.0
53～	13	13.0	91	91.0
55～	6	6.0	97	97.0
57～59	3	3.0	100	100.0
合计	100	100.0	—	—

从上表可知,100 例顺产婴儿的出生身长在 41～59 cm 之间,中等身长的居多,大于等于 57 cm 者仅 3 例,而低于 43 cm 者仅 4 例。

对于计量资料来说,通过观察频数分布表,可以全面地了解所研究事物的分布情况。频数分布表主要有如下三大作用。

(1) 揭示计量资料的分布特征　从频数分布表 2.2 中可以看出,虽然顺产婴儿出生身长有高有矮,但过高或过矮的婴儿是少数,而中等身长的居多,且以"47～"段为中心,呈对称分布。

(2) 描述计量资料分布的集中趋势和离散趋势　由表 2.2,一方面可看出顺产婴儿身长介于 41～59 cm 之间,另一方面也可看出其身长主要集中在 45～55 cm 范围内,尤其以 47～49 cm 之间的人数最多。

(3) 发现数据中特大、特小或可疑的离群值。

需要注意的是,若组数过少,则频数分布表可能会掩盖数据的某些重要特征。例如,观测变量为双峰分布,而频数分布表可能只有一个组段的频数最高。

二、频数分布图

为了能直观地显示数据的分布规律,通常根据频数分布表,采用直方图的形式绘制频数分布图。在平面坐标上,以横轴表示所考察的数据变量,标出各组段的组中值(mid-point of class),以纵轴表示频数,以每一组段的组距为底,以该组段上的频数为高画一个长方形,便可绘制成频数分布图。例 2.1 的频数分布图见图 2.1。

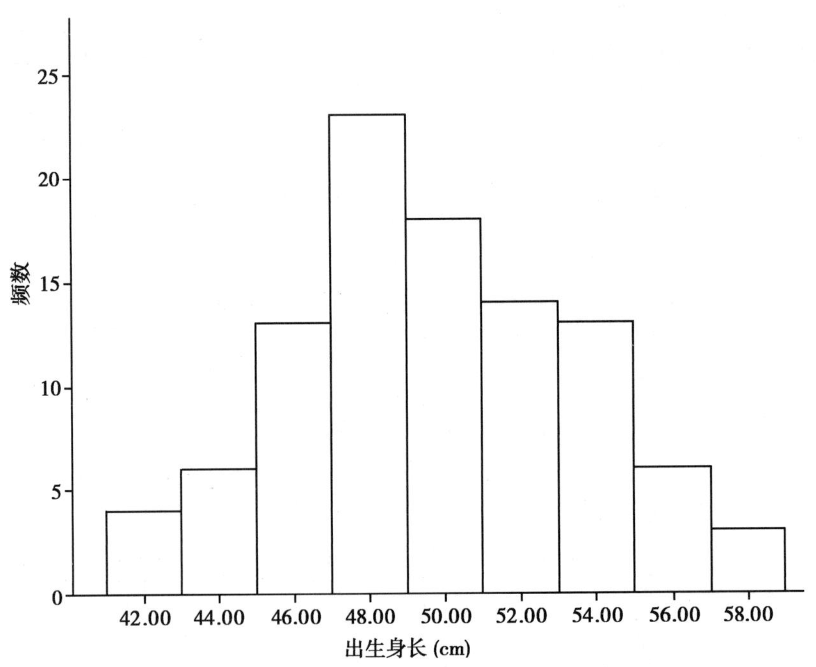

图 2.1　某医院产科某月 100 个顺产婴儿出生身长频数分布图

通常,数据的分布形状可分为对称分布(symmetric distribution)和偏态分布(skewed distribution)两类。例如,图 2.1 基本呈对称分布。偏态分布分为右偏态分布和左偏态分布,如图

2.2。若延伸的尾部偏向右侧(即集中的位置偏向左侧),则被称为右偏态分布(right-skewed distribution),或称为正偏态分布(skewed positively distribution),如癌症患者死亡时间的分布,可以观察到较早死亡的为多数。若延伸的尾部偏向左侧(即集中的位置偏向右侧),则称为左偏态分布(left-skewed distribution),或称为负偏态分布(skewed negatively distribution),如前列腺增生男性患者的年龄分布,年龄偏大者为多数。进行统计描述时,需要根据数据的分布形态选择适当的统计指标。

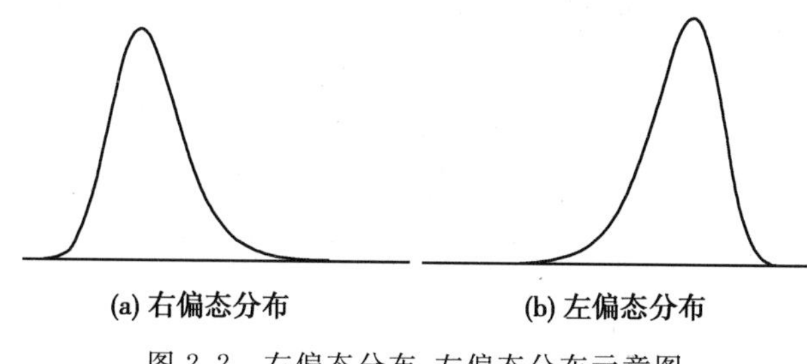

图 2.2　右偏态分布、左偏态分布示意图

三、SPSS 软件实现

1. SPSS 编制频数分布表的操作　"Transform"→"Visual Binning..."。在弹出对话框左侧的"Variables"变量列表中单击选择分析变量"身长",单击按钮"➧",将变量选入"Variables to Bin"变量列表中,点击"Continue"按钮。

选择变量"身长",并在"Binned Variable"文本框中输入"分组",选择"Upper Endpoints"的"Excluded(<)"按钮,点击"Make Cutpoints..."。

选择"Equal Width Intervals",在"First Cutpoint Location"文本框中输入"41",在"Number of Cutpoints"文本框中输入"9",在"Width"文本框中输入"2",点击"Apply"。

点击"Make Labels",编辑"Grid"列表栏中"Label"栏,将各分组标识改为自己所需要的表达形式,点击"OK"按钮。

选择"Analyze"菜单下的"Descriptive Statistics",选择"Frequencies..."。

在弹出对话框左侧的变量列表中单击选择分析变量"身长(Binned)",单击按钮"➧",将变量选入"Variables"列表框,选择"Display frequency table",点击"Charts"按钮。

选择"Histograms",并选择"Width normal curve",点击"Continue"。

点击"OK"完成。

结果见表 2.2。

2. SPSS 绘制频数分布图的操作　根据频数分布表,将组中值与频数重新建立 SPSS 数据集,分别命名为"组中值"与"频数"。

选择"Data"菜单下的"Weight Cases..."。

在弹出的对话框中点击"Weight cases by"选项,在左侧变量栏中,选择"频数"变量,单击按钮"➧",将"频数"选入"Frequency Variable:"下的文本框中,点击"OK"按钮。

选择"Graphs"菜单下的"Legacy dialogs",选定"Histogram..."。

在变量栏中,选择"组中值"变量,单击按钮"➧",将"组中值"选入"Variable:"下的文本框,点击“OK”完成。

结果见图 2.1。

第二节 集中趋势的描述

集中趋势(central tendency)是指某计量资料的大多数观测值所在的中心位置。描述集中趋势的主要统计指标有均数、几何均数和中位数,这些指标也称为位置度量指标(measures of location)。

一、均数

均数(mean)即算术均数(arithmetic mean),是一组已知同质的数值之和除以数值个数所得的商。总体均数用希腊字母 μ(读作 mu)表示,样本均数用 $\overline{X}$ 表示。用以描述一个随机变量观测值的平均水平。均数的计算有直接法和加权法两种。

1. 直接法 用于样本含量较小时,其公式为

$$\overline{X}=\frac{\sum_{i=1}^{n}X_i}{n}=\frac{X_1+X_2+\cdots+X_n}{n} \tag{2.1}$$

这里,$\sum$(希腊字母,读作 sigma)是求和符号。式(2.1)表示从 X_1 加到 X_n,再除以 n。

例 2.2 从例 2.1 数据中随机抽取一行,计算均数。

若取第 2 行数据,数值为:49,57,46,48,46,42,49,51,50,51(cm)。均数为 $\overline{X}=(49+57+46+48+46+42+49+51+50+51)/10=489/10=48.9$(cm)。

2. 加权法 用于频数表资料或样本中相同观测值较多时。加权法计算均数的步骤是:首先将数据编制成频数表,得出每组的频数 f_i,求出各组的组中值 X_j(由每个组段的下限与相邻较大组段的下限之和除以 2 得到),然后将组中值 X_j 和频数 f_i 代入式(2.2),得到均数。公式为

$$\overline{X}=\frac{\sum_{i=1}^{k}f_iX_i}{\sum_{i=1}^{k}f_i}=\frac{f_1X_1+f_2X_2+\cdots+f_kX_k}{f_1+f_2+\cdots+f_k} \tag{2.2}$$

例 2.3 根据例 2.1 得到的频数分布表 2.2,计算此 100 名顺产婴儿出生身长的样本均数。

第一步,计算各组的组中值 X_i,即各组段的上、下限之和的 1/2。

第二步,计算各组的 f_iX_i。

第三步,计算合计值 k 与 $\sum_{i=1}^{k}f_iX_i$。结果列在表 2.3。

表 2.3 加权法计算 100 名顺产婴儿出生身长的样本均数

组段(cm)	频数(f_i)	组中值(X_i)	f_iX_i
41～	4	42	168
43～	6	44	264
45～	13	46	598

续表

组段(cm)	频数(f_i)	组中值(X_i)	f_iX_i
47～	21	48	1 008
49～	20	50	1 000
51～	14	52	728
53～	13	54	702
55～	6	56	336
57～59	3	58	174
合计	100		4 970

第四步，根据式(2.2)，得到此 100 例顺产婴儿出生身长的样本均数为

$$\overline{X}=4\ 978/100=49.78(\text{cm})$$

加权法计算的均数是近似值。式(2.2)中各组段的频数 f_i（又称作权数）与组中值的积，近似地等于该组变量值的和；各组中值与相应频数乘积的总和，视为全部观测值的总和；这个总和除以总频数，就作为全部观测值的均数。一组的频数越大，频数与组中值乘积就越大，对均数的影响也就越大；反之，频数越小，则影响越小。这就是该法被称为加权法的由来。

均数是最为常用的集中趋势指标。通常适用于频数分布对称的数据。例如，图 2.1 所示顺产婴儿出生身长的频数分布图是基本对称的，在例 2.3 中计算得到的样本均数 49.78 cm 很好地描述了这个变量的中心位置。大多数正常人的生理、生化指标，如身高、体重、胸围、血红蛋白含量、白细胞计数等都适宜用均数来描述其集中趋势。

均数的优点在于它利用了观测变量的每一个数值，可获得较为丰富的信息。并且均数具有一些良好的统计性质，如均数处于观测数据的重心位置，使得 $\sum_{i=1}^{n}(X_i-\overline{X})=0$；在最小二乘法原理下，围绕均数的变异最小，也就是最小化 $\sum_{i=1}^{n}(X_i-\overline{X})^2$ 等。

均数的缺点在于它易受离群值的影响。因而，在存在离群值的情况下，或者频数分布严重偏态时，均数并不是理想的集中趋势指标。

二、几何均数

几何均数(geometric mean)常用 G 来表示，等于一个变量的所有 n 个观测值的乘积的 n 次方根。

1. 直接法　用于样本含量较小时，其公式为

$$G=\sqrt[n]{X_1X_2\cdots X_n}=\lg^{-1}\left(\frac{\lg X_1+\lg X_2+\cdots+\lg X_n}{n}\right)=\lg^{-1}\left(\frac{\sum_{i=1}^{n}\lg X_i}{n}\right) \tag{2.3}$$

式中，$\lg X$ 表示对 X 求以 10 为底的对数，$\lg^{-1}X$ 表示对 X 求反对数。

2. 加权法　用于频数表资料或样本中相同观测值较多时，计算过程类似于均数计算的加权法。其公式为

$$G=\lg^{-1}\left(\frac{\sum_{i=1}^{k} f_i \lg X_i}{\sum_{i=1}^{k} f_i}\right) \tag{2.4}$$

例 2.4 某医院药敏试验中,测得 10 例患者使用环丙沙星对葡萄球菌的最低抑制浓度(mg/L)分别为 0.250 00,0.031 25,0.062 50,0.062 50,0.031 25,0.031 25,0.031 25,0.250 00,0.500 00,1.000 00。计算此 10 例观测值的几何均数。

由于环丙沙星对葡萄球菌的最低抑制浓度呈严重偏态,故宜采用式(2.3)计算其样本几何均数。

$$\begin{aligned}G &=\lg^{-1}[(\lg 0.250\,00+\lg 0.031\,25+\lg 0.062\,50+\lg 0.062\,50+\lg 0.031\,25+\\&\quad \lg 0.031\,25+\lg 0.031\,25+\lg 0.250\,00+\lg 0.500\,00+\lg 1.000\,00)/10]\\&=\lg^{-1}(-0.993\,4)=0.101\,5(\text{mg/L})\end{aligned}$$

故 10 例患者使用环丙沙星对葡萄球菌的最低抑制浓度的平均水平为 0.101 5 mg/L。

几何均数通常适用于经对数变换后频数分布对称或呈等比级数的数据。在医学研究中,一些呈比例关系的指标,特别是以浓度或滴度形式呈现的数据,如抗体滴度、平均效价等,适宜用几何均数来表示其集中趋势。需要注意的是:①几何均数仅适用于右偏态分布数据,而不适用于左偏态分布数据;②若数据中同时存在大于和小于零的数据,或存在等于零的数据,不能使用几何均数。

三、中位数

中位数(median)常用 M 表示,指将一组变量值按大小顺序排列,位于正中间位置的数值。中位数是一个位置指标,以中位数为界,将变量值分为左、右两半,即各 50%。中位数的计算方法有直接法和频数表法两种。

1. 直接法 将观测值由小到大排列,按式(2.5)或式(2.6)计算。

$$n\text{ 为奇数时},M=X_{(n+1)/2} \tag{2.5}$$

$$n\text{ 为偶数时},M=\frac{1}{2}(X_{n/2}+X_{n/2+1}) \tag{2.6}$$

这里,X_i 是按照由小到大的顺序排列的 n 个数中的第 i 个数。

例 2.5 根据例 2.2 给出的数据,计算这 10 名顺产婴儿出生身长的中位数。

将 10 个数据由小到大排列,它们是

42,46,46,48,49,49,50,51,51,57

因为 $n=10$,为偶数,所以中位数为

$$M=\frac{1}{2}(X_{10/2}+X_{10/2+1})=(X_5+X_6)/2=49(\text{cm})$$

本例算术均数是 48.9 cm,算术均数和中位数很接近,提示该数据可能呈对称分布或近似于对称分布。

2. 频数表法 当观察例数较多时采用。计算中位数之前先将观测值编制成频数分布表,按所分组段由小到大计算累积频数和累积频率,找出中位数所在组(如表 2.4 中,M 所在组是累积

频率含 50%的组段），将该组段的下限（L）、组距（i）、频数（f_M）和总例数（n）及小于 L 的各组段累积频数$\left(\sum f_L\right)$代入式(2.7)即可求出中位数 M。

$$M = L + \frac{i}{f_M}\left(n \cdot 50\% - \sum f_L\right) \tag{2.7}$$

例 2.6　表 2.4 是某病 86 名患者的潜伏期(天)数据。计算其算术均数、几何均数和中位数，并分析哪一个指标能够最好地描述该数据的集中趋势(数据集:例 02 - 06.sav)。

表 2.4　某病 86 名患者潜伏期的频数分布表

天数(组段) (j)	频数 (f_j)	累积频数 $\left(\sum f_j\right)$	频率 (f_j/n,%)	累积频率 $\left(\sum f_j/n,\%\right)$
40～	8	8	9.30	9.30
60～	14	22	16.28	25.58
80～	17	39	19.77	45.35
100～	15	54	17.44	62.79
120～	9	63	10.47	73.26
140～	7	70	8.14	81.40
160～	6	76	6.98	88.37
180～	5	81	5.81	94.19
200～	3	84	3.49	97.67
220～240	2	86	2.33	100.00
合计	86	—	100.0	—

根据公式，该数据的算术均数、几何均数分别为

$$\begin{aligned}\overline{X} = &(8\times50+14\times70+17\times90+15\times110+9\times130+7\times150+\\ &6\times170+5\times190+3\times210+2\times230)/86=97.91(\text{天})\end{aligned}$$

$$\begin{aligned}G &= \lg^{-1}[(8\times\lg 50+14\times\lg 70+17\times\lg 90+15\times\lg 110+9\times\lg 130+7\times\lg 150+\\ &\quad 6\times\lg 170+5\times\lg 190+3\times\lg 210+2\times\lg 230)/86]\\ &=\lg^{-1}(1.95)=89.13(\text{天})\end{aligned}$$

将中位数所在组段的下限($L=110$)、组距($i=20$)、频数($f_M=15$)和总例数($n=86$)及小于 L 的各组段累积频数$\left(\sum f_L=39\right)$代入式(2.7)，得中位数为

$$M=100+\frac{20}{15}\times(86\times50\%-39)=105.33(\text{天})$$

由表 2.4 可见，数据近似呈右偏态分布，此时算术均数、几何均数与中位数三者相差较大，而对于该资料，中位数是最合适的度量指标。

中位数主要适用于三种情形：①非正态分布资料(对数正态分布除外)；②频数分布的一端或两端无确切数据的资料；③总体分布不清楚的资料。若中位数小于均数，则提示数据频数分布可能为右偏态，反之，可能为左偏态。

中位数的优点在于计算简单，易于理解。对于偏态分布的资料，中位数代表性好，也相对稳

定，不受两端其他数值的影响，只受居中的一个或两个变量值的影响。对于分布的末端无确切数值的资料，适合计算中位数。

中位数的缺点在于除了中间值，中位数只利用了其他观测值的顺序信息。在需要了解离群值特性的情形下，中位数无法提供有效信息。

第三节 离散趋势的描述

集中趋势指标是概括原始数据的有效方法。例如，从图 2.1 可以看出绝大多数顺产婴儿的出生身长集中在 50 cm 左右，但由于个体差异，并不是所有顺产婴儿的出生身长都为 50 cm，而是在各个组段均有分布，分散在 50 cm 左右。因而，除集中趋势指标外，需要结合离散趋势指标，对数据进行整体性描述。离散趋势（dispersion tendency）是指某计量资料的所有观测值相对中心位置的发散程度。描述离散趋势的主要统计指标有极差、分位数、方差、标准差和变异系数。这些指标也称为变异度量指标（measures of variation）。

一、极差与四分位数间距

极差（range，R）又称为全距，是所有观测值中的最大值（maximum，Max）与最小值（minimum，Min）之差。其计算公式为

$$R = Max - Min \tag{2.8}$$

对于同单位的变量，极差越大，变量的观测值就越发散，即变异越大。

例 2.7 根据例 2.2 给出的数据，计算此 10 名顺产婴儿出生身长的极差。

因为此 10 名顺产婴儿出生身长的最大值 $Max=57$ cm，最小值 $Min=42$ cm，故按式(2.8)，极差 $R=Max-Min=57-42=15$(cm)。

极差的一个优点是数据排序后，其计算非常容易。但它的缺点是，对极端值太过敏感，并且严重依赖于样本含量大小，一般来说，样本极差低估了总体极差。

极差的一种改进就是分位数。分位数是介于某变量的最大值和最小值之间的一个数值，它使得变量的一部分观测值小于它，另一部分观测值大于或等于它。两个分位数之间的距离可以用来描述数据的离散程度。

统计学中常用的分位数是百分位数（percentile）。百分位数是位置指标，用 $X_{p\%}$ 表示，p 用百分制表示，$0 \leqslant p \leqslant 100$。对样本来说，它表示在按照升序排列的数列中，其左侧（即小于 $X_{p\%}$ 侧）的观测值个数在整个样本中所占百分比为 $p\%$，其右侧（即大于或等于 $X_{p\%}$ 侧）的观测值个数在整个样本中所占百分比为 $(100-p)\%$。例如，一个变量的第 40 百分位数（记为 $X_{40\%}$）是这样一个数值，它使得该变量中有 40% 的观测值小于它，有 60% 的观测值大于或等于它。显然，中位数 M 就是一个特定的百分位数，即第 50 百分位数（$X_{50\%}$）。百分位数的计算公式为

$$X_{p\%} = L + \frac{i}{f_p}\left(np\% - \sum f_L\right) \tag{2.9}$$

式中，$X_{p\%}$ 是百分位数，L 是 $X_{p\%}$ 所在组段的下限，i 是该组段的组距，f_p 是该组段的频数，n 是总频数，$\sum f_L$ 是该组段以前的各组段的累积频数。

例 2.8　根据例 2.6 给出的频数分布表 2.4，计算该疾病 86 名患者潜伏期（天）的百分位数 $X_{0\%}$，$X_{25\%}$，$X_{50\%}$，$X_{75\%}$，$X_{100\%}$。

根据例 2.6 给出的频数分布表 2.4，按式(2.9)，可以得到

$$X_{0\%}=Min=40+\frac{20}{8}\times(86\times0\%-0)=40(\text{天})$$

$$X_{25\%}=60+\frac{20}{14}\times(86\times25\%-8)=79.29(\text{天})$$

$$X_{50\%}=M=100+\frac{20}{15}\times(86\times50\%-39)=105.33(\text{天})$$

$$X_{75\%}=140+\frac{20}{7}\times(86\times75\%-63)=144.29(\text{天})$$

$$X_{100\%}=Max=220+\frac{20}{2}\times(86\times100\%-84)=240(\text{天})$$

需指出，计算百分位数的公式不是唯一的，但在 n 较大时，计算结果差异不大。

统计学将特殊的三个分位数 $X_{25\%}$、$X_{50\%}$ 和 $X_{75\%}$ 统称为四分位数(quartile)，并且分别称为第一四分位数、第二四分位数和第三四分位数，记为 Q_1、Q_2 和 Q_3。即，$Q_1=X_{25\%}$，$Q_2=X_{50\%}=M$，$Q_3=X_{75\%}$。称 Q_3 与 Q_1 的差值为四分位数间距(quartile range，Q)，其计算公式为

$$Q=Q_3-Q_1=X_{75\%}-X_{25\%} \tag{2.10}$$

对于同单位的变量，四分位数间距越大，变量的观测值变异越大。

例 2.9　根据例 2.8 的结果，计算该疾病 86 名患者潜伏期（天）的四分位数间距。

按式(2.10)，可以得到 $Q=Q_3-Q_1=144.29-79.29=65$（天），所以该疾病 86 名患者潜伏期的四分位数间距为 65（天）。

相对于极差而言，四分位数间距对极端值不甚敏感，不受样本含量的影响。一般而言，对于偏态资料，使用四分位数间距来描述其离散趋势较好。

二、方差与标准差

若要克服极差和四分位数间距不能反映每个观测值之间离散情况的局限性，就必须全面考虑每一个观测值。就总体而言，离散情况能否用总体中每个观测值 X_i 与总体均数 μ 之差的总和（称为离均差总和）反映资料的离散程度呢？如果直接将各个观测值的离均差相加，求其和，则会受差值符号的影响，得到 $\sum_{i=1}^{n}(X_i-\mu)=0$。若计算离均差平方和 $\sum_{i=1}^{n}(X_i-\mu)^2$，则消除了正、负值的影响，但又受观察例数多少的影响。为了消除这一影响，可取离均差平方和的均数，简称方差(variance)或均方(mean square)。总体方差用 σ^2 表示，样本方差用 S^2 表示，公式分别为

$$\sigma^2=\frac{\sum_{i=1}^{N}(X_i-\mu)^2}{N} \tag{2.11}$$

$$S^2=\frac{\sum_{i=1}^{n}(X_i-\overline{X})^2}{n-1} \tag{2.12}$$

理论上可以证明，用式(2.12)计算出来的样本方差 S^2 是总体方差 σ^2 的无偏估计。方差的大小反映一组资料的离散趋势大小。但由于其意义相当于离均差平方和的均值，故度量单位也应为单位的平方。

为了将方差单位还原成为原来的度量单位，对方差进行变换。标准差(standard deviation, *SD*)是对方差进行平方根变换。总体标准差用 σ 表示，样本标准差用 S 或 SD 表示，即

$$\sigma=\sqrt{\frac{\sum_{i=1}^{N}(X_i-\mu)^2}{N}} \tag{2.13}$$

$$S=\sqrt{\frac{\sum_{i=1}^{n}(X_i-\overline{X})^2}{n-1}}=\sqrt{\frac{\sum_{i=1}^{n}X_i^2-\frac{\left(\sum_{i=1}^{n}X\right)^2}{n}}{n-1}} \tag{2.14}$$

$$S=\sqrt{\frac{\sum_{i=1}^{n}f_iX_i^2-\frac{\left(\sum_{i=1}^{n}f_iX_i\right)^2}{\sum_{i=1}^{n}f_i}}{\sum_{i=1}^{n}f_i-1}} \tag{2.15}$$

在此需要说明，式(2.14)中等式最右边的式子是经过推导得出来的，以使运算方便；式(2.15)用于分组资料加权法计算标准差，其中 X_i 为各组的组中值。式(2.14)中的 $n-1$ 和式(2.15)中的 $\sum f_i-1$ 为自由度(degree of freedom, df)。由于用样本资料计算的标准差常常小于总体标准差，英国统计学家 W. S. Gosset 提出用样本例数减去 1 $\left(n-1 \text{ 或} \sum f_i-1\right)$ 代替 n，使得样本标准差成为总体标准差的无偏估计值。式(2.14)通常用于样本含量较小时，而式(2.15)用于样本含量较大时，需要编制频数表，再予以计算。

例 2.10 根据例 2.2 给出的数据，计算此 10 名顺产婴儿出生身长的样本方差与标准差。

根据例 2.2 给出的数据，可知 $\overline{X}=48.9$。

$$\begin{aligned}\text{样本方差 } S^2 &=[(49-48.9)^2+(57-48.9)^2+(46-48.9)^2+(48-48.9)^2+\\&\quad(46-48.9)^2+(42-48.9)^2+(49-48.9)^2+(51-48.9)^2+\\&\quad(50-48.9)^2+(51-48.9)^2]/(10-1)\\&=15.66(\text{cm}^2)\end{aligned}$$

$$\text{样本标准差 } S=\sqrt{S^2}=\sqrt{15.66}=3.96(\text{cm})$$

即，此 10 名顺产婴儿出生身长的样本方差与标准差分别为 15.66 cm^2 与 3.96 cm。

标准差的主要意义和用途：①描述一组数据的离散趋势(或变异程度)，标准差的值越大，说明变异程度越大；②用于计算变异系数；③用于计算标准误；④结合均值与正态分布的规律估计参考值的范围。在医学研究中，均数与标准差是表示集中趋势与离散趋势最为常用的指标。正态分布的两参数由均数与标准差所决定，正态分布理论被广泛地应用于医学研究各个领域之中。

方差与标准差的计算使用了所有观测数据的全部信息，特别是利用了数据的集中位置的信

息，因此用方差与标准差度量数据的离散程度远优于用极差和分位数。需要注意的是，方差的单位是原变量单位的平方，使用不方便，而标准差的单位和原变量的单位相同，因而，它是描述离散程度应用最广泛的指标。

三、变异系数

前面所介绍的离散趋势指标主要用于描述同一个变量的离散程度。比较两个或以上具有不同测量单位或均数相差较大的变量的离散程度，则需要计算变异系数。变异系数(coefficient of variation，CV)是度量相对离散程度的指标，其计算公式为

$$CV=\frac{S}{\overline{X}}\times 100\% \tag{2.16}$$

从式(2.16)可以看出，CV 是无量纲的指标，是相对于均数的标准差。它可以用来比较几个不同测量单位的变量之间的离散程度的大小，也可以用来比较测量单位相同但均数相差悬殊的几个变量之间的离散程度的大小。CV 值越大，离散程度越大。需要注意的是，变异系数常用于数据为非负数的情况。

例 2.11 10 名顺产婴儿出生身长(cm)分别为 49，57，46，48，46，42，49，51，50，51，出生体重(g)分别为 3 500，3 800，3 500，3 200，3 450，2 750，4 250，3 400，3 550，3 300。计算此 10 名顺产婴儿出生身长、体重的变异系数，并比较两者的变异程度(数据集：例 02－11. sav)。

根据公式，出生身长(H)的均数、标准差和 CV 分别是

$$\overline{X}_{\mathrm{H}}=48.9(\mathrm{cm}),\quad S_{\mathrm{H}}=3.96(\mathrm{cm}),\quad CV_{\mathrm{H}}=\frac{3.96}{48.9}\times 100\%=8.10\%$$

出生体重(W)的均数、标准差和 CV 分别是

$$\overline{X}_{\mathrm{W}}=3\ 470(\mathrm{g}),\quad S_{\mathrm{W}}=387.4(\mathrm{g}),\quad CV_{\mathrm{W}}=\frac{387.4}{3\ 470}\times 100\%=11.16\%$$

因此，此 10 名顺产婴儿出生体重的变异程度大于出生身长的变异程度。

需要说明的是，数据的记录形式对各集中趋势指标和离散趋势指标的影响是不同的。各观测值加一不为零的常数后，新变量的均数、中位数为原变量的均数、中位数加上这个常数，极差、四分位数间距、方差和标准差保持不变，而变异系数会变小。

若各观测值乘以一不为零的常数，新变量的均数、中位数、极差与标准差为原变量的均数、中位数、极差与标准差乘以这个常数，方差等于原变量的方差乘以这个常数的平方，变异系数保持不变。

四、集中趋势与离散趋势指标的 SPSS 软件实现

例 2.11 实现变量描述的 SPSS 操作为："Analyze"→"Descriptive Statistics"→"Frequencies..."。

在弹出对话框左侧的变量列表中单击选择分析变量"出生身长"，单击按钮"➡"，将变量选入"Variables"变量列表中，点击"Statistics..."。

选择"Mean""Median""Range""Quartiles""Percentile""Variance""Std. deviation""Minimum""Maximum"等，点击"Continue"按钮。

点击"OK"完成。

结果见表 2.5[①]。

表 2.5 Statistics

出生身长

N	Valid	10
	Missing	0
Mean		48.900 0
Median		46.000 0
Std. Deviation		3.956 71
Variance		15.656 0
Range		15.000 0
Minimum		42.000 0
Maximum		57.000 0
Percentiles	25	46.000 0
	50	49.000 0
	75	51.000 0

表 2.5 中列出了 10 名顺产婴儿出生身长样本的有效例数(N,Valid)、缺失数(Missing)、算术均数(Mean)、中位数(Median)、标准差(Std. Deviation)、方差(Variance)、极差(Range)、最小值(Minimum)、最大值(Maximum)、百分位数(Percentiles,25%、50%、75%)。选择"出生体重"变量,重复上述操作,即可完成出生体重的变量描述。

案例讨论

(叶小飞 崔 壮 蒋红卫)

数字课程学习……

数据集 小结 专业术语 教学 PPT 思考与练习 自测题

① 注:本书中 SPSS 分析结果均采用 SPSS 软件中生成的格式。

第三章　计数资料的统计描述

学习目标

1. 能够区分结构相对数、强度相对数和相对比的概念并计算。
2. 能够理解动态数列常用指标的概念并计算。
3. 能够理解辛普森悖论。
4. 能够运用率的标准化。

计数资料常见的数据形式是绝对数，如某医院某病的治愈人数、死亡人数等。但是绝对数往往不便于相互比较。例如，某年甲医院某疾病治愈人数是400人，同期乙医院该疾病治愈人数是300人。但不能据此认为甲医院对该疾病的治愈情况好于乙医院，因为该年两医院该疾病的治疗总人数不一定相等，此时需要在绝对数的基础上计算相对数指标来进行统计描述。常用的相对数指标有结构相对数、强度相对数和相对比三种。

第一节　常用相对数指标

一、结构相对数

结构相对数又称构成比(proportion)，表示事物内部某一组成部分观察单位数与该事物各组成部分的观察单位总数之比，用以说明事物内部各组成部分所占的比重，通常用百分数表示。计算公式为

$$\text{构成比}=\frac{\text{某一组成部分的观察单位数}}{\text{同一事物各组成部分的观察单位总数}}\times 100\% \qquad (3.1)$$

例3.1　某三甲医院2015年和2018年因五种疾病住院的患者数见表3.1。2015年因该五种疾病住院人数共39 854人，其中因肿瘤住院者13 854人，则因肿瘤住院人数占因该五种疾病住院人数的构成比为$\frac{13\ 854}{39\ 854}=34.76\%$。同理，可分别计算出2015年和2018年因循环系统疾病、消化系统疾病等住院人数占因该五种疾病住院人数的构成比，结果见表3.1(数据集：例03-01.sav)。

表3.1　某医院2015年和2018年因五种疾病住院患者构成情况

疾病种类	2015年		2018年	
	住院人数	构成比(%)	住院人数	构成比(%)
肿瘤	13 854	34.76	21 673	36.71
循环系统疾病	11 032	27.68	16 306	27.62

续表

疾病种类	2015 年		2018 年	
	住院人数	构成比(%)	住院人数	构成比(%)
消化系统疾病	8 960	22.48	13 439	22.76
损伤与中毒	3 168	7.95	3 834	6.49
呼吸系统疾病	2 840	7.13	3 788	6.42
合计	39 854	100.00	59 040	100.00

从表 3.1 可以看出,该医院 2015 年和 2018 年五种疾病住院人数构成比的排序均是因肿瘤住院人数所占比重最大,其次为因循环系统疾病、消化系统疾病、损伤与中毒,因呼吸系统疾病住院人数所占比重最小。

这里可以看到构成比具有以下特点:①分子是分母的一部分,各组成部分构成比数值在 0～1之间波动,各组成部分的构成比数值之和等于 1 或 100%;②各构成部分之间相互影响,某一部分比重的变化不仅受到其自身数值变化的影响,而且受其他组成部分数值变化的影响。

表 3.1 中,2015 年和 2018 年住院患者五种疾病构成的总和均为 100%。然而 2018 年因循环系统疾病和消化系统疾病住院人数较 2015 年多,但是构成比却均与 2015 年相接近;2018 年因损伤与中毒、呼吸系统疾病住院人数均较 2015 年多,但是构成比却均较 2015 年低,因为各组成部分构成比的大小受到其他组成部分数值的影响。住院疾病构成比只能说明因该疾病住院的人数在因该五种疾病住院的总人数中所占的比重,并不能说明该疾病在人群中的患病情况。

SPSS 实现过程为:“Data”→“Weight Cases…”。

在弹出的对话框中选择“Weight Cases by”,在左侧的变量列表中单击选择分析变量,单击按钮“➡”,将“2015 年住院人数[y2015]”变量选入“Frequency Variable”,点击“OK”按钮。

点击“Analyze”→“Descriptive Statistics”→“Frequencies …”。

在弹出的“Frequencies …”对话框中,将“疾病种类[group]”变量选入“Variable(s)”,单击“OK”完成。

结果见表 3.2。

表 3.2 疾病种类的频率表

		Frequency	Percent	Valid Percent	Cumulative Percent
Valid	呼吸系统疾病	13 854	34.76	34.76	34.76
	循环系统疾病	11 032	27.68	27.68	62.44
	消化系统疾病	8 960	22.48	22.48	84.92
	损伤与中毒	3 168	7.95	7.95	92.87
	肿瘤	2 840	7.13	7.13	100.00
	Total	39 854	100.00	100.00	

表 3.2 中给出了 2015 年因五种疾病住院人数的频率表,Frequency 为频数,Percent 为各组频数占总例数的百分比(包括缺失记录在内),Valid Percent 为各组频数占总例数的有效百分

比，Cumulative Percent 为各组频数占总例数的累积百分比。可见在 39 854 名住院患者中，因肿瘤、循环系统疾病、消化系统疾病、损伤与中毒、呼吸系统疾病五类疾病住院患者的累积百分比正好就是 100%。由于不存在缺失值，这里的 Percent 和 Valid Percent 完全相同。

相同步骤可以计算 2018 年因五种疾病住院人数的构成比。

二、强度相对数

强度相对数又称为率(rate)，用以说明单位时间内某现象发生的频率或强度。计算公式为

$$率=\frac{某时期内发生某现象的观察单位数}{同期可能发生该现象的观察单位总数}\times K \tag{3.2}$$

其中，K 为比例基数，可取 100%、1 000‰、100 000/10 万等。

例 3.2　某年甲医院治疗某疾病 1 000 人，治愈 400 人，则该年甲医院该疾病的治愈率为 $\frac{400}{1\ 000}\times 100\%=40\%$。

例 3.3　某地某年某肿瘤患病资料见表 3.3。

表 3.3　某地某年某肿瘤患病情况

年龄(岁) (1)	人口数 (2)	某肿瘤患者数 (3)	患者构成比(%) (4)	患病率(1/10 万) (5)
0～	1 012 321	8	3.54	0.79
30～	506 534	21	9.29	4.15
40～	574 637	53	23.45	9.22
50～	592 340	84	37.17	14.18
60～	201 765	60	26.55	29.74
合计	2 887 597	226	100.00	7.83

某年龄组该肿瘤的患病率 $=\frac{某年龄组该肿瘤患者数}{同期该年龄组人口数}\times 100\ 000/10$ 万，如该地该年 60 岁及以上组该肿瘤的患病率 $=\frac{60}{201\ 765}\times 100\ 000/10$ 万 $=29.74/10$ 万，反映该地该年 60 岁及以上年龄组人群该肿瘤的患病水平。余类推，各年龄组该肿瘤的患病率见表 3.3 第(5)栏。由表 3.3 可见，该地该肿瘤患病率随年龄增加而增加。

三、相对比

相对比是两个有关联的指标 A 与 B 之比，说明两指标间的比例关系，实际应用中简称比(ratio)。A、B 两指标可以性质相同，如新生儿性别比，也可以性质不同，如医护人员数与病床数之比等。通常以倍数或百分数(%)表示，计算公式为

$$比=\frac{A}{B}(或\times 100\%) \tag{3.3}$$

式中 A、B 两个指标可以是绝对数、相对数或平均数。

例 3.4 某年某医院出生的新生儿中，男性新生儿为 586 人，女性新生儿为 523 人，则该年该医院出生新生儿性别比为 586/523＝1.12，它反映了该年该医院男性新生儿与女性新生儿出生数的比例（对比）水平。

根据国际常用标准，新生儿性别比一般在 1.02～1.07 之间，该医院该年的新生儿性别比为 1.12，说明该年该医院出生的男性新生儿相对较多。

四、医学中常用的相对数指标

医学中常用的相对数指标见表 3.4。

表 3.4 医学中常用的相对数指标

指标	公式
发病率	$\text{某病发病率}=\dfrac{\text{某时期一定人群中某病新发生的病例数}}{\text{同期观察人数}}\times K$ $K=100\%$，1 000‰，100 000/10 万等
时点患病率	$\text{时点患病率}=\dfrac{\text{某一时点一定人群中某病新旧患者数}}{\text{该时点观察人数}}\times K$ $K=100\%$，1 000‰，100 000/10 万等
期间患病率	$\text{期间患病率}=\dfrac{\text{某时期一定人群中某病新旧患者数}}{\text{同期平均观察人数}}\times K$ $K=100\%$，1 000‰，100 000/10 万等
粗死亡率	$\text{粗死亡率}=\dfrac{\text{某时期死亡总数}}{\text{同期平均观察人数}}\times K$ $K=$1 000‰，10 000/万，100 000/10 万等
某病死亡率	$\text{某病死亡率}=\dfrac{\text{某时期因某病死亡人数}}{\text{同期平均观察人数}}\times K$ $K=$1 000‰，10 000/万，100 000/10 万等
某病病死率	$\text{某病病死率}=\dfrac{\text{某时期因某病死亡人数}}{\text{同期患该病的人数}}\times 100\%$
治愈率	$\text{治愈率}=\dfrac{\text{治愈人数}}{\text{受治人数}}\times 100\%$
阳性率	$\text{阳性率}=\dfrac{\text{检出结果阳性数}}{\text{受检对象数}}\times 100\%$
感染率	$\text{感染率}=\dfrac{\text{某观察期间某病感染人数}}{\text{同期受检人数}}\times 100\%$

第二节 应用相对数的注意事项

一、计算相对数应有足够的观察单位数

计算相对数时应注意观察的单位数不能太小，如果例数过少会使相对数波动较大，造成结果不稳定。如某手术实施 5 例，成功 4 例，则计算成功率是 80%，如果 5 例均成功，则成功率是

100%，可见成功相差1例其成功率波动非常大。在临床试验或流行病学调查中，当观察单位数很少时，各种偶然因素都可能导致相对数的较大变化，建议采用绝对数直接表示。

二、正确计算合计率

对分组资料计算合计率时，不能简单地把各组率相加取平均值，而应分别将分子、分母合计，再求出合计率。例如某药物治疗某疾病，甲医院治疗1 000例，治愈400例，治愈率是40%；乙医院治疗500例，治愈300例，治愈率是60%。两个医院合计治愈率应该是[(400+300)/(1 000+500)]×100%=46.67%。若算为(40%+60%)/2=50%，则是错误的。

三、不能以结构相对数代替强度相对数

结构相对数说明事物内部各组成部分所占的比重，不能说明某现象发生的频率或强度。在实际应用中，错误地将结构相对数指标按强度相对数指标来应用，常导致一些不合理的推论。例3.3中不能将某年龄组肿瘤患者构成比当作某年龄组肿瘤的患病率来反映肿瘤的患病水平。如表3.3中50～59岁组肿瘤患者构成比为37.17%，高于60岁及以上组，只能说明肿瘤患者中50～59岁组的患者较60岁及以上组多，但并不一定是50～59岁组肿瘤的患病水平高于60岁及以上组，因为当地50～59岁组人数多于60岁及以上组，造成该组肿瘤患者相应增加。所以，欲了解各年龄组肿瘤患病水平，需计算各年龄组的肿瘤患病率。

四、注意资料的可比性

在比较相对数时，除了要对比的因素之外，其余的因素应尽可能相同或相近。例如，欲比较两种疗法治疗某疾病的治愈率是否相同，若疗效与病情轻重有关，当两种疗法治疗患者的病情轻重构成不同时，直接比较两种疗法总的治愈率会受到病情轻重的影响。此时，需要考虑按病情轻重分层分析，或者通过计算标准化治愈率进行比较(见本章第四节)。

五、样本率或样本构成比的比较应作假设检验

由于样本率或样本构成比存在抽样误差，如果通过样本推断总体率或总体构成比有无差异，不能仅凭样本率或样本构成比的差别作结论，而必须进行差别的假设检验(可参考第九章)。

第三节　动态数列的常用指标

动态数列(dynamic series)是一系列按时间顺序排列起来的统计指标(可以是绝对数、相对数或平均数)，用以观察和比较该事物在时间上的变化和发展趋势。常用的动态数列分析指标有绝对增长量、发展速度与增长速度、平均发展速度与平均增长速度。

例3.5　某医院2010—2018年门急诊人次的统计数据见表3.5第(1)(3)栏，试作动态分析(数据集：例03-05.sav)。

表 3.5 某医院 2010—2018 年门急诊人次动态变化

年份	指标符号	年门急诊人次	绝对增长量		发展速度(%)		增长速度(%)	
			累积	逐年	定基比	环比	定基比	环比
(1)	(2)	(3)	(4)	(5)	(6)	(7)	(8)	(9)
2010	a_0	2 295 748	—	—	—	—	—	—
2011	a_1	2 617 498	321 750	321 750	114.0	114.0	14.0	14.0
2012	a_2	2 939 886	644 138	322 388	128.1	112.3	28.1	12.3
2013	a_3	3 155 126	859 378	215 240	137.4	107.3	37.4	7.3
2014	a_4	3 411 989	1 116 241	256 863	148.6	108.1	48.6	8.1
2015	a_5	3 512 917	1 217 169	100 928	153.0	103.0	53.0	3.0
2016	a_6	3 431 997	1 136 249	−80 920	149.5	97.7	49.5	−2.3
2017	a_7	3 458 798	1 163 050	26 801	150.7	100.8	50.7	0.8
2018	a_8	3 479 927	1 184 179	21 129	151.6	100.6	51.6	0.6

一、绝对增长量

绝对增长量是事物在一定时期增长的绝对数,可分为如下两类。

1. 累积增长量 为报告期指标与基线期指标之差。若以 2010 年门急诊人次为基线期指标,则各年门急诊人次为报告期指标。如表 3.5 第(4)栏中 2015 年较 2010 年,门急诊累积增长量为 3 512 917−2 295 748=1 217 169(人次)。

2. 逐年增长量 为报告期指标与前一期指标之差。如表 3.5 第(5)栏中,2015 年较 2014 年门急诊人次逐年增长量为 3 512 917−3 411 989=100 928(人次)。

二、发展速度与增长速度

发展速度与增长速度均为相对比,说明事物在一定时期的变化速度。

1. 发展速度 表示报告期指标的水平相当于基线期(或前一期)指标的百分之多少或若干倍。对发展速度可以计算:①定基比,即报告期指标与基线期指标之比,用符号表示为 a_1/a_0,a_2/a_0,a_3/a_0,…,a_n/a_0;②环比,即报告期指标与前一期指标之比,用符号表示为 a_1/a_0,a_2/a_1,a_3/a_2,…,a_n/a_{n-1}。

表 3.5 中 2015 年定基比发展速度为

$$a_5/a_0=3\ 512\ 917/2\ 295\ 748\times100\%=153.0\%$$

环比发展速度为

$$a_5/a_4=3\ 512\ 917/3\ 411\ 989\times100\%=103.0\%$$

2. 增长速度 表示净增加速度,增长速度=发展速度−100%。

表 3.5 中 2015 年定基比增长速度为

$$153.0\%-100\%=53.0\%$$

环比增长速度为

$$103.0\%-100\%=3.0\%$$

由表 3.5 可见，从发展速度看，该医院年门急诊人次呈逐年增加趋势；从增长速度看，在逐年增长趋势中，该医院年门急诊人次在 2011—2014 年增长幅度更为明显。

三、平均发展速度与平均增长速度

平均发展速度与平均增长速度用于概括某现象在一段时期中的平均变化速度。平均发展速度是发展速度的几何均数，其计算公式为

$$\text{平均发展速度}=\sqrt[n]{\frac{a_1}{a_0}\cdot\frac{a_2}{a_1}\cdot\frac{a_3}{a_2}\cdot\cdots\cdot\frac{a_n}{a_{n-1}}}=\sqrt[n]{\frac{a_n}{a_0}} \tag{3.4}$$

式中 a_0 为基线期指标，a_n 为第 n 期指标。

$$\text{平均增长速度}=\text{平均发展速度}-100\% \tag{3.5}$$

对表 3.5 第(1)(3)栏资料计算平均发展速度与平均增长速度

平均发展速度$=\sqrt[8]{3\ 479\ 927/2\ 295\ 748}=1.053(105.3\%)$

平均增长速度=平均发展速度$-1=1.053-1=0.053(5.3\%)$

从表 3.5 的动态指标可以看出，该医院的门急诊人次每年均有增加，但发展是不平衡的，在 2010—2014 年每年门急诊递增 215 240～322 388 人次，每年的递增速度在 8.1%～14.0%之间；而在 2015—2018 年，每年门急诊递增为 80 920～100 928 人次，每年的递增速度为 2.3%～3.0%。

动态数列的分析不仅可以总结过去，而且可以进行预测，即根据平均发展速度公式(3.4)计算几年后的指标。如根据表 3.5 资料预测 2019 年的门急诊人次，相当于预测 a_9，将已知数据代入式(3.4)，得

$$1.053=\sqrt[9]{a_9/2\ 295\ 748}$$

$$a_9=1.053^9\times 2\ 295\ 748=3\ 654\ 093(\text{人次})$$

即根据该医院 2010—2018 年的平均发展速度，预计到 2019 年该医院的门急诊人次可达到 3 654 093 人次。注意，这里假定 2018—2019 年期间仍然保持上述的平均发展速度，否则，这样预测是不妥当的。

第四节　辛普森悖论与率的标准化

例 3.6　欲考察比较某种疾病在两个地区的发病率，分年龄组收集了两地的发病人数，见表 3.6，问哪个地区的发病率高？

表 3.6　某疾病在两个地区的发病情况

年龄组	甲地			乙地		
	总人数	发病人数	发病率(%)	总人数	发病人数	发病率(%)
老　年	5 000	125	2.50	1 000	30	3.00
中青年	1 000	5	0.50	5 000	30	0.60
合　计	6 000	130	2.17	6 000	60	1.00

从表 3.6 资料可见，虽然乙地在两个年龄组上的发病率均高于甲地，但总的发病率乙地却低于甲地，各个年龄组的发病率比较结果与总结果相矛盾。对于这样的资料，到底哪个地区的发病率高呢？又是什么原因造成总的发病率的结果与各年龄组结果的不一致呢？

如表 3.6 的资料，当数据在某些组成结构上显示出与总体评价不同的结果时，我们称之为辛普森悖论(Simpson's paradox)，亦译为辛普森诡论。该悖论由英国统计学家 E. H. Simpson 于 1951 年提出，其原始定义为：某种条件下，在分组比较中都占优势的一方，在总体评价中却并不占优势。其实质是，相互比较的组别之间的某种组成结构不同，总体评价结果就可能来自组成结构的差异而不是组别之间的差异，即合计率的大小受各组构成的影响。从表 3.6 可见，甲、乙两地总人数虽然相等，均为 6 000，但两地的年龄结构却有着较大差别，甲地的老年人多，中青年少，而老年人中该疾病的发病率高。直接按照表 3.6 中的合计率进行比较是不合理的。如何消除两地年龄结构不一致对总的发病率比较的影响呢？可以进行率的标准化消除构成的影响。

一、率的标准化的意义与基本思想

率的标准化的主要目的就是消除比较组间某些组成结构不同对总的合计率比较的影响。如表 3.6 所示，在比较两地发病率时，由于内部构成(如年龄)不同，且不同组成结构(如年龄层)的发病率差别较大，此时直接比较两地的合计率就不具有可比性。率的标准化的基本思想就是首先将两地的内部构成进行标准化，均转化成标准构成，再在相同的内部构成的基础上进行合计率的计算与比较。

二、标准化率的计算

常用的标准化率的计算方法有直接法与间接法。当获得的资料为内部构成及各构成部分的阳性例数或率时，如表 3.6 的资料，可用直接法；当获得的资料只有各部构成及合计数，而不知道各构成部分具体的阳性例数或率时，需采用间接法。本书仅介绍直接法，其计算公式为

$$p'=(N_1p_1+N_2p_2+\cdots+N_kp_k)/N \tag{3.6}$$

式中，p'为标准化率；$N_1,N_2,\cdots,N_k$ 为某因素(如年龄)分层后，标准构成下的每层例数；$p_1,p_2,\cdots,p_k$ 为每层的原始阳性率；N 为标准构成的总例数。

率的标准化步骤如下。

(1) 首先选择一个标准构成。通常标准构成可参考有代表性的、较稳定的、数量较大的人群，如世界卫生组织(WHO)及国家发布的数据或本地区历年积累的数据，也可以用相互比较的人群本身作为标准，如选取其中一组的人口构成或两组各层人口之和作为标准。本例以两地各年龄层的人口之和作为标准构成。

(2) 在各年龄层实际发病率不变的假设下，按照标准构成计算各年龄层的预期发病人数。

(3) 依式(3.6)计算例 3.6 甲、乙两地的标准化发病率，计算结果见表 3.7。

表 3.7 甲、乙两地某疾病标准化发病率的计算

年龄层	标准人口数 N_i	甲地		乙地	
		实际发病率(%) p_i	预期发病人数 $N_i p_i$	实际发病率(%) p_i	预期发病人数 $N_i p_i$
老　年	6 000	2.50	150	3.00	180
中青年	6 000	0.50	30	0.60	36
合　计	12 000	—	180	—	216

甲地的标准化发病率：$p'_{甲}=180/12\ 000\times100\%=1.5\%$

乙地的标准化发病率：$p'_{乙}=216/12\ 000\times100\%=1.8\%$

由标准化发病率可得结论：在人口年龄构成相同的条件下，乙地的发病率高于甲地，与表3.6中各个年龄组的比较结果一致。

需要说明的是，标准化率的计算与标准构成的选取有着密切的关系，标准构成的选择不同，算得的标准化率也会不同。因此，标准化率不能代表实际的发生情况，仅用于比较。辛普森悖论也提示我们，在进行科学研究时要全面、细致地分析所获得的资料，不仅要考察资料的全貌，还要善于发现可能影响最终结果的重要因素，并采用正确的统计方法解决问题，最终获得正确、可靠的研究结论。

案例讨论

（郭晓晶　吴　骋　陶育纯）

数字课程学习……

数据集　小结　专业术语　教学 PPT　思考与练习　自测题

第四章　常用概率分布

学习目标

1. 能够掌握正态分布的概念、特征及应用，掌握标准正态分布的基本规律及应用。
2. 能够理解二项分布的概念、特征及应用。
3. 能够理解泊松分布的概念、特征及应用。

在医学研究中，由于个体差异和随机性的存在，不同总体或同一总体中抽取的不同样本分布规律会有所不同。那么如何去区分、描述这些分布呢？这就要求研究者对具有普遍意义的样本所在总体的分布情况有一定的认识。本章介绍三个最常用的理论分布，包括连续型随机变量的正态分布(normal distribution)、离散型随机变量的二项分布(binomial distribution)及泊松分布(Poisson distribution)。医学研究中的很多随机现象可以用这三种分布之一进行描述。

第一节　正 态 分 布

一、概念

正态分布是自然界最常见的分布之一。在现实中，许多随机现象都服从或近似服从正态分布，例如人体许多生化指标的测量值、某地区成年女性的身高和体重、测量误差的分布等。此外，正态分布也是统计学的重要分布之一，它具有许多良好的性质，一些重要的分布可由正态分布转换得出，许多理论分布在一定条件下也可用正态分布近似。

正态分布到底是一种什么样的概率分布呢？请观察表 4.1 和图 4.1、图 4.2。

表 4.1　2016 年某大学预防医学专业学生医学统计学考试成绩

组段(分)	频数	频率(%)
44～48	1	1.0
49～53	5	5.0
54～58	8	8.0
59～63	11	11.0
64～68	15	15.0
69～73	19	19.0
74～78	15	15.0
79～83	11	11.0
84～88	8	8.0
89～93	5	5.0
94～98	2	2.0
合计	100	100.0

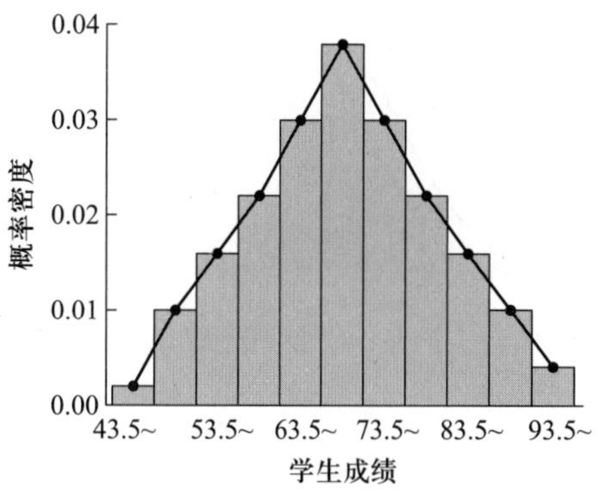

图 4.1　学生成绩频率密度图

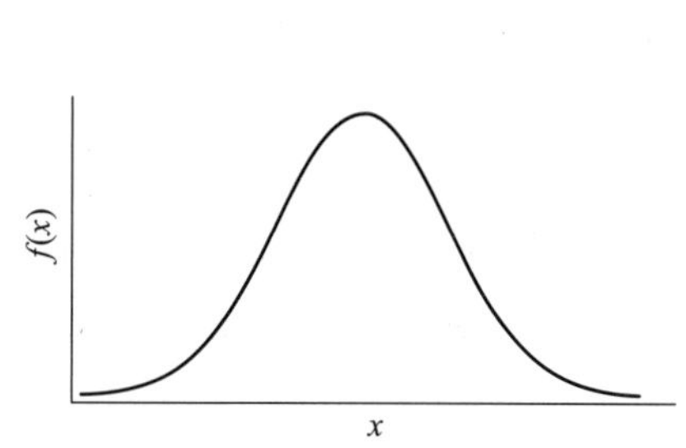

图 4.2　概率密度曲线示意图

表 4.1 和图 4.1 中的数据呈现中间频数最多、两边频数渐少且近似对称的特征。将各直条顶端的中点顺次连接起来，得到一条折线（频率密度折线，图 4.1）。如果观察人数逐渐增多，样本含量 n 越来越大，再将组距缩小，组段分细，此时直条的宽度逐渐变窄，这条折线就越来越接近于一条光滑的曲线（图 4.2），这条曲线呈现中间高，两边低，左、右基本对称，近似“钟形”。我们把这样一条高峰位于中央，两侧逐渐下降并完全对称，两端永远不与横轴相交的钟形曲线称为正态分布曲线，由于纵坐标相当于概率密度，故又叫作正态分布的概率密度曲线。该曲线的函数表达式 $f(x)$ 称为正态分布概率密度函数，用公式表示为

$$f(x)=\frac{1}{\sigma\sqrt{2\pi}}\mathrm{e}^{-\frac{(x-\mu)^2}{2\sigma^2}},-\infty<x<+\infty \tag{4.1}$$

其中 μ 为总体均数，$\sigma(>0)$ 为总体标准差。

如果连续型随机变量 X 具有如式（4.1）形式的概率密度函数，则称连续型随机变量 X 服从参数为 μ 和 σ^2 的正态分布，记为 $X\sim N(\mu,\sigma^2)$。

一般来说，对于连续型随机变量 $X\sim N(\mu,\sigma^2)$，设其概率密度函数为 $f(x)$，则 X 取值落在区间 $(-\infty,x)$ 内的累积概率等于其概率密度函数 $f(x)$ 在 $-\infty$ 到 x 的积分，即概率密度曲线下位于 $(-\infty,x)$ 的图形面积，记作 $F(x)$，即

$$F(x)=P(X<x)=\frac{1}{\sigma\sqrt{2\pi}}\int_{-\infty}^{x} e^{-\frac{(x-\mu)^2}{2\sigma^2}}\mathrm{d}x \tag{4.2}$$

称 $F(x)$ 为正态分布 $N(\mu,\sigma^2)$ 的概率分布函数（图 4.3）。

根据概率分布函数 $F(x)$ 可以计算正态分布变量 X 取值在任意区间 $[a,b)$ 的概率

$$P(a\leqslant X<b)=F(b)-F(a) \tag{4.3}$$

正态分布变量 X 取值在区间 $[b,+\infty)$ 的概率

$$P(X\geqslant b)=1-P(X<b)=1-F(b) \tag{4.4}$$

式（4.3）和（4.4）的几何意义见图 4.4。

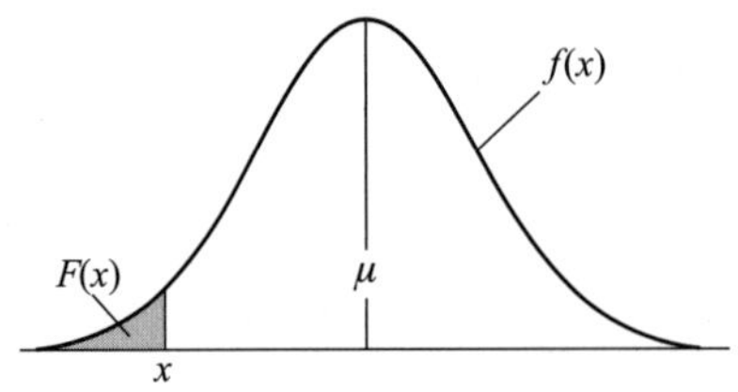

图 4.3 正态分布的概率密度函数与概率分布函数示意图

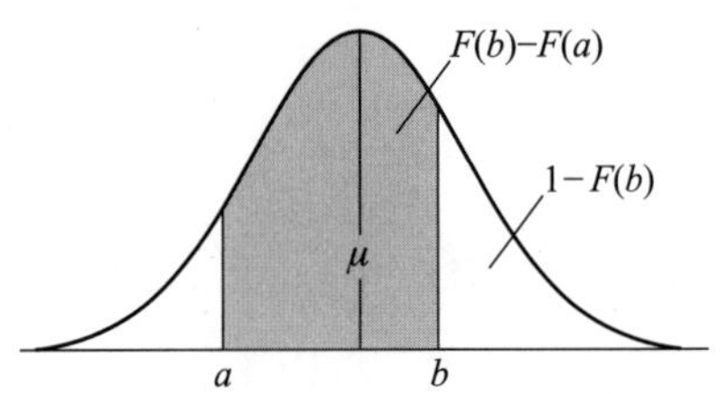

图 4.4 正态分布曲线下面积示意图

二、特征

正态分布 $N(\mu,\sigma^2)$具有以下几个重要特征。

1. 正态分布呈钟形，单峰且关于 $X=\mu$ 对称。

2. 正态分布概率密度函数 $f(X)$在 $X=\mu$ 处达到最大值，在 $X=\mu\pm\sigma$ 处有拐点。

3. 正态分布有两个参数 总体均数 μ 是位置参数，表示正态分布曲线峰所在的位置。当 σ 固定时，μ 增大，则曲线沿 x 轴向右移动；反之，μ 减小，曲线沿 x 轴向左移动(图 4.5)。总体标准差 σ 是形状参数，又称变异度参数，决定曲线的形状。当 μ 固定时，σ 越大，X 的取值越分散，曲线越“矮胖”；σ 越小，X 的取值越集中且在 μ 附近，曲线越“瘦高”(图 4.6)。

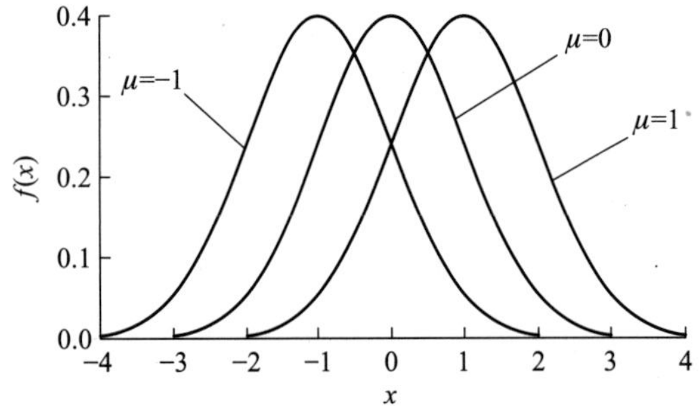

图 4.5 正态分布位置变换示意图

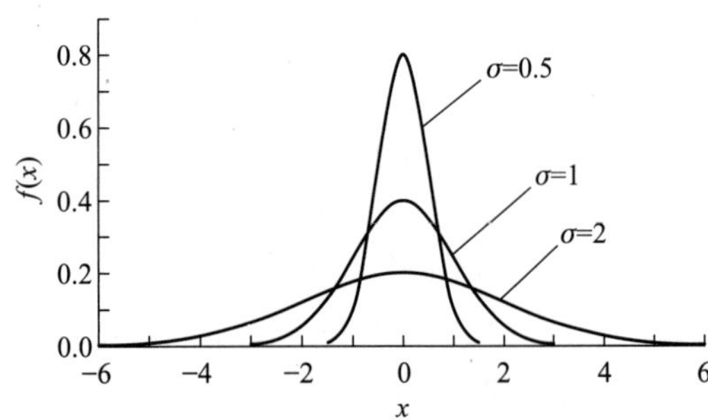

图 4.6 正态分布形态变换示意图

4. 正态分布曲线下的面积具有共同的规律 正态分布曲线与横轴所夹的面积为 1 或 100%。以均数为中心，以相应标准差为衡量单位，正态分布曲线下面积存在以下规律：在$(\mu-\sigma,\mu+\sigma)$范围内的面积约为 0.68，在$(\mu-1.64\sigma,\mu+1.64\sigma)$范围内的面积约为 0.90，在$(\mu-1.96\sigma,\mu+1.96\sigma)$范围内的面积约为 0.95，在$(\mu-2.58\sigma,\mu+2.58\sigma)$范围内的面积约为 0.99(图 4.7)。

三、标准正态分布

对于一般正态分布 $N(\mu,\sigma^2)$的随机变量 X 可做如下标准化变换

$$u=\frac{X-\mu}{\sigma} \tag{4.5}$$

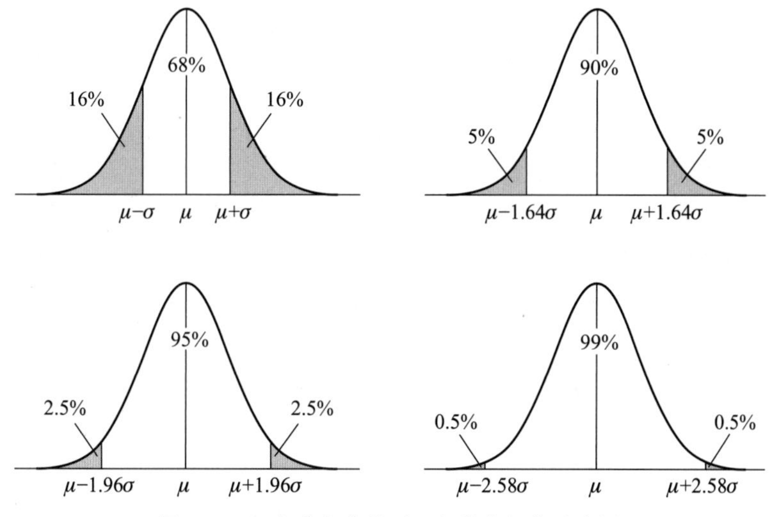

图 4.7　正态分布曲线下面积分布规律示意图

该变换又称为 u 变换。可以证明，经 u 变换后新的随机变量 u 服从总体均数 $\mu=0$，总体标准差 $\sigma=1$ 的正态分布，即

$$u \sim N(0,1)$$

该正态分布称为标准正态分布(standard normal distribution)，又称 u 分布。

标准正态分布的概率密度函数及概率分布函数分别记作 $\varphi(u)$ 和 $\Phi(u)$，通过令式(4.1)及(4.2)中 $\mu=0,\sigma=1$ 可以得到

$$\varphi(u)=\frac{1}{\sqrt{2\pi}}e^{-\frac{u^2}{2}} \tag{4.6}$$

$$\Phi(u)=\frac{1}{\sqrt{2\pi}}\int_{-\infty}^{u} e^{-\frac{u^2}{2}}\,\mathrm{d}u \tag{4.7}$$

标准正态分布的概率密度曲线如图 4.8 所示。按式(4.7)，统计学家根据 u 不同的取值编制了标准正态分布曲线下面积分布表(附表 1)，因为正态分布是对称的，所以只给出了标准正态变量落在区间 $(-\infty,u)$ 内的概率，即对应的 $\Phi(u)$ 值。任一正态分布的曲线下面积都可以通过标准化变换转化为标准正态分布曲线下面积，查附表 1 来解决。

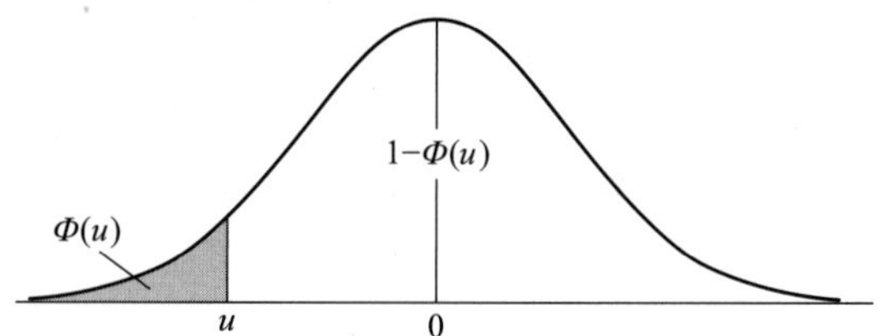

图 4.8　标准正态分布的概率密度曲线与分布函数示意图

例 4.1　设 $u \sim N(0,1)$，计算

(1) u 取值在区间 $(-1.96,1.96)$ 内的概率。

(2) u 取值在区间(−1.96,1.96)外的概率。

$u \sim N(0,1)$,据式(4.2)~(4.4),相应地得到 $P(-\infty<u<b)=\Phi(b)$,$P(a\leqslant u<b)=\Phi(b)-\Phi(a)$,$P(u\geqslant b)=1-P(-\infty<u<b)=1-\Phi(b)$。

$$P(-1.96<u<1.96)=\Phi(1.96)-\Phi(-1.96)=[1-\Phi(-1.96)]-\Phi(-1.96)$$
$$=(1-0.025)-0.025=0.95$$

$P(|u|>1.96)=1-P(-1.96<u<1.96)=1-0.95=0.05$

例 4.2 已知某地 20 岁正常成年男性的脉搏数服从正态分布,抽样调查该地 110 名正常成年男性,得脉搏数的样本均数为 76(次/分)、样本标准差为 3.6(次/分),试估计该地 20 岁正常成年男性脉搏数介于 70~80(次/分)之间的比例。

本例中抽样调查样本量足够大,可用样本均数和样本标准差作为总体 μ、σ 的估计值,即该地 20 岁正常成年男性的脉搏数(记作 X)近似服从正态分布 $N(76,\ 3.6^2)$。做如下标准化变换

$$u_1=\frac{70-76}{3.6}=-1.67,u_2=\frac{80-76}{3.6}=1.11$$

查标准正态分布表(附表 1)得 $\Phi(u_1)=\Phi(-1.67)=0.047\ 5$,$\Phi(u_2)=\Phi(1.11)=1-\Phi(-1.11)=1-0.133\ 5=0.866\ 5$,于是

$P(-1.67<u<1.11)=\Phi(u_2)-\Phi(u_1)=0.866\ 5-0.047\ 5=0.819\ 0=81.90\%$

故该地区 20 岁正常成年男性脉搏数介于 70~80(次/分)之间的比例为 81.90%。

四、应用

在统计学中,正态分布作为一种重要的连续型概率分布,无论在实际应用还是理论研究中,均占有重要的地位。下面介绍正态分布的几个主要应用。

(一) 制定医学参考值范围

医学参考值范围(medical reference range)是指特定的“正常人”的某项指标值(包括解剖、生理、生化指标及组织代谢产物含量等)数据中绝大多数个体的取值所在范围。这里所谓“正常人”,并非指没有任何疾病的人,而是指排除了可能影响研究指标的因素或疾病的个体的同质的所有人。“绝大多数”习惯上指 90%、95%、99%的“正常人”等。

制定研究指标医学参考值范围的一般步骤如下。

(1) 根据研究目的,确定研究对象即“正常人”的范围,并保证有足够的样本含量,一般认为样本含量不小于 100。

(2) 统一测量标准,控制测量误差。

(3) 根据研究对象特征,确定是否需要分组。

(4) 根据研究指标专业知识和实际意义确定医学参考值范围的单、双侧。

(5) 根据研究目的,确定百分比范围,一般以 95%参考值范围为最常用,也可根据需要确定 90%或 99%参考值范围。

(6) 根据研究指标的资料类型和特点,选择适当的方法计算医学参考值范围,常用的有正态分布法和百分位数法两种(表 4.2)。

表 4.2　常用医学参考值范围的制定方法

参考值范围(%)	正态分布法			百分位数法		
	双侧	单侧		双侧	单侧	
		下限	上限		下限	上限
90	$\overline{X}\pm1.64S$	$\overline{X}-1.28S$	$\overline{X}+1.28S$	$P_5\sim P_{95}$	P_{10}	P_{90}
95	$\overline{X}\pm1.96S$	$\overline{X}-1.64S$	$\overline{X}+1.64S$	$P_{2.5}\sim P_{97.5}$	P_5	P_{95}
99	$\overline{X}\pm2.58S$	$\overline{X}-2.33S$	$\overline{X}+2.33S$	$P_{0.5}\sim P_{99.5}$	P_1	P_{99}

对于服从正态分布的研究指标，可以根据正态分布的原理，采用正态分布法计算一定百分比范围的医学参考值范围。研究指标是否服从正态分布，需对其数据资料进行正态性检验，且要有足够的样本含量($n\geqslant100$)。若总体 μ 与 σ 未知，可分别用样本均数 $\overline{X}$ 与样本标准差 S 作为其估计值。

对于偏态分布、非对称分布或未知分布类型等非正态分布的研究指标，宜采用百分位数法计算。应用本法要求样本含量较大且分布趋于稳定。此外，如果已知研究指标服从正态分布(或经适当的变量转换后近似服从正态分布)，那么用正态分布法比用百分位数法制定的医学参考值范围可靠，因为百分位数法利用的样本信息是不充分的。

例 4.3　估计例 4.2 中该地 20 岁正常成年男性脉搏数($\overline{X}=76$ 次/分，$S=3.6$ 次/分)的 95%医学参考值范围。

由于该地 20 岁正常成年男性脉搏数近似服从正态分布，可用正态分布法计算。因脉搏数过多或过少均属异常，所以应取双侧，即计算 95%医学参考值范围的上、下限。

$$\text{下限}:\overline{X}-1.96S=76-1.96\times3.6=68.9(\text{次/分})$$

$$\text{上限}:\overline{X}+1.96S=76+1.96\times3.6=83.1(\text{次/分})$$

故该地 20 岁正常成年男性脉搏数的 95%医学参考值范围为 68.9～83.1 (次/分)。

(二) 质量控制

在医学研究中有诸多指标，影响其指标值的随机因素很多但作用均不大，且不存在某个影响较大的因素导致的误差(称为系统误差)，该指标值围绕某个值随机波动，则该指标的波动往往服从正态分布。根据这一原理，可以实现测量过程的质量控制。

开展质量控制的重要工具是一种形象而有效的质量控制图(图 4.9)。控制图的横轴表示时间，纵轴上有七个特殊的点，分别延长形成七条水平线，其中 μ 所在的水平线为中心线，$\mu\pm2\sigma$ 为上、下警戒限，$\mu\pm3\sigma$ 为上、下控制限。若总体参数未知，也可以用样本统计量代替，则该 7 条水平线分别位于 $\overline{X}$，$\overline{X}\pm S$，$\overline{X}\pm2S$，$\overline{X}\pm3S$ 处。

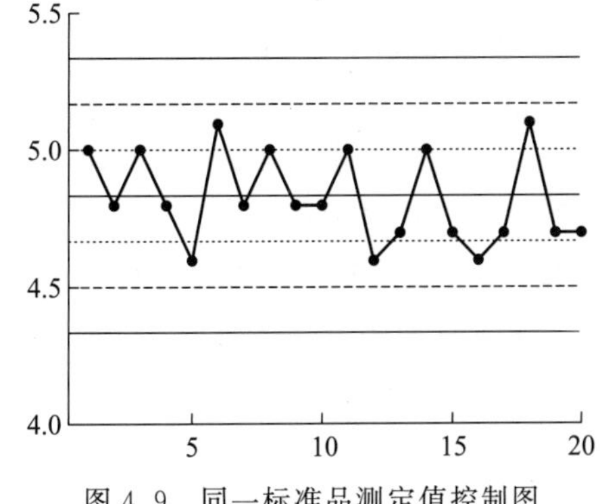

图 4.9　同一标准品测定值控制图

进行质量控制的理论依据即正态分布曲线下的面积规律：若某指标值服从正态分布，那么其落在区间($\mu-2\sigma,\mu+2\sigma$)内的概率约为 95.0%,而落在区间($\mu-3\sigma,\mu+3\sigma$)内的概率约为 99.7%。一次测量落在($\mu-3\sigma,\mu+3\sigma$)区域以外的概率小于 1%,可以认为是不可能事件。若某一测量值落在控制限以外,则有理由认为数据的波动不仅仅是由随机测量误差引起的,可能存在某种非随机的系统误差。

例如,某实验室采用某一标准品对仪器进行校正,连续测得 20 个数据,绘制质量控制图如图 4.9,从图中可以看出,各测定值均在警戒限以内,且随机地分布在中心线的两侧,说明仪器质量在控制中。

(三) 统计学的重要基础理论之一

正态分布作为统计学中的一种重要分布,是后面各章讨论的许多统计方法如 t 检验、方差分析、回归分析等的适用条件,且很多统计方法的基础理论分布如 t 分布、F 分布、χ^2 分布等都是在正态分布的基础上推演出来的。对于非正态分布的资料,当样本量足够大,或者经变量变换后资料近似服从正态分布,也可按正态分布的方法做统计学处理。另外,下面要介绍的二项分布和泊松分布,当样本量足够大时均近似正态分布,可以按正态分布进行统计学处理。总之,正态分布是统计学的重要基础理论之一。

第二节 二 项 分 布

一、概念

在生物医学研究中,许多情形下需要进行如下的一类“试验”(或“观察”)。

(1) 每次“试验”只有两种互斥的结果。换句话说,每次“试验”中只关心某事件 A 是否发生,则每次试验要么事件 A 发生,要么事件 A 不发生(即 A 的对立事件$\overline{\text{A}}$发生)。

(2) 为了找到这类“试验”结果的规律性,通常需要在相同条件下独立重复做 n 次。所谓“独立”指的是各次“试验”结果互不影响;“重复”指的是每次“试验”条件相同,每次“试验”研究者所关心的事件 A 发生的概率 π ($0\leqslant\pi\leqslant1$)也相同。

(3) 研究者关心的是 n 次独立重复“试验”中某事件 A 的发生数 X。

一般来说, 对于 n 次独立重复“试验”,如果每次“试验”只出现两种对立的结果 (对立事件 A 与$\overline{\text{A}}$)之一,且在每次“试验”中事件 A 发生的概率 π 是相等的,则称这一系列独立重复“试验”为 n 重伯努利试验,简称伯努利试验 (Bernoulli trials)。

在 n 重伯努利试验中,事件 A 可能发生 0, 1, 2, …, n 次。下面通过简单的例子说明事件 A 恰好发生 k 次的概率 P,$0\leqslant k\leqslant n$。

例 4.4 假设某校学生的近视率为 10%,随机从该校学生中抽取 3 名学生,问 3 名学生中出现 1 名学生近视的概率是多少?

记事件 A 表示“发生近视”。现有 3 名学生,每名学生要么发生近视(A 发生),要么不发生近视(A 不发生或$\overline{\text{A}}$发生);结果是独立的,彼此互不影响;并且对所有学生来说,事件 A 发生的概率是相同的,都等于 0.1,$\overline{\text{A}}$发生的概率都为 $1-0.1=0.9$。

用甲、乙、丙代表 3 名学生,则 3 名学生是否发生近视就是 3 重伯努利试验。令 X 表示事件 A(“发生近视”)发生的次数,则 X 全部可能的取值为 0, 1, 2, 3。若 $X=1$,可能是甲、乙、丙 3 名学生中的任何一名发生近视，对应的结果为 $A\bar{A}\bar{A}$、$\bar{A}A\bar{A}$或$\bar{A}\bar{A}A$。各次试验是独立的，所以 3 名学生中任何一名发生近视这一事件的概率为

$$P(X=1)=P(A\bar{A}\bar{A}+\bar{A}A\bar{A}+\bar{A}\bar{A}A)=P(A\bar{A}\bar{A})+P(\bar{A}A\bar{A})+P(\bar{A}\bar{A}A)$$
$$=C_3^1 0.1^1\times(1-0.1)^2=0.243$$

以 k 表示 X 的取值，在这个 3 重伯努利试验中，事件 A 恰好发生 k 次的概率为

$$P(X=k)=C_3^k 0.1^k 0.9^{3-k},\quad k=0,1,2,3$$

而将事件 A 恰好发生 k 次的概率累加在一起，恰好是二项展开式中对应的各项[式(4.8)]，于是称这种概率分布为二项分布。

$$(0.1+0.9)^3=C_3^0 0.1^0 0.9^3+C_3^1 0.1^1 0.9^2+C_3^2 0.1^2 0.9^1+C_3^3 0.1^3 0.9^0 \tag{4.8}$$

对于例 4.4 这个 3 重伯努利试验而言，其全部可能的结果为 4 种，即 $X=0,1,2,3$，并且必定会有其中一种结果发生，所以式(4.8)的右端累加为 1，即

$$\sum_{k=0}^{n} C_n^k \pi^k (1-\pi)^{n-k}=[\pi+(1-\pi)]^n=1$$

一般来说，在一个 n 重伯努利试验中，令 X 表示事件 A 发生的次数，则随机变量 X 所有可能的取值为 $0,1,2,\cdots,n$，且其概率函数为

$$P(X=k)=C_n^k \pi^k (1-\pi)^{n-k},\quad k=0,1,2,\cdots,n \tag{4.9}$$

称随机变量 X 服从参数为 n 和 π 的二项分布，记为 $X\sim B(n,\pi)$。

显然，二项分布是一种离散型概率分布。参数 n 称为离散参数，只能取正整数；参数 π 是每次"试验"事件 A 发生的概率。

对于例 4.4，问 3 名学生中没有学生发生近视的概率是多少？发生 1 名及以上学生近视的概率是多少？

出现 0 名学生近视的概率

$$P(X=0)=C_3^0 0.1^0 (1-0.1)^{3-0}=0.729$$

至少有 1 名学生近视的概率

$$P(X\geqslant 1)=P(1)+P(2)+P(3)=0.243+0.027+0.001=0.271$$

从上述两式可以看出

$$P(X\geqslant 1)=1-P(0)$$

二、特征

（一）二项分布的图形

从图 4.10 可知，当 π 为 0.5 时，图形呈对称分布；当 π 不为 0.5 时，图形随着样本含量 n 的增大逐渐趋于对称。

（二）二项分布的均数与标准差

设 $X\sim B(n,\pi)$，则阳性结果发生数 X 的总体均数为 $\mu=n\pi$，总体方差为 $\sigma^2=n\pi(1-\pi)$，总体标准差为 $\sigma=\sqrt{n\pi(1-\pi)}$。

（三）二项分布的正态近似

据中心极限定理，在 n 很大[$n\pi$ 与 $n(1-\pi)$ 均大于或等于 5]时，二项分布接近于正态分布 $N[n\pi, n\pi(1-\pi)]$（图 4.11）。

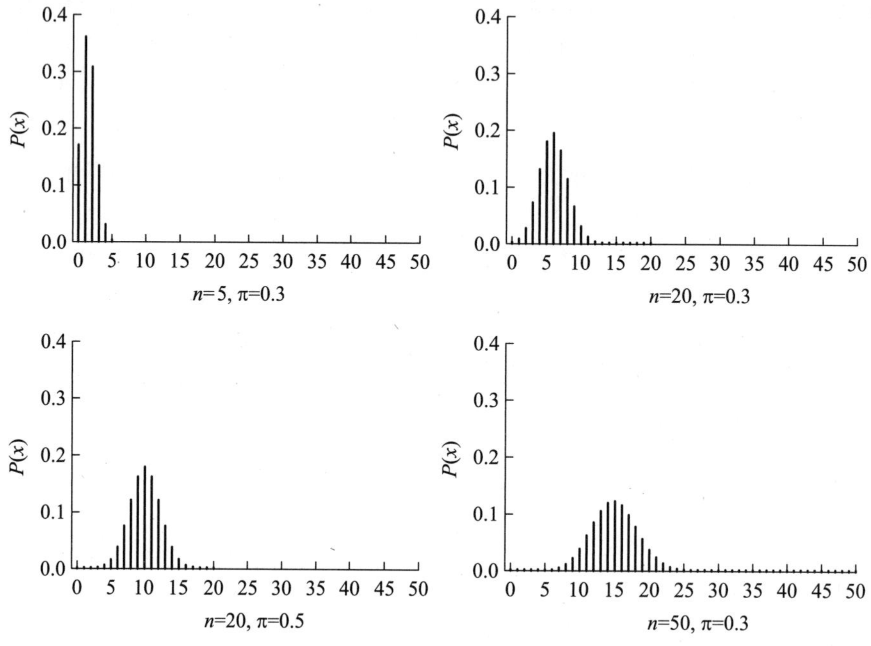

图 4.10 二项分布的概率分布示意图

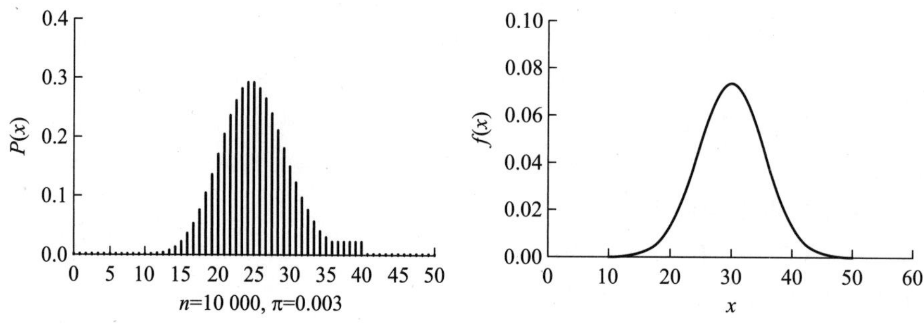

图 4.11 当 n 很大时，二项分布逼近正态分布示意图

三、应用

随机变量 X 服从二项分布时，可利用其概率分布规律进行概率估计及累积概率计算。

例 4.5 据报道，有 10%的人接种某免疫疫苗后会出现不良反应。现有 5 人接种此疫苗，试求：①其中 k 个人 ($k=0,1,2,3,4,5$) 出现不良反应的概率；②至多 2 人出现不良反应的概率；③有人出现不良反应的概率。

5 人接种疫苗，每一个人对疫苗的反应具有独立性，且每人接种疫苗后出现不良反应的概率均为 0.10，这相当于做 5 次独立重复试验，即 $\pi=0.10, n=5$ 的伯努利试验，因而出现不良反应的人数 X 服从二项分布 $B(5,0.10)$，可按二项分布公式进行计算。

(1) k 个人 ($k=0,1,2,3,4,5$)出现不良反应的概率

$X=k$	0	1	2	3	4	5
$P(X=k)$	0.590 49	0.328 05	0.072 90	0.008 10	0.000 45	0.000 01

(2) 至多 2 人出现不良反应的概率

$$P(X \leqslant 2)=\sum_{k=0}^{2} P(X=k)=0.590\ 49+0.328\ 05+0.072\ 90=0.991\ 44=99.14\%$$

这就是说，接种疫苗的人中至多 2 人出现不良反应几乎是肯定的，而多于 2 人出现不良反应几乎不可能。因此，如果试验结果超过 2 人出现不良反应，则可认为，10%的人接种该疫苗后出现不良反应的报道是值得怀疑的，我们应该尊重客观事实。

(3) 有人出现不良反应的概率

$$P(X \geqslant 1)=1-P(X=0)=1-0.590\ 49=0.409\ 51$$

第三节　泊 松 分 布

一、概念

若随机变量 X 的可能取值为 $0,1,2,\cdots$，且其概率分布为

$$P(X=k)=\frac{\mu^{k}}{k!}\mathrm{e}^{-\mu}, k=0,1,2,\cdots \tag{4.10}$$

此处 $\mu>0$，是某一常数，$e=2.718\ 2\cdots$，是自然对数的底，则称 X 服从参数为 μ 的泊松分布，记为 $X \sim \Pi(\mu)$。

泊松分布产生的机制可以玻片上血细胞计数为例说明。设规定面积上血细胞的平均个数为 μ，取一个很大的自然数 n，将此面积等分为 n 个小格子(图 4.12)，则每个小格子上血细胞的平均个数为 μ/n。n 很大，以至于在每个小格子上或有血细胞，或无血细胞，有两个或更多个血细胞是不可能的；每个小格子上出现血细胞的概率都相等，均为 μ/n(小概率)；不同小格子上是否出现血细胞是互相独立的。那么，在这 n 个小格子上血细胞出现的个数 X 应服从二项分布 $B(n,\mu/n)$，根据式(4.9)，X 的概率函数为

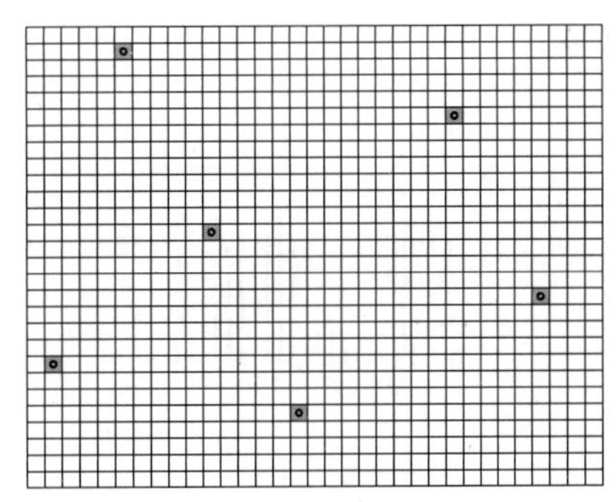

图 4.12　玻片上的血细胞计数

$$P(X=k)=\mathrm{C}_{n}^{k}\left(\frac{\mu}{n}\right)^{k}\left(1-\frac{\mu}{n}\right)^{n-k}$$

可以证明，当 $n \rightarrow +\infty$ 时，上式可表达为 $P(X=k) \rightarrow \frac{\mu^{k}}{k!} e^{-\mu}$。

由上述推导可以看出，泊松分布可作为二项分布的极限而得到。换言之，当 $X \sim B(n,\pi)$，π 很小，而 n 很大时，可以认为 X 近似服从 $\mu=n\pi$ 的泊松分布 $\Pi(\mu)$。这个事实常用于将较难计算

的二项分布转化为泊松分布去处理。

泊松分布也是一种重要的离散型概率分布，用于描述在单位空间或时间内某稀有事件发生次数的概率分布情况。在生物医学研究中，服从泊松分布的随机变量是常见的。如人群中某种患病率很低的非传染性疾病患病数或死亡数、每升饮水中大肠埃希菌数、医院门诊单位时间内就诊的患者数等的分布。

二、特征

（一）泊松分布的图形

μ 是泊松分布的唯一参数，它表示单位时间（或单位面积、单位空间）内某随机事件的平均发生数，即总体均数。给定总体均数 μ，按照泊松分布的概率计算公式（4.10）可以求得概率 $P(X=k)$，$k=0,1,2,\cdots$，从而得到对应的泊松分布图形（如图 4.13 所示）。由图 4.13 可以看出，μ 值愈小，分布愈不对称；随着 μ 的增大，泊松分布趋于对称。

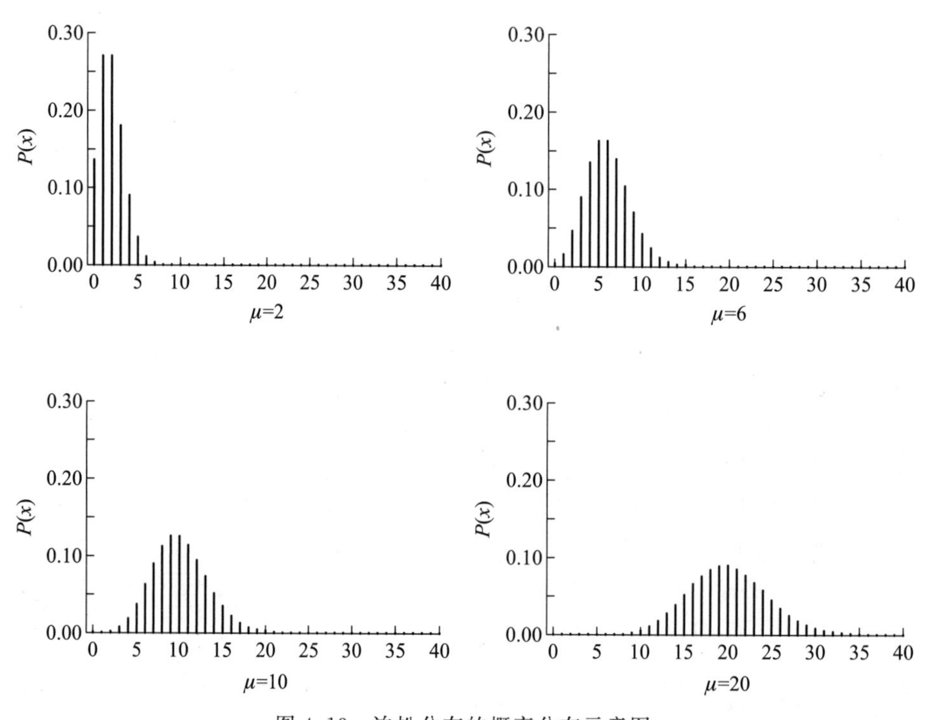

图 4.13 泊松分布的概率分布示意图

（二）泊松分布的正态近似

当 $\mu=20$ 时，泊松分布接近于正态分布；当 $\mu=50$ 时，可以认为泊松分布呈正态分布。由此，在实际工作中，当 $\mu\geqslant20$ 时，就可以用正态分布来近似地处理泊松分布的问题。

（三）总体均数与总体方差相等

总体均数与总体方差相等，即 $\mu=\sigma^2$，这是泊松分布的一个重要特征。利用这一特征，可以初步判断一个离散随机变量是否服从泊松分布。

(四) 泊松分布具有可加性

若 m 个互相独立的随机变量 $X_1, X_2, \cdots, X_m$ 分别服从参数为 $\mu_1, \mu_2, \cdots, \mu_m$ 的泊松分布，则其和 $X_1+X_2+\cdots+X_m$ 也服从泊松分布，参数为 $\mu_1+\mu_2+\cdots+\mu_m$。应用中，常利用泊松分布的可加性，将若干个互相独立的小观察单位合并成一个大观察单位，从而使参数 $\mu \geqslant 20$，以便将服从泊松分布的资料近似地按正态分布处理。

例如，已知某地新生儿中罹患染色体异常的例数近似服从泊松分布。设该地每年新生儿中罹患染色体异常的例数为 0.5(假定每年该地新生儿出生人数大致相同)，则有 $X \sim \Pi(0.5)$，现考虑连续 10 年罹患染色体异常的新生儿例数的分布情况。由于第 i 年罹患染色体异常的新生儿例数 $X_i \sim \Pi(0.5)(i=1,2,\cdots,10)$，且各 X_i 互相独立，据泊松分布的可加性，可得 $\sum_{i=1}^{10} X_i \sim \Pi(5)$，即 10 年内罹患染色体异常的新生儿例数仍服从泊松分布，且总体均数为 5。

三、应用

(一) 泊松分布的应用条件

由于泊松分布可以看作二项分布的极限分布，所以，二项分布的应用条件也是泊松分布的应用条件。此外，泊松分布还要求试验次数 n 很大，而所关心的事件发生的概率 π 很小。即使试验次数 n 和事件发生概率 π 未知，只知道其总体均数 μ，泊松分布也适用。

(二) 概率计算

由式(4.10)可知，只要参数 μ 确定了，即可求得泊松分布的各项概率。但是在大多数服从泊松分布的实例中，分布参数 μ 往往是未知的，通常从所观察的随机样本中计算出相应的样本均数作为 μ 的估计值，将其代替式(4.10)中的 μ，计算出 $k=0,1,2,\cdots$时的各项概率。

例 4.6　某矿泉水公司为监测其水源地水质污染情况，从该水源地独立抽取水样 400 次，进行细菌培养后计数水样中的菌落数，结果如下。

表 4.3　某矿泉水公司水源地每次水样中的菌落数

菌落数	0	1	2	3	合计
频数 f	243	120	31	6	400

试分析该水源地水样中菌落数的分布是否服从泊松分布。若服从，按泊松分布计算每次水样中菌落数的概率及理论频数，并将频数分布与泊松分布作直观比较。

经计算得每次水样中平均菌落数 $\overline{X}=0.500$，方差 $S^2=0.496$。两者很接近，故可认为每次水样中菌落数服从泊松分布。以 $\overline{X}=0.500$ 代替式(4.10)中的 μ，得

$$P(X=k)=\frac{0.5^k}{k!}e^{-0.5}, \quad k=0,1,2,\cdots$$

计算结果如表 4.4 所示。

表 4.4 菌落数的泊松分布

菌落数	实际频数	频率	概率	理论频数
0	243	0.607 5	0.606 5	242.60
1	120	0.300 0	0.303 3	121.32
2	31	0.077 5	0.075 8	30.32
3	6	0.015 0	0.014 4	5.76
合计	400	1.000 0	1.000 0	400.00

可见菌落数的频率分布与 $\mu=0.5$ 的泊松分布是相当吻合的，进一步说明用泊松分布描述单位容积（或面积）中菌落数的分布是适宜的。

案例讨论

（付晓静 陈 琪 郭轶斌）

数字课程学习……

数据集 小结 专业术语 教学 PPT 思考与练习 自测题

第五章　统计表与统计图

学习目标

1. 能够描述统计表的基本结构和绘制的基本要求。
2. 能够描述统计图的基本结构、绘制的基本要求和统计图的正确选用。
3. 能够运用统计软件绘制常用的统计图。

例 5.1　某医生欲比较某西药疗法、某中药疗法和中西医结合疗法治疗流感的疗效，研究结果为：用中药疗法治疗 302 人，有效人数为 199 人，其有效率 65.89%；用西药疗法治疗 304 人，有效人数为 219 人，其有效率 72.04%；用中西医结合疗法治疗 306 人，有效人数为 257 人，其有效率 83.99%。请用合适的统计图、表对该结果进行描述（数据集：例 05 - 01.sav）。

在医学研究中，得到的原始数据通常是杂乱无章的，在进行统计分析时，通常先利用统计指标和统计图、表对其进行初步的描述，以揭示数据的分布规律和特征，特别是利用统计图、表来表达结果具有简单明了、形象直观、便于读者阅读和比较的诸多优势，故在医学研究中被广泛使用。

第一节　统　计　表

统计表（statistical table）是指将统计资料或统计指标及其取值以特定表格的形式列出，以简单明了的方式来表达研究结果。

编制统计表的原则：①重点突出，简单明了；②主谓分明，层次清楚，符合逻辑。一个统计表通常只表达一个中心内容。

例 5.1 的资料绘制成统计表见表 5.1。

表 5.1　三种疗法治疗流感的疗效比较

组别	例数	有效数	有效率(%)
中药组	302	199	65.89
西药组	304	219	72.04
中西医结合组	306	257	83.99

一、统计表的结构

统计表由标题、标目、线条和数字四部分构成，必要时可附有备注。

1. 标题　概括表的主要内容，位于表的上方，通常需注明研究的时间与地点。

2. 标目　包括横标目和纵标目，分别相当于表格的主语和谓语，有单位时要标明。横标目位于表的左侧，说明每一行数字的特征；纵标目位于表的上侧，说明每一列数字的含义。编制正确的统计表，横标目和纵标目连起来通常是一句通顺的话。

3. 线条 简单的统计表通常采用三条或四条线表示，即顶线、底线、纵标目下的横线，若有合计项则应在合计项上面加一横线。复杂的统计表可再增加横线把多重纵标目分隔开。

4. 数字 表中一律采用阿拉伯数字表示。无数字用“－”表示，数字缺失用“…”表示，数字为 0 时一定要填写为“0”，同一指标小数点位数要一致，位次要对齐。

5. 备注 在表内需说明处用“＊”号标记，并在表的下方用备注说明。

二、统计表的种类

统计表可分为简单表(simple table)和组合表(combinative table)两种类型。

1. 简单表 统计表的主语只有一个层次，即只按单一特征或标志分组，见表 5.1。

2. 组合表 统计表的主语有两个或两个以上的层次，即按两个或两个以上主要标志分组，如年龄和性别结合起来分组，见表 5.2。

表 5.2 2010 年上海市某社区各年龄段居民分性别的膝关节痛患病率

年龄	男性			女性		
(岁)	调查人数	患病人数	患病率(%)	调查人数	患病人数	患病率(%)
40～	65	16	24.62	77	11	14.29
50～	320	155	48.44	253	66	26.09
60～	189	114	60.32	197	76	38.58
70～	216	141	65.28	182	93	51.10
合计	790	426	53.92	709	246	34.70

三、编制统计表的注意事项

1. 标题应概括表的主要内容，标题前面通常应加以编号，若表中的数值单位都一样时可把单位统一写在标题后面。

2. 标目应文字简明，层次清楚。

3. 线条不宜过多，特别是不能有竖线和斜线。

4. 表中不宜留空格。

5. 备注不为表的必备内容。

四、常见统计表错误

常见的统计表错误有：①表中的内容太多，重点不突出，表达不清楚；②标题不确切，不完善或不精练；③标目层次太多，标目重复，标目未标明单位；④除标目外，表中有空格、文字、符号等；⑤表中有竖线、斜线，或有不必要的横线。

例 5.2 某研究人员欲了解某地居民的高血压患病情况，于 2009 年对该地 50 岁以上的人群进行了抽样调查，结果见表 5.3。请对该表进行修改完善。

表 5.3　高血压患病率

年龄	50～			60～				70～
性别	患病数	患病率	性别	患病数	患病率	性别	患病数	患病率
男	66	26.19	男	76	38.78	男	93	51.38
女	155	48.44	女	114	60.32	女	141	65.58

修改完善后如表 5.4。

表 5.4　2009 年某地 1 353 名 50 岁以上居民的高血压患病率

年龄(岁)	男性			女性			合计		
	例数	患病数	患病率(%)	例数	患病数	患病率(%)	例数	患病数	患病率(%)
50～	252	66	26.19	320	155	48.44	572	221	38.64
60～	196	76	38.78	189	114	60.32	385	190	49.35
70～	181	93	51.38	215	141	65.58	396	234	59.09
合计	629	235	37.36	724	410	56.63	1 353	645	47.67

第二节　统　计　图

统计图(statistical chart)是用点的位置、线段的升降、直条的长短或面积的大小等各种图形直观地反映分析事物间的数量关系、分布情况、发展变化趋势等特征,易于读者理解、比较和记忆。和统计表相比,统计图更形象、直观、生动,但其对数量的表达较粗略,故应用时可和统计表结合使用。

一、统计图的结构

统计图通常由标题、图域、标目和图例组成。

1. 标题　简明扼要地说明图的主要内容,置于图的正下方或上方并加以编号,一般需注明时间、地点。

2. 图域　即制图范围,一般用直角坐标系第一象限的位置表示图域(圆图除外),纵横比例一般以 5∶7 为宜。

3. 标目　包括纵标目和横标目,分别表示纵轴和横轴代表的指标,有度量衡单位时要标明。纵轴和横轴一般要有刻度,横轴尺度由左向右,纵轴尺度自下而上。

4. 图例　对图中不同颜色或图案代表的事物进行说明。图例通常置于图中、图的右上角或图的正下方。

二、常用统计图的绘制

常用的统计图有直条图、圆图、百分比条图、线图、直方图、散点图,其他统计图还有统计地图、箱式图、茎叶图等。

1. 直条图(bar chart)　是用等宽直条的长短或高低表示某相互独立资料的统计指标值的大小。一般以横轴表示各个组别或分类,纵轴表示指标值的大小,其纵轴尺度必须从零开始。长条的宽度要相等,间隔相同,间隔的宽度可与长条宽度相同或者略窄。为便于比较,一般将被比较的指标按大小顺序或逻辑顺序排列。若分组只有一个层次则为单式条图(图 5.1),若分组有两个或多个层次,则为复式条图(图 5.2)。

例 5.3 把例 5.1 的资料绘制成单式条图见图 5.1。

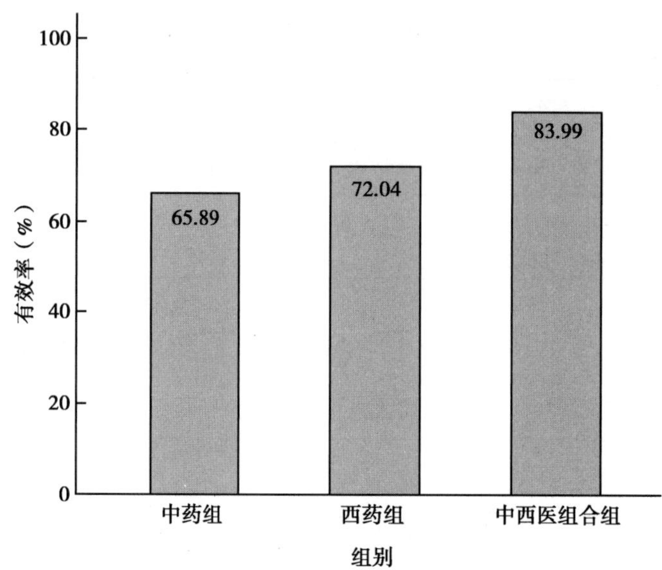

图 5.1 三种疗法治疗流感的疗效比较

利用 SPSS 把例 5.1 的资料绘制成单式条图的操作为:"Graphs"→"Legacy Dialogs"→"Bar..."。

在弹出的"Bar Charts" 对话框中选择"Simple"和"Summaries for groups of cases",点击按钮"Define"。

在弹出的"Define Simple Bar:Summaries for Groups of Cases"对话框中,选中右侧"Bars Represent"中的"Other statistic",并把左侧变量列表中的指标变量"effect"选入"Variable"框中,点击按钮"Change Statistic"。

在弹出的对话框中,点击选择"Percentage above",并在"Value"框中输入 0,点击按钮"Continue"。

把左侧变量列表中的分组变量"group"选入"Category Axis"框。

单击"OK"得到原始的直条图。

选中直条图后双击进入"Chart Editor"界面(可编辑的状态),单击选中图形,再双击后弹出"Properties"选项卡。

在"Fill & Border"选项中修改"Fill"的颜色为"transparent(透明)",修改"Border"的颜色为"transparent",点击按钮"Apply"并点击按钮"Close"。

单击选中直条并双击弹出"Properties"选项卡,在"Fill & Border"选项中修改"Fill"的颜色为灰色,在"Bar Options"选项中修改"Bars"的"Width"百分比为 50%,点击按钮"Apply"并点击按钮"Close"。

单击选中各直条后右键选择"Show Data Labels",弹出"Properties"选项卡,在"Label Position"的选项中点击"Custom"选项,并选择第一种,点击按钮"Apply"并点击按钮"Close"。

单击纵标目，再次单击纵标目，把纵标目的名称修改为“有效率(%)”，关闭“Chart Editor”界面，即可得到图 5.1。

注意：利用 SPSS 绘制统计图时在“Define Simple Bar：Summaries for Groups of Cases”对话框中，点击“Titles”按钮可以添加标题，但是其默认的标题位于图的上方，可在编辑状态下(“Chart Editor”界面)把其移到图的下方，或者在点击“Titles”按钮后把标题输入“Footnote”中。更为方便的是，可以在绘制好图形后在文档(如 Word)中手工添加合适的标题。本章中统计图的标题均为手工添加。

例 5.4 2010 年上海市某社区各年龄段居民分性别的膝关节痛患病率见表 5.2，绘制成复式条图见图 5.2(数据集：例 05－04.sav)。

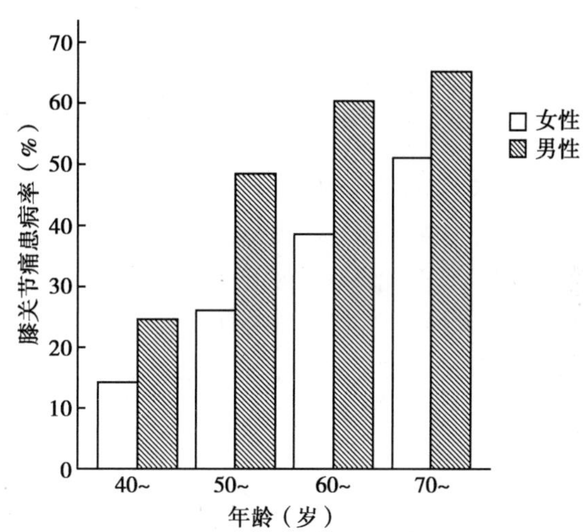

图 5.2 2010 年上海市某社区各年龄段居民分性别的膝关节痛患病率

利用 SPSS 绘制复式条图时，把单式条图中的“Simple”选项改成“Clustered”，第一个分层变量选入“Category Axis”框后继续将第二个分层变量选入“Define Clusters by”框中，其他同单式条图。

带误差线的误差条图：对于连续型变量的条图，可在误差条上显示标准差、标准误、置信区间，以便在反映平均水平的同时反映数据的变异度大小、抽样误差大小或者总体均数的置信区间。

例 5.5 不同分期糖尿病患者的肾小球滤过率(mL/min)比较见表 5.5，绘制成误差条图见图 5.3(数据集：例 05－05.sav)。

表 5.5 不同分期糖尿病患者的肾小球滤过率(mL/min)比较

分期	例数	均数	标准差
Ⅲ期	80	91.25	22.73
Ⅳ期	43	72.25	19.56
Ⅴ期	22	23.79	7.41

利用 SPSS 绘制带误差线的误差条图的操作为：“Graphs”→“Legacy Dialogs” →“Bar...”。

在弹出的“Bar Charts”对话框中选择“Simple”和“Summaries for groups of cases”，点击按钮“Define”。

在弹出的“Define Simple Bar：Summaries for Groups of Cases”对话框中，选中“Other statistic”后把指标变量“GFR”选入“Variable”框中，把分组变量“CLASS”选入“Category Axis”框，点击按钮“Options”。

在弹出的“Options”对话框中选中“Display error bars”，选中“Standard deviation”(默认选项为显示 95%置信区间)，在“Multiplier”框中输入“1”，点击按钮“Continue”。

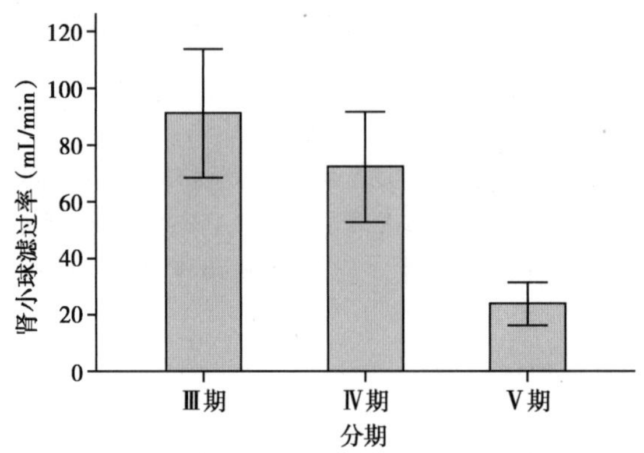

图 5.3 不同分期糖尿病患者的肾小球滤过率比较($\overline{X}\pm S$)

点击“OK”得到初步的带标准差的条图。

双击进入编辑界面对各属性进行编辑(方法同单式条图)即可得到图 5.3。

2. 圆图和百分比条图　圆图(pie chart)是以圆形的总面积作为 100%,按比例分成若干部分来表示某事物内部各组成部分所占的比重(图 5.4);百分比条图(percent bar chart)是以直条总长度作为 100%,按比例将其分割成不同长度的段来表示某事物内部各组成部分所占的比重(图 5.5)。两者均适用于构成比资料。

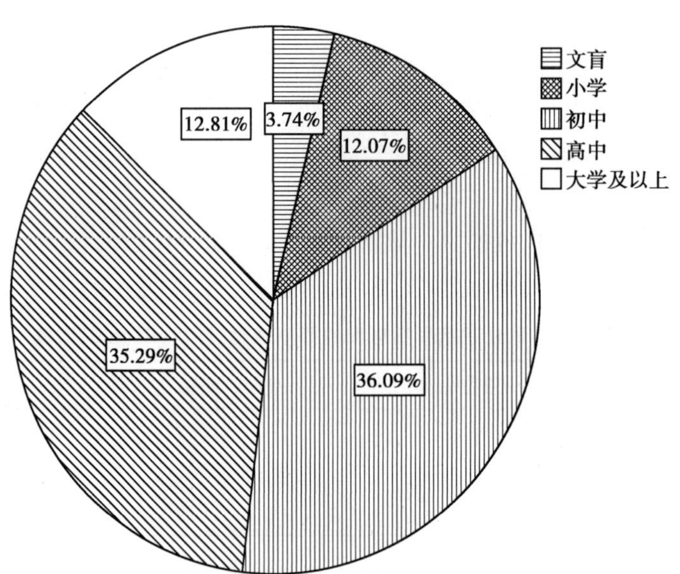

图 5.4 2005 年某社区 1 499 人的学历构成

例 5.6 2005 年某社区 1 499 人的学历构成见表 5.6,绘制成圆图见图 5.4(数据集:例 05-06.sav)。

利用 SPSS 绘制圆图的操作为:“Graphs”→“Legacy Dialogs”→“Pie...”。

在弹出的“Pie Charts”对话框中选择“Summaries for groups of cases”(同变量的分组汇总),点击按钮“Define”。

在弹出的对话框中把指标变量“xueli”选入“Define Slices by”框中。

表 5.6 2005 年某社区 1 499 人的学历构成

学历	例数	构成比(%)	学历	例数	构成比(%)
文盲	56	3.74	高中	529	35.29
小学	181	12.07	大学及以上	192	12.81
初中	541	36.09	合计	1 499	100.00

点击“OK”得到初步的圆图。

选中圆图后双击进入编辑状态，按需要修改各部分的属性即可得到图 5.4(具体操作可参考单式条图的编辑)。

例 5.7 2015 年某社区 1 544 人分性别的学历构成见表 5.7，绘制成百分比条图见图 5.5(数据集：例 05 - 07.sav)。

表 5.7 2015 年某社区 1 544 人分性别的学历构成

学历	男性		女性	
	例数	构成比(%)	例数	构成比(%)
文盲	50	6.63	51	6.46
小学	49	6.50	132	16.71
初中	278	36.87	263	33.29
高中	250	33.16	279	35.31
大学及以上	127	16.84	65	8.23
合计	754	100.00	790	100.00

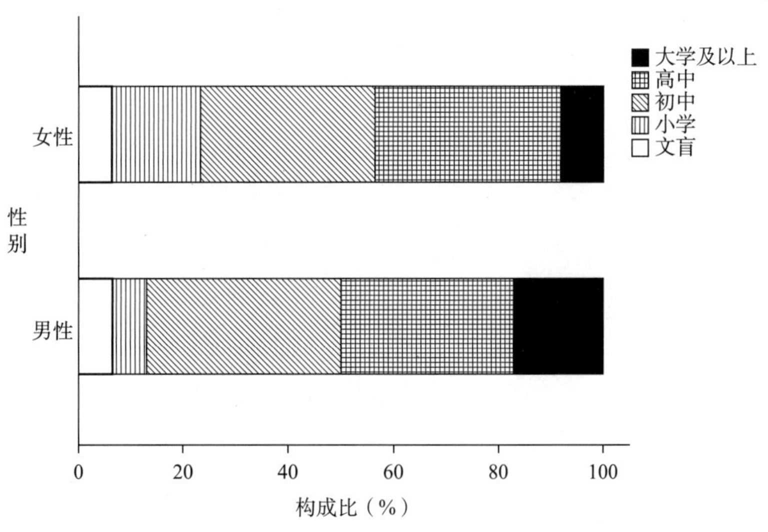

图 5.5 2015 年某社区 1 544 人分性别的学历构成

利用 SPSS 绘制百分比条图的操作为：“Graphs”→“Legacy Dialogs”→“Bar...”。

在弹出的“Bar Charts”对话框中选择“Stacked”(堆积条图)和“Summaries for groups of cases”(同变量的分组汇总)，点击按钮“Define”。

在弹出的对话框中把分组变量“sex”选入“Category Axis”框，把指标变量“xueli”选入“Define Stacks by”框中。

点击“OK”得到原始的堆积条图。

选中堆积条图后双击进入编辑状态，依次点击右上角的工具按钮“(Transpose chart coordinate system)”和“(Scale by value)”，即可得到原始的百分比条图，按需要修改各部分的属性得到图 5.5。

3. 线图(line chart) 用线段的升降来表示某事物随另一连续型变量变化而变化的情况，最常用于描述某统计量随时间变化而变化的趋势，适用于连续型资料。根据纵轴尺度的不同，可分为普通线图和半对数线图(semilogarithmic line chart)：普通线图的纵、横轴均为算术尺度；半对数线图的纵轴为对数尺度，横轴为算术尺度，常用于两个或多个事物某一统计指标变化速度的比较。半对数线图的纵轴常取以 10 为底的对数，若变化范围太窄，不易看出变化趋势，可取以 2 为底的对数。

例 5.8 2006—2010 年全国执业(助理)医师人数的变化见表 5.8，绘制成线图见图 5.6(数据集：例 05-08.sav)。

表 5.8 2006—2010 年全国执业(助理)医师人数

年份	人数(万)	年份	人数(万)
2006	197	2009	216
2007	204	2010	237
2008	205		

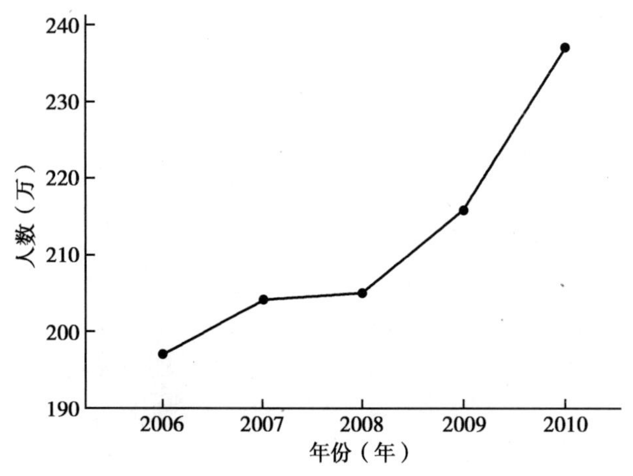

图 5.6 2006—2010 年全国执业(助理)医师人数的变化趋势

利用 SPSS 绘制线图的操作为：“Graphs”→“Legacy Dialogs”→“Line...”。

在弹出的“Line Charts”对话框中选择“Simple”和“Summaries for groups of cases”，点击按钮“Define”。

在弹出的对话框中选择“Other statistic (e. g. mean)”，并把指标变量“doctorn”选入“Variable”框中，把时间变量“year”选入“Category Axis”框。

点击“OK”得到原始的线图。

选中线图后双击进入编辑状态，按需要修改各部分的属性即可得到图 5.6。

例 5.9　某地 2001—2008 年普通感冒和肺炎的发病率见表 5.9，绘制成普通线图和半对数线图分别见图 5.7 和图 5.8（数据集：例 05－09.sav）。

表 5.9　某地 2001—2008 年普通感冒和肺炎的发病率（%）

年份	普通感冒	肺炎	年份	普通感冒	肺炎
2001	96.07	5.23	2005	82.24	3.09
2002	80.19	4.77	2006	63.38	2.92
2003	107.42	4.45	2007	44.42	2.64
2004	91.43	4.89	2008	35.59	2.02

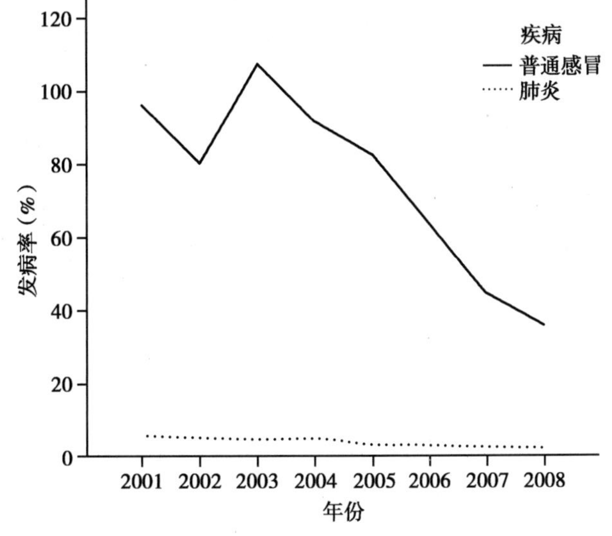

图 5.7　2001—2008 年某地普通感冒和肺炎发病率的变化趋势（a）

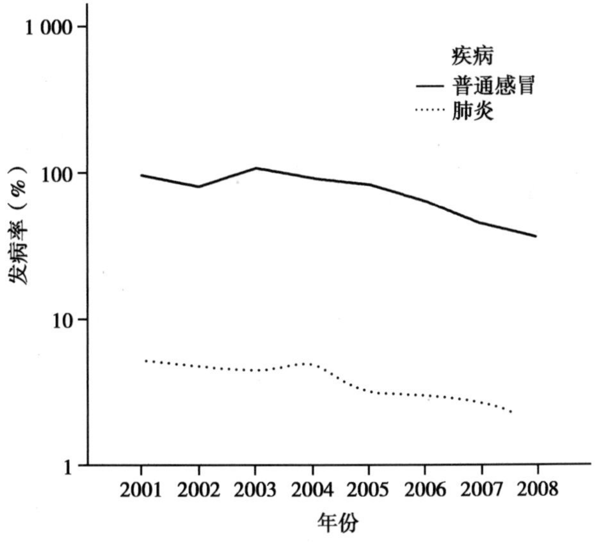

图 5.8　2001—2008 年某地普通感冒和肺炎发病率的变化趋势（b）

利用 SPSS 绘制半对数线图的操作为："Graphs"→"Legacy Dialogs"→"Line..."。

在弹出的"Line Charts"对话框中选择"Multiple"和"Summaries for groups of cases"，点击按钮"Define"。

在弹出的对话框中选择"Other statistic (e. g. mean)"，并把指标变量"rate"选入"Variable"框中，把时间变量"year"选入"Category Axis"框，把分组变量"d"选入"Define Lines by"框。

点击"OK"得到原始的普通线图，按需要修改各部分的属性后得到图 5.7。

选中普通线图后双击进入编辑状态，单击选中纵轴，再双击后弹出属性选项卡，把纵轴的尺度改为以 10 为底的对数尺度，按需要修改其他部分的属性即可得到图 5.8。

4. 直方图(histogram) 是以直方面积的大小表示各组频数的多少，常用于表示连续型数值变量的频数分布。

例 5.10 将 2010 年某社区 498 例膝骨关节炎患者的体重指数(BMI)分布情况绘制成直方图，见图 5.9(数据集：例 05 - 10. sav)。

利用 SPSS 绘制直方图的操作为："Graphs"→"Legacy Dialogs"→"Histogram..."。

在弹出的"Histogram Charts"对话框中把指标变量"BMI"选入"Variable"框。

点击"OK"得到原始的直方图。

选中原始的直方图后双击进入编辑状态，选中直方并双击进入"Properties"对话框，点击"Binning"选项卡，选择 X 轴的"Custom"，选择"Interval width"并输入"1"(把直方的宽度即组距确定为 1)，点击"Apply"，按需要进行其他部分的编辑即可得到图 5.9。

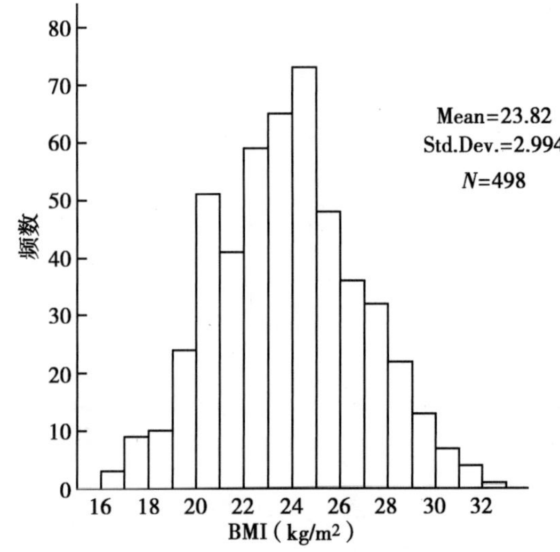

图 5.9 2010 年某社区 498 例膝骨关节炎患者的体重指数(BMI)分布情况

5. 散点图(scatter plot) 用点的密集程度和趋势表示两个变量之间的相关关系与变化趋势，用于两个连续型变量的资料。在进行相关和回归分析之前，常首先绘制两变量的散点图来考察变量间的相关关系及变化趋势。

例 5.11 24 例高血压患者治疗前、后的舒张压见表 5.10，绘制成散点图见图 5.10(数据集：例 05 - 11. sav)。

表 5.10 24 例高血压患者治疗前、后的舒张压(mmHg)

治疗前、后	舒张压											
治疗前	133	126	124	134	124	114	126	127	119	138	136	132
	118	120	115	123	130	118	126	120	128	133	135	129
治疗后	122	124	111	133	107	97	125	119	101	123	127	123
	120	117	99	103	115	121	109	116	118	123	129	117

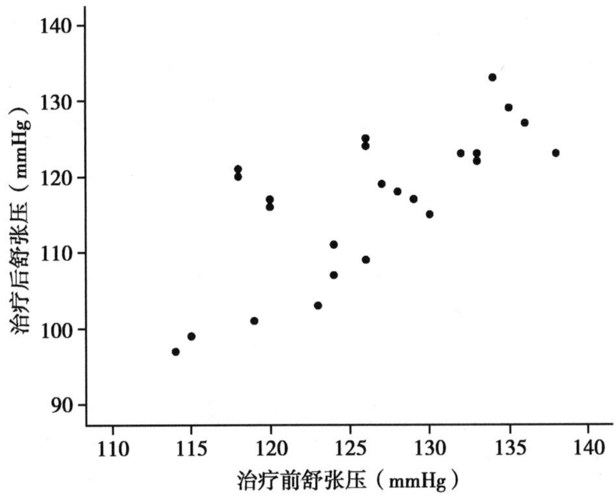

图 5.10　24 例高血压患者治疗前、后舒张压之间的关系

利用 SPSS 绘制散点图的操作为："Graphs"→"Legacy Dialogs"→"Scatter/Dot"。

在弹出的"Scatter/Dot"对话框中选择"Simple scatter"，点击按钮"Define"。

把指标"after"选入"Y Axis"框，把指标"before"选入"X Axis"框。

点击"OK"得到原始的散点图，按需要进行编辑即可得到图 5.10。

6. 箱式图(box plot)　用箱子的上端和下端表示上四分位数和下四分位数，箱子中间的横线表示中位数，箱子两端的连线端点分别是除异常值之外的最大值和最小值。此外，若有异常值，则用圆点或星号表示，旁边默认标出相应的观测值编号备查。凡是与四分位数值的距离超过 1.5 倍四分位数间距的值都会被定义为异常值。

例 5.12　利用例 5.5 的资料绘制成箱式图见图 5.11(数据集：例 05－12.sav)。

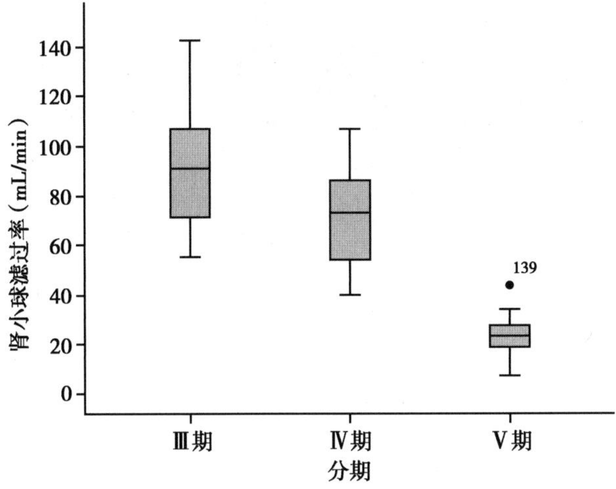

图 5.11　不同分期糖尿病患者的肾小球滤过率比较

利用 SPSS 绘制箱式图的操作为:“Graphs”→“Legacy Dialogs”→“Boxplot”。

在弹出的“Boxplot”对话框中选择“Simple”和“Summaries for groups of cases”,点击按钮“Define”。

在弹出的对话框中把“GFR”选入“Variable”框中,把“CLASS”选入“Category Axis”框中,把“No”选入“Label Cases by”框中。

点击“OK”得到初步的箱式图,双击进入编辑状态后对各属性进行编辑即可得到图 5.11。

三、绘制统计图的注意事项

1. 首先应根据资料的性质和研究目的,选择合适的统计图。
2. 比较不同事物时,要用不同的线条、图案或颜色表示,并用图例说明。
3. 同一个统计图中,线条和图案不宜过多。
4. 条图、直方图的纵轴坐标应从 0 开始。
5. 绘制直方图时组距应相等。

案例讨论

(宋花玲 秦宇辰)

数字课程学习……

数据集 小结 专业术语 教学 PPT 思考与练习 自测题

第六章　参数估计

学习目标

1. 能够阐述抽样误差的概念，理解并计算标准误。
2. 能够理解和运用 t 分布。
3. 能够理解并计算单个总体参数、两总体参数之差的置信区间。
4. 能够运用统计软件对实际资料进行参数估计。

统计分析的目的不仅在于对研究对象的特征进行描述，更多情况下是想深入了解总体的特征。在医学研究实践中，对于无限总体，不可能逐一观察其中所有个体；即使是有限总体，受人力、物力、财力和时间等因素的影响，不可能也没有必要将所有个体逐一观察。于是只能采用随机抽样的方式从总体中抽取一个样本，通过样本信息了解总体特征，这个过程称为统计推断(statistical inference)。

第一节　抽样误差

在总体中随机抽样，由于个体间存在差异，抽得的样本计算出的指标不太可能恰好等于总体指标，因此通过样本推断总体会有误差。这种由个体差异产生、随机抽样造成的样本统计量(statistic)与总体参数(population parameter)间的差异，称为抽样误差(sampling error)。同理，若在同一总体中随机抽取若干个样本，这若干个样本统计量间也不同，差异也称为抽样误差。由于生物个体的变异性客观存在，抽样误差是不可避免的，但抽样误差的分布具有一定的规律性，可据此作统计推断。

一、样本均数的抽样误差

根据抽样误差的理论，对于计量资料，若在总体中随机抽样，样本均数与总体均数间的差异及同一总体中各样本均数间的差别称为样本均数的抽样误差。现通过例题说明样本均数的分布规律及其抽样误差的大小。

例 6.1　若某市 2018 年 19 岁女生的身高服从均数 $\mu=160.5$ cm、标准差 $\sigma=5.2$ cm 的正态分布。从该正态分布 $N(160.5,5.2^2)$ 总体中重复随机抽样 100 次，每次抽取一个样本含量 $n=20$ 的样本，得到每个样本的均数 $\overline{X}_j$ 和标准差 S_j，结果见表 6.1。

表 6.1 在 $N(160.5, 5.2^2)$ 总体中随机抽取 100 个样本的 $\overline{X}_j$、S_j 和总体均数的 95% 置信区间 (L, U)

样本号	$\overline{X}_j$	S_j	L_j	U_j	样本号	$\overline{X}_j$	S_j	L_j	U_j
1	160.19	1.05	158.00	162.39	42	159.11	1.06	156.90	161.32
2	158.97	1.39	156.06	161.87	43	160.24	1.17	157.79	162.68
3	160.37	1.47	157.30	163.44	44	159.26	0.89	157.40	161.11
4	162.51	1.41	159.55	165.47	45	161.39	1.07	159.15	163.62
5	161.34	1.15	158.93	163.74	46	160.90	1.10	158.59	163.21
6	159.63	1.18	157.17	162.09	47	160.67	1.09	158.40	162.95
7	161.82	1.00	159.73	163.90	48	159.86	1.33	157.08	162.64
8	160.53	1.20	158.02	163.04	49	161.40	0.99	159.33	163.47
9	159.85	1.45	156.82	162.89	50	160.16	0.94	158.19	162.14
10	159.78	1.46	156.73	162.82	51	159.88	1.09	157.59	162.17
11	160.04	1.26	157.40	162.68	52	160.39	1.12	158.05	162.73
12	158.94	1.18	156.46	161.42	53	160.56	1.03	158.40	162.72
13	160.41	1.03	158.25	162.56	54	160.44	1.24	157.85	163.03
14	160.55	1.34	157.74	163.36	55	161.25	1.11	158.92	163.58
15	161.82	0.88	159.99	163.66	56	160.38	1.22	157.82	162.94
16	159.98	1.12	157.63	162.32	57	159.62	0.98	157.57	161.66
* 17	163.58	1.06	161.36	165.80	58	158.76	1.25	156.15	161.37
18	162.35	1.29	159.65	165.06	59	158.53	1.27	155.86	161.20
19	159.45	1.63	156.04	162.86	60	159.75	1.12	157.41	162.10
20	161.62	0.98	159.57	163.67	61	160.28	1.10	157.98	162.59
21	160.18	1.06	157.96	162.39	62	160.91	1.32	158.16	163.67
22	159.45	1.23	156.88	162.02	* 63	157.38	1.00	155.28	159.48
* 23	158.18	1.04	156.00	160.36	64	159.58	1.26	156.95	162.22
24	159.36	1.05	157.16	161.56	65	160.29	1.00	158.20	162.38
* 25	162.81	0.86	161.01	164.61	66	160.20	1.13	157.84	162.56
26	160.80	1.41	157.85	163.76	67	160.02	1.19	157.52	162.52
27	161.91	0.93	159.96	163.85	68	159.07	1.05	156.87	161.27
28	161.43	1.25	158.82	164.04	69	160.61	1.12	158.25	162.96
29	160.71	1.16	158.27	163.14	70	160.29	1.13	157.92	162.66
30	159.35	1.25	156.74	161.97	71	160.39	1.03	158.24	162.55
31	161.55	1.39	158.65	164.45	72	159.26	0.83	157.52	161.00
32	160.02	1.53	156.82	163.22	73	161.63	1.02	159.49	163.76
33	159.35	1.23	156.79	161.92	74	162.26	1.31	159.52	165.00
34	159.93	1.16	157.49	162.36	75	161.95	1.06	159.73	164.18
35	161.35	1.32	158.59	164.10	76	159.10	1.31	156.34	161.85
36	161.11	0.93	159.16	163.05	77	160.77	1.15	158.36	163.17
37	159.97	1.25	157.35	162.59	78	160.68	1.23	158.11	163.25
38	161.89	1.45	158.87	164.92	79	159.03	1.20	156.52	161.53
39	161.06	1.18	158.59	163.53	80	158.56	1.24	155.96	161.17
40	160.38	1.23	157.82	162.95	81	162.66	1.28	159.98	165.33
* 41	157.87	1.18	155.39	160.35	82	161.15	0.99	159.07	163.22

续表

样本号	$\overline{X}_j$	S_j	L_j	U_j	样本号	$\overline{X}_j$	S_j	L_j	U_j
83	158.95	1.28	156.27	161.63	92	162.40	1.45	159.37	165.43
84	160.86	1.11	158.53	163.19	93	160.43	1.30	157.70	163.16
85	161.04	0.97	159.01	163.07	94	162.42	1.42	159.46	165.38
86	159.20	1.04	157.02	161.37	95	160.87	1.28	158.20	163.54
87	161.33	1.19	158.85	163.81	96	160.47	0.99	158.41	162.54
88	158.60	1.38	155.71	161.49	97	161.72	0.86	159.93	163.51
89	160.50	0.82	158.78	162.23	98	159.01	1.30	156.29	161.74
90	162.99	1.31	160.24	165.73	99	159.66	0.78	158.02	161.30
91	160.06	1.13	157.70	162.42	100	161.64	1.44	158.62	164.67

*:表示该样本资料算得的置信区间未包含已知总体均数 160.5 cm。

将上述 100 个样本均数看成新变量值,可绘制频数分布图观察其分布特点,见图 6.1。

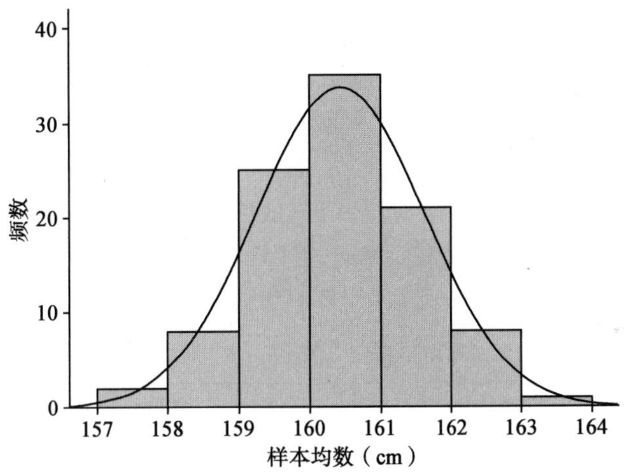

图 6.1 从正态分布总体 $N(160.5, 5.2^2)$随机抽样所得样本均数频数分布图

从图 6.1 可以看出,在同一正态总体中重复随机抽样,所得样本均数的分布具有如下特点:①各样本均数未必等于总体均数;②各样本均数间存在差异;③样本均数的分布很有规律,围绕着总体均数(160.5 cm)呈中间多、两边少、左右基本对称,也服从正态分布;④样本均数间相差较小,其变异程度较原变量大大缩小。可以计算得这 100 个样本均数的均数为 160.43 cm,标准差为 1.18 cm。

由上述分布特点可知,样本均数 $\overline{X}_j$ 的总体均数近似等于原总体均数 μ,而样本均数的标准差则比原变量值标准差小。样本统计量的标准差通常称为标准误(standard error,SE),故样本均数的标准差也称均数标准误(standard error of mean,SEM),它反映样本均数间的离散程度,也反映样本均数与相应总体均数间的差异,因而说明了均数抽样误差的大小。理论上可证明均数标准误计算为

$$\sigma_{\bar{X}}=\frac{\sigma}{\sqrt{n}} \tag{6.1}$$

在实际应用中，由于总体标准差 σ 常常未知，而用样本标准差 S 估计，因此均数标准误的估计值为

$$S_{\bar{X}}=\frac{S}{\sqrt{n}} \tag{6.2}$$

由式(6.1)和(6.2)可知，均数标准误的大小与标准差的大小成正比，而与样本例数 n 的平方根成反比。在实际应用中，若标准差固定不变，可通过增加样本含量来减小均数标准误，从而降低抽样误差。

数理统计理论证明，在非正态分布总体中进行类似的抽样，当样本含量足够大(如 $n>50$)时，其样本均数也近似服从正态分布，且样本均数的总体均数等于原总体的均数，样本均数标准误是原总体标准差的 $1/\sqrt{n}$。

二、样本率的抽样误差

对于计数资料，若在同一总体中重复抽样，抽出的样本频率与总体概率间的差异及各样本频率间的差别，为样本率的抽样误差。样本率的分布规律与其抽样误差的大小可通过例6.2说明。

例 6.2 若在一个非透明容器中装有黑、白两色球，除颜色外球的其他特性完全相同，其中黑球所占比例 $\pi=50\%$。从容器中随机摸出 60 只球($n=60$)，然后将球放回容器，搅匀后再摸。重复这样的实验 100 次，得到每次摸出黑球所占的比例(样本频率 P_i)分布情况见表 6.2。

表 6.2 在 $\pi=50\%$ 总体中随机抽取的 100 个样本率的频数分布表($n=60$)

黑球出现数	黑球比例(%)	频数	频率(%)
23	38.33	2	2.00
24	40.00	3	3.00
25	41.67	4	4.00
26	43.33	5	5.00
27	45.00	7	7.00
28	46.67	10	10.00
29	48.33	10	10.00
30	50.00	16	16.00
31	51.67	11	11.00
32	53.33	10	10.00
33	55.00	8	8.00
34	56.67	6	6.00
35	58.33	4	4.00
36	60.00	2	2.00
37	61.67	1	1.00
38	63.33	1	1.00
合计		100	100.00

从表6.2可以看出，在同一总体中重复抽样，样本率的分布类似于样本均数的分布规律，围绕着总体率(50%)左右基本对称，近似正态分布。实际上，当样本含量 n 较大，总体率 π 既不接近0，也不接近1时，样本频率 P 近似正态分布 $N(\pi,\sigma_P^2)$。这里 σ_P 称样本率的标准误，它反映样本率之间的差异，也反映样本率与相应总体率间的差别，从而说明样本率抽样误差的大小。可以证明样本率的标准误为

$$\sigma_P=\sqrt{\frac{\pi(1-\pi)}{n}} \tag{6.3}$$

实际工作中，总体概率 π 通常是未知的，常用样本频率 P 估计，得到率标准误的估计值为

$$S_P=\sqrt{\frac{P(1-P)}{n}} \tag{6.4}$$

由式(6.3)和(6.4)可以看出，样本率的标准误与样本含量 n 的平方根成反比。因此可以通过增加样本含量来减小率的标准误，降低抽样误差。

第二节 t 分布

在第四章中学习过，若某一随机变量 X 服从正态分布 $N(\mu,\sigma^2)$，则通过 u 变换$\left(u=\frac{X-\mu}{\sigma}\right.$，也称 Z 变换$\left.\right)$，可将一般的正态分布转换为标准正态分布 $N(0,1^2)$，即 u 分布(也称 Z 分布)。同理，若样本含量为 n 的样本均数 $\overline{X}$ 服从正态分布 $N(\mu,\sigma_{\overline{X}}^2)$，则通过同样方式的 u 变换$\left(u=\frac{\overline{X}-\mu}{\sigma_{\overline{X}}}\right)$也可将其转变为标准正态分布 $N(0,1^2)$，即 u 分布。

实际应用中，由于 $\sigma_{\overline{X}}$ 常常未知，用 $S_{\overline{X}}$ 代替，则$\frac{\overline{X}-\mu}{S_{\overline{X}}}$不再服从标准正态分布。英国统计学家W. S. Gosset于1908年以笔名“Student”发表论文，称这种转换为 t 变换，服从的分布类型为 t 分布(t - distribution)，后人也称为Student t 分布(Student's t - distribution)。即

$$t=\frac{\overline{X}-\mu}{S_{\overline{X}}},\quad \nu=n-1 \tag{6.5}$$

上式中 ν 为自由度(degree of freedom，df)，在数学上指能够自由取值的变量个数，是 t 分布曲线唯一的参数。

t 分布为一簇曲线，当自由度 ν 不同时，曲线的形状不同，见图6.2。

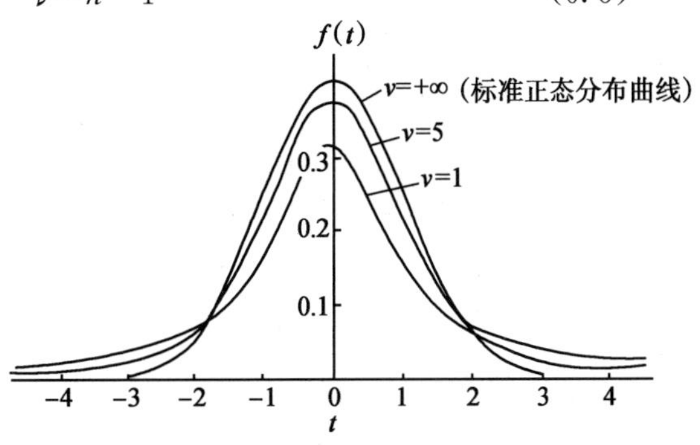

图6.2 不同自由度下的 t 分布曲线

由图6.2可见，t 分布曲线有如下特点：①以0为中心，左右对称，单峰分布。②t 分布曲线的形态取决于自由度 ν 的大小，ν 越小，t 值分布越离散，曲线峰部越矮而尾部翘

得越高；ν 越大，t 值的分布越趋于集中，峰部高而尾部下垂。③当 ν 增大为 $+\infty$ 时，t 分布即呈标准正态分布，故标准正态分布是 t 分布的特例。

同标准正态分布曲线一样，统计应用中最关心的是 t 分布曲线下的面积与横轴 t 值间的关系。为使用方便，统计学家编制了不同自由度 ν 下 t 值与相应尾部面积（即尾部概率）关系的 t 临界值表，见附表 2。

在 t 临界值表中，横标目为自由度 ν，纵标目为尾部概率（P 或 α）。一侧尾部面积称为单侧概率或单尾概率（one-tailed probability），两侧尾部面积之和称为双侧概率或双尾概率（two-tailed probability），即表右上角图例中的阴影部分。表中数字表示当 ν 和 α 确定时对应的 t 临界值（critical value），其中单侧概率对应的 t 临界值用 $t_{\alpha,\nu}$ 表示，双侧概率对应的 t 临界值用 $t_{\alpha/2,\nu}$ 表示。表中只列出了正 t 值，由于 t 分布以 0 为中心，左、右对称，当 t 值为负时取绝对值查表即可。

由 t 分布规律和 t 临界值表可知，在相同自由度 ν 时，$|t|$ 值越大，尾部概率 P 越小，且同一 $|t|$ 值对应的双侧概率是单侧概率的两倍。如 $t_{0.10/2,11}=t_{0.05,11}=1.796$，表示自由度为 11 时，$t$ 值 1.796 对应的双侧概率为 0.10，而单侧概率为 0.05。

t 分布十分有用，是小样本资料总体均数区间估计和假设检验的理论基础。

第三节　单个总体参数的置信区间

统计推断包括参数估计（parameter estimation）和假设检验（hypothesis test）两方面内容。参数估计是指由样本统计量估计总体参数，具体有点（值）估计（point estimation）和区间估计（interval estimation）两种方法。

点估计就是用样本统计量直接作为相应总体参数的估计值。如对于计量资料的随机样本，直接用 $\overline{X}$ 估计 μ；对于计数资料，用 P 估计 π 等。点估计方法简单，但未考虑抽样误差的大小。

区间估计是按预先给定的概率 $1-\alpha$ 确定一个包含未知总体参数的范围。该范围称为参数的置信区间（confidence interval，CI），预先给定的概率 $1-\alpha$ 称为置信度（confidence level），常取 95%或 99%。如无特殊说明，一般取 95%。置信区间通常是由两个临界值即置信限（confidence limit，CL）构成的开区间，其中较小值称置信下限（confidence lower limit，L），较大值称置信上限（confidence upper limit，U），表示为（L，U）。

一、总体均数的置信区间

总体均数置信区间的计算是基于 t 分布或 u 分布理论得出的。下面分别介绍两种方法。

（一）t 分布法

当 σ 未知且 n 较小（如 $n\leqslant 50$）时使用。按 t 分布原理，当自由度 ν 一定时，中间概率 $1-\alpha$ 所对应的 t 值也即双侧概率 α 所对应的 t 值（$t_{\alpha/2,\nu}$），则有

$$-t_{\alpha/2,\nu}<t<t_{\alpha/2,\nu}$$

$$-t_{\alpha/2,\nu}<\frac{\overline{X}-\mu}{S_{\overline{X}}}<t_{\alpha/2,\nu}$$

解不等式，得出

$$\overline{X}-t_{\alpha/2,\nu}S_{\overline{X}}<\mu<\overline{X}+t_{\alpha/2,\nu}S_{\overline{X}}$$

上述过程是在预先给定概率 $1-\alpha$ 前提下进行的，因此称为总体均数的双侧 $1-\alpha$ 置信区间，记为

$$(\overline{X}-t_{\alpha/2,\nu}S_{\overline{X}},\overline{X}+t_{\alpha/2,\nu}S_{\overline{X}}) \tag{6.6}$$

或

$$\overline{X}\pm t_{\alpha/2,\nu}S_{\overline{X}} \tag{6.7}$$

同理，总体均数单侧 $1-\alpha$ 置信区间为

$$\mu>\overline{X}-t_{\alpha,\nu}S_{\overline{X}} \tag{6.8}$$

或

$$\mu<\overline{X}+t_{\alpha,\nu}S_{\overline{X}} \tag{6.9}$$

当总体均数应不低于某一数值时，取单侧下限，用式(6.8)计算其置信区间，用于估计参数至少是多大；而当总体均数应不高于某一数值时，取单侧上限，用式(6.9)计算其置信区间，用于估计参数最多是多大。若总体均数无此类限制，则用式(6.6)或(6.7)计算其双侧置信区间。

例 6.3　在例 6.1 中抽得第 8 号样本，20 名 19 岁女生的身高值见表 6.3，求其总体均数的 95%置信区间(数据集：例 06 - 03. sav)。

表 6.3　某市 2018 年 20 名 19 岁女生的身高(cm)

154.18	164.09	158.51	148.51	164.23	167.03	159.42	156.22	161.14	170.47
159.68	159.08	159.06	159.74	163.96	163.33	150.74	165.88	165.23	160.08

本例 $n=20$，计算得 $\overline{X}=160.53$ cm，$S=5.37$ cm，按式(6.2)计算样本均数标准误为

$$S_{\overline{X}}=\frac{S}{\sqrt{n}}=\frac{5.37}{\sqrt{20}}=1.20(\text{cm})$$

$\nu=20-1=19$，α 取双侧概率为 0.05，查附表 2 的 t 临界值表得 $t_{0.05/2,19}=2.093$，按式(6.6)得其 95%置信区间为

$$(160.53-2.093\times1.20,160.53+2.093\times1.20)，即(158.02,163.04)\text{cm}$$

故该市 2018 年 19 岁女生身高均数的 95%置信区间为(158.02,163.04)cm。

(二) 正态近似法

1. 当 σ 未知，但 n 足够大($n>50$)时，t 分布近似服从标准正态分布，可用 $u_{\alpha/2}$ 代替式(6.6)中的 $t_{\alpha/2,\nu}$，则总体均数的双侧 $1-\alpha$ 置信区间为

$$(\overline{X}-u_{\alpha/2}S_{\overline{X}},\overline{X}+u_{\alpha/2}S_{\overline{X}}) \tag{6.10}$$

或

$$\overline{X}\pm u_{\alpha/2}S_{\overline{X}} \tag{6.11}$$

总体均数单侧 $1-\alpha$ 置信区间为

$$\mu>\overline{X}-u_{\alpha}S_{\overline{X}} \tag{6.12}$$

或

$$\mu<\overline{X}+u_{\alpha}S_{\overline{X}} \tag{6.13}$$

2. 当 σ 已知时，按 u 分布原理，参照上述推理过程，可得出总体均数的双侧 $1-\alpha$ 置信区间为

$$(\overline{X}-u_{\alpha/2}\sigma_{\overline{X}},\overline{X}+u_{\alpha/2}\sigma_{\overline{X}}) \tag{6.14}$$

或

$$\overline{X}\pm u_{\alpha/2}\sigma_{\overline{X}} \tag{6.15}$$

总体均数单侧 $1-\alpha$ 置信区间为

$$\mu>\overline{X}-u_{\alpha}\sigma_{\overline{X}} \tag{6.16}$$

或

$$\mu<\overline{X}+u_{\alpha}\sigma_{\overline{X}} \tag{6.17}$$

例 6.4 为研究某山区健康成年男子的脉搏平均水平，现在该山区随机抽取 80 名健康成年男子，测得脉搏值(次/min)见表 6.4，求该山区健康成年男子脉搏平均水平的 95%置信区间(数据集：例 06－04. sav)。

表 6.4 某山区 80 名健康成年男子的脉搏值(次/min)

73	66	65	85	76	74	79	78	70	71
69	69	83	74	74	77	87	81	67	70
74	73	79	73	71	84	74	79	75	73
74	77	76	80	77	71	80	80	70	75
79	72	73	79	79	77	71	83	69	71
72	75	85	77	83	76	73	70	61	75
63	67	69	76	81	77	77	72	65	69
69	70	86	67	80	79	66	67	76	64

本例 $n=80$ 较大，故可用正态近似法按式(6.10)计算其置信区间。计算得 $\overline{X}=74.29$(次/min)，$S=5.72$(次/min)，$S_{\overline{X}}=0.64$(次/min)，α 取双侧概率为 0.05，$u_{0.05/2}=1.96$，计算其 95%置信区间为

(74.29－1.96×0.64，74.29＋1.96×0.64)，即(73.04，75.54)次/min

故该山区健康成年男子的脉搏平均水平的 95%置信区间为(73.04，75.54)次/min。

从本章第一节的例 6.1 和上述计算方法可以看出，置信区间的确切含义为：从某一总体中重复随机抽取样本含量相同的样本，根据每个样本可算得一个置信区间，则平均有 $1-\alpha$(如 95%)的置信区间包含了总体参数(表 6.1)。由于总体参数是一个固定值，故不能说总体参数落在该区间的可能性为 $1-\alpha$。实际工作中，通常由一次抽样结果估计置信区间，由于 $\alpha=0.05$ 是小概率，根据小概率事件不太可能在一次试验中发生的原理，可以认为计算出的结果包含了总体参数，但发生错误的概率为 0.05。

置信区间估计的优劣取决于两个方面：一是置信度 $1-\alpha$ 的大小，即区间包含总体参数的理论概率，它越接近 1 越好；二是估计的精确性，估计出的区间宽度越窄越精确。当样本含量固定时，上述两者是互相矛盾的。若提高置信度，则区间会变宽，致使精确性下降，故不能笼统地认为 99%置信区间比 95%置信区间好。相反，在实际应用中常用 95%置信区间。在置信度确定的情况下，增加样本含量可减小区间宽度，提高估计的精确性。

二、总体率的置信区间

总体率置信区间的计算根据样本含量 n 的不同有两种方法。

(一) 查表法

对于 $n \leqslant 50$ 的小样本资料，可直接查百分率的置信区间表，见附表 3，表中横标目为样本含量 n，纵标目为阳性数 X，表中数据即为相应的 95%（上行）和 99%（下行）置信区间。

例 6.5 某医生用某药治疗 32 例脑梗死患者，其中 5 例治疗有效，试估计该药治疗脑梗死有效率的 95%置信区间。

本例 $n=32, X=5$，查附表 3 得 95%置信区间（上行）结果为 5～33，故该药治疗脑梗死有效率的 95%置信区间为（5%，33%）。

需指出的是，在附表 3 中仅列出 $X \leqslant n/2$ 的部分，当 $X > n/2$ 时，可先按阴性数 $n-X$ 查得总体阴性率的 95%（或 99%）置信区间 (Q_L, Q_U)，再按下面公式转换成相应阳性率的置信区间 (P_L, P_U)

$$P_L = 1 - Q_U, \quad P_U = 1 - Q_L \tag{6.18}$$

(二) 正态近似法

前面介绍，当 n 较大，π 既不接近 0，也不接近 1 时，样本率 P 近似正态分布 $N(\pi, \sigma_P^2)$。实际应用中，由于 π 未知，用 P 估计。如 nP 和 $n(1-P)$ 均大于 5，可运用类似前面的推理来估计总体率的双侧 $1-\alpha$ 置信区间。计算公式为

$$(P - u_{\alpha/2} S_P, P + u_{\alpha/2} S_P) \tag{6.19}$$

或

$$P \pm u_{\alpha/2} S_P \tag{6.20}$$

例 6.6 为了解某地儿童肺结核的自然感染情况，随机抽查了该地 200 名儿童，其中有 8 名感染了肺结核，试估计该地儿童肺结核自然感染率的 95%置信区间。

本例 $n=200, P=8/200=0.04$，代入式（6.4）得

$$S_P = \sqrt{\frac{P(1-P)}{n}} = \sqrt{\frac{0.04(1-0.04)}{200}} = 0.013\ 9$$

因 n 较大，且 $nP=8$ 及 $n(1-P)=192$ 均大于 5，按式（6.19）计算其 95%置信区间为

$$(0.04-1.96\times0.013\ 9, 0.04+1.96\times0.013\ 9)\text{，即}(0.012\ 8, 0.067\ 2)$$

故该地儿童肺结核自然感染率的 95%置信区间为（1.28%，6.72%）。

三、SPSS 软件实现

对于总体均数置信区间的估计，例 6.3 的 SPSS 软件操作为："Analyze"→"Compare Means"→"One-Sample T Test..."。

在弹出对话框左侧的变量列表中单击选择分析变量"身高[height]"，单击按钮"➡"，将变量选入"Test Variable(s)"变量列表中。在"Test Value"中输入要比较的总体均数，系统默认为 0，由于不做假设检验，此时无须更改。

单击"OK"完成。

结果见表 6.5 和表 6.6。

表 6.5 One-Sample Statistics

	N	Mean	Std. Deviation	Std. Error Mean
身高	20	160.529 0	5.372 71	1.201 38

表 6.5 是所分析变量身高的基本情况描述：N 为样本含量，Mean 为均数，Std. Deviation 为标准差，Std. Error Mean 为均数标准误。

表 6.6 One-Sample Test

	Test Value=0					
	t	df	Sig. (2 - tailed)	Mean Difference	95% Confidence Interval of the Difference	
					Lower	Upper
身高	133.621	19	.000	160.529 00	158.014 5	163.043 5

表 6.6 的最后两列是身高均数的 95%置信区间，下限(Lower)为 158.01 cm，上限(Upper)为 163.04 cm，与计算结果相同。

同样操作过程可得到例 6.4 的结果。对于计数资料，一般不用 SPSS 软件作参数估计。

第四节 两总体参数之差的置信区间

一、两总体均数差的置信区间

从两个总体方差相等的正态总体 $N_1(\mu_1,\sigma^2)$ 和 $N_2(\mu_2,\sigma^2)$ 中随机抽样，两样本的样本含量、均数、标准差分别用 n_1、$\overline{X}_1$、S_1 和 n_2、$\overline{X}_2$、S_2 表示，则两样本均数之差 $\overline{X}_1-\overline{X}_2$ 也可进行类似前面的 t 变换，即

$$t=\frac{(\overline{X}_1-\overline{X}_2)-(\mu_1-\mu_2)}{S_{\overline{X}_1-\overline{X}_2}},\quad \nu=n_1+n_2-2 \tag{6.21}$$

式(6.21)中 $S_{\overline{X}_1-\overline{X}_2}$ 为两均数之差的标准误(standard error of the difference between two means)，计算方法为

$$S_{\overline{X}_1-\overline{X}_2}=\sqrt{S_C^2\left(\frac{1}{n_1}+\frac{1}{n_2}\right)} \tag{6.22}$$

式(6.22)中 S_C^2 称为合并方差(combined variance)，由下式计算

$$S_C^2=\frac{(n_1-1)S_1^2+(n_2-1)S_2^2}{n_1+n_2-2} \tag{6.23}$$

由式(6.21)可作类似于前面的推论过程，得两总体均数之差 $\mu_1-\mu_2$ 的双侧 $1-\alpha$ 置信区间为

$$(\overline{X}_1-\overline{X}_2)\pm t_{\alpha/2,\nu}S_{\overline{X}_1-\overline{X}_2} \tag{6.24}$$

当两样本的样本含量均较大(如 n_1 和 n_2 均大于 50)时，式(6 - 24)中的 $t_{\alpha/2,\nu}$ 可用相应的 $u_{\alpha/2}$ 代替，$S_{\overline{X}_1-\overline{X}_2}$ 可用$\sqrt{\frac{S_1^2}{n_1}+\frac{S_2^2}{n_2}}$计算。

例 6.7 为研究某种外用中药搽剂对小鼠琼脂肉芽肿的抑制作用,某医院医师选取一级昆明种雌小鼠 21 只,随机分为实验组 10 只和对照组 11 只,分别测得其实验前的肉芽肿重见表 6.7,试估计实验前两组小鼠的肉芽肿重均数之差的 95%置信区间(数据集:例 06 - 07. sav)。

表 6.7 实验前两组小鼠的肉芽肿重

组别	肉芽肿重(mg)										
实验组	110.0	165.2	137.4	129.8	163.0	153.5	187.0	86.1	202.3	148.6	
对照组	144.1	94.7	151.4	178.3	189.2	122.3	103.1	155.6	204.3	165.5	160.2

理论上应先作两总体方差齐性检验,此处略去这一步。本例两样本指标计算得

$$n_1=10, \overline{X}_1=148.29(\mathrm{mg}), S_1=34.54(\mathrm{mg})$$

$$n_2=11, \overline{X}_2=151.70(\mathrm{mg}), S_2=34.19(\mathrm{mg})$$

按公式(6.22)计算两均数之差的标准误

$$S_{\bar{X}_1-\bar{X}_2}=\sqrt{S_C^2\left(\frac{1}{n_1}+\frac{1}{n_2}\right)}=\sqrt{\frac{(10-1)34.54^2+(11-1)34.19^2}{10+11-2}\left(\frac{1}{10}+\frac{1}{11}\right)}=15.01(\mathrm{mg})$$

因 $\nu=10+11-2=19$,α 取双侧 0.05,查附表 2 的 t 临界值表得 $t_{0.05/2,19}=2.093$,则按公式(6.24)得其 95%置信区间为

$$(148.29-151.70)\pm 2.093\times 15.01,\text{即}(-34.83, 28.01)\mathrm{mg}$$

故两组小鼠实验前肉芽肿重均数之差的 95%置信区间为(−34.83,28.01)mg,该区间包含 0,尚不能认为两组小鼠实验前肉芽肿重均数不同。

二、两总体率差的置信区间

对于计数资料,从总体率分别为 π_1 和 π_2 的两个未知总体中随机抽样,若抽得两样本的样本含量 n_1 与 n_2 均较大,且 P_1 与 P_2 既不接近 0,也不接近 1,如 n_1P_1、$n_1(1-P_1)$、n_2P_2、$n_2(1-P_2)$均大于 5,那么两样本率差也可进行类似前面的 u 变换,得两总体率差的双侧 $1-\alpha$ 置信区间为

$$(P_1-P_2)\pm u_{\alpha/2}S_{P_1-P_2} \tag{6.25}$$

式中 $S_{P_1-P_2}$ 为两样本率差的标准误,按下式计算

$$S_{P_1-P_2}=\sqrt{P_C(1-P_C)\left(\frac{1}{n_1}+\frac{1}{n_2}\right)} \tag{6.26}$$

其中 P_C 为两样本合计率,由下式计算

$$P_C=\frac{X_1+X_2}{n_1+n_2} \tag{6.27}$$

例 6.8 为评价甲、乙两种降压药的临床疗效,将某时间段内入院的高血压患者随机分为两组,甲药组 86 人,经治疗 62 人有效,乙药组 93 人,治疗后 54 人有效,试估计两种降压药有效率之差的 95%置信区间。

本例 $n_1=86$,$P_1=62/86=0.720\,9$,$n_2=93$,$P_2=54/93=0.580\,6$,且 n_1P_1、$n_1(1-P_1)$、n_2P_2、$n_2(1-P_2)$均大于 5,按式(6.26)得

$$S_{P_1-P_2}=\sqrt{P_C(1-P_C)\left(\frac{1}{n_1}+\frac{1}{n_2}\right)}=\sqrt{\frac{62+54}{86+93}\left(1-\frac{62+54}{86+93}\right)\left(\frac{1}{86}+\frac{1}{93}\right)}=0.071\,4$$

据式(6.25)计算其95%置信区间为

$$(0.7209-0.5806)\pm1.96\times0.0714,\text{即}(0.0004,0.2802)$$

故两种降压药有效率之差的95%置信区间为(0.04%,28.02%)。该区间未包含0,两种降压药的有效率差异有统计学意义,可以认为甲药有效率高于乙药。

三、SPSS软件实现

两总体均数差置信区间的估计,例6.7的SPSS软件操作为:"Analyze"→"Compare Means"→"Independent-Samples T Test..."。

在弹出对话框左侧的变量列表中单击选择分析变量"肉芽肿重[weight]",单击中间上部按钮"➥",将变量选入"Test Variable(s)"变量列表中。然后单击选择分组变量"组别[group]",单击中间下部按钮"➥",将变量选入"Grouping Variable"变量列表中。

此时"Define Groups"被激活,点击弹出定义分组变量对话框,在"Group 1"选框中输入1,在"Group 2"选框中输入2,单击"Continue"。

单击"OK"完成。

结果见表6.8和表6.9。

表6.8 Group Statistics

	组别	N	Mean	Std. Deviation	Std. Error Mean
肉芽肿重	实验组	10	148.290	34.543 6	10.923 6
	对照组	11	151.700	34.193 0	10.309 6

表6.8是两组小鼠肉芽肿重的基本情况描述:N为样本含量,Mean为均数,Std. Deviation为标准差,Std. Error Mean为均数标准误。

表6.9 Independent Samples Test

		Levene's Test for Equality of Variances		t-test for Equality of Means						
		F	Sig.	t	df	Sig. (2-tailed)	Mean Difference	Std. Error Difference	95% Confidence Interval of the Difference	
									Lower	Upper
肉芽肿重	Equal variances assumed	.000	.999	-.227	19	.823	-3.410 0	15.012 8	-34.832 1	28.012 1
	Equal variances not assumed			-.227	18.771	.823	-3.410 0	15.020 4	-34.874 2	28.054 2

表6.9为两总体均数差置信区间的估计结果,左侧第一部分给出方差齐性检验结果,$F=0.000$,$P=0.999$,尚不能认为两组的总体方差不等。左侧第二部分的第一行和第二行分别给出方差齐与方差不齐两种情况下t检验结果,包括t值(t)、自由度(df)、P值[Sig. (2-tailed)]、两

均数的差值(Mean Difference)、差值的标准误(Std. Error Difference)和 95%置信区间(95% Confidence Interval of the Difference)下限(Lower)及上限(Upper)值。

本方差齐性检验结果显示为方差齐,故选用方差齐时的 t 检验结果。最后两列是两组小鼠肉芽肿重总体均数之差的 95%置信区间的估计值(-34.83,28.01)mg,区间包含 0,差别无统计学意义,结论同上。

案例讨论

（王　睿　宋艳艳）

数字课程学习……

数据集　小结　专业术语　教学 PPT　思考与练习　自测题

第七章　计量资料两组均数的比较——t检验

学习目标

1. 能够描述假设检验的基本思想与步骤。
2. 能够运用不同设计类型资料的 t 检验。
3. 能够理解两样本方差齐性检验的方法。
4. 能够运用统计软件对实际资料进行 t 检验。

例 7.1　欲考察某种疾病对男性血红蛋白的影响，收集了 20 名男性患者的血红蛋白值(g/L)，见表 7.1，算得均数为 104.4 g/L，标准差为 12.59 g/L。当地健康男性的血红蛋白平均值为 140.0 g/L。该疾病对男性的血红蛋白水平有影响吗(数据集：例 07－01.sav)？

表 7.1　某种疾病 20 名男性患者的血红蛋白值(g/L)

106	125	86	103	80	96	109	85	128	106
99	107	108	103	108	96	109	109	100	125

通过第六章的学习，我们知道由于抽样误差的存在，即使样本均数 104.4 g/L 不同于已知的总体均数 140.0 g/L，也不能肯定地认为样本来自不同的总体。如何利用有限的样本信息去进行总体之间的比较呢？可以采取本章介绍的假设检验。

假设检验(hypothesis test)是统计学中由样本推断总体的一类基本方法，采用反证法的思路进行。假设检验，顾名思义，就是对假设(hypothesis)进行检验(test)，因此建立假设是假设检验的第一步，通常根据实际问题进行。假设即为反证法中的预设立题，包括两个部分——检验假设(testing hypothesis)和备择假设(alternative hypothesis)：检验假设，通常是对总体的阴性假定，含有“相等”“相同”等词汇，因此又称为原假设(null hypothesis)，记为 H_0；备择假设是与检验假设对立的假定，含有“不同”“大于”“小于”等词汇，记为 H_1。根据反证法的思路，设立好假设后，第二步就是在检验假设成立的前提下进行检验。检验需要根据资料类型和设计类型选择不同的方法，并依据统计学中小概率事件不可能在一次抽样中发生的思想，做出是否拒绝 H_0 的推论。结合例 7.1 介绍一种基本的假设检验方法——单样本 t 检验，并概括假设检验的一般步骤。

第一节　样本均数与总体均数的比较

要解决例 7.1 中的问题，可采用样本均数与总体均数比较的单样本 t 检验。t 检验是针对正态分布的计量资料进行分析的一类假设检验方法，依据 t 分布的原理进行。

一、基本思想与步骤

首先，依据例 7.1 中的实际问题建立检验假设。例 7.1 中研究者关心的是该疾病对男性血红蛋白的水平是否有影响，此时，检验假设可设为："$H_0:\mu=140.0$ g/L，即男性患者的血红蛋白平均水平与健康男性相等，该疾病对男性血红蛋白没有影响"；备择假设与之对立，为："$H_1:\mu\neq 140.0$ g/L，即男性患者的血红蛋白平均水平与健康男性不相等，该疾病对男性的血红蛋白水平有影响"。在设立假设时还需要预先定义一个小概率事件的标准，即多小的概率下才能认为发生了小概率事件，称为检验水准（testing level）或显著性水平（significance level），记为 α，通常可取 0.10、0.05、0.01 等值。本例中，检验水准的标准定为 $\alpha=0.05$。

其次，对建立的假设进行检验。当 H_0 成立时，即认为样本确实来自均数等于 140.0 g/L 的总体，通过第六章的学习，此时$\dfrac{\overline{X}-\mu}{S_{\overline{X}}}$服从自由度为 $n-1$ 的 t 分布，根据 t 分布曲线下的面积，可以计算出现现有样本及比现有样本更为极端的样本的概率，记为 P 值。因此，定义用于检验的统计量 t 的公式为

$$t=\frac{\overline{X}-\mu_0}{S_{\overline{X}}}=\frac{\overline{X}-\mu_0}{S/\sqrt{n}},\quad \nu=n-1 \tag{7.1}$$

式中$\overline{X}$为样本均数，如本例中的$\overline{X}=104.4$ g/L；μ_0 为已知的总体均数，如本例中的 140.0 g/L；S 为样本标准差，如本例中的 12.59 g/L；n 为样本含量，本例为 20。

通过计算该统计量所对应的 P 值，就可以得到 H_0 成立时出现所获得的样本（均数为 104.4 g/L，标准差为 12.59 g/L）或比现有样本更为极端的样本的概率——P 值。将 P 值与预先设定的检验水准 α 进行比较，如果 $P\leqslant\alpha=0.05$，则表明在一次抽样中发生了小概率事件，此时，我们就有理由怀疑 $H_0:\mu=140.0$ g/L 的正确性，从而拒绝 H_0，接受与其对立的假设 $H_1:\mu\neq 140$ g/L。单样本 t 检验的过程如下。

1. 建立检验假设，确定检验水准

$H_0:\mu=140.0$ g/L，即该地男性患者的血红蛋白平均水平与健康男性相等

$H_1:\mu\neq 140.0$ g/L，即该地男性患者的血红蛋白平均水平与健康男性不相等

$\alpha=0.05$

2. 计算检验统计量

$$t=\frac{\overline{X}-\mu_0}{S/\sqrt{n}}=\frac{104.4-140.0}{12.59/\sqrt{20}}=-12.65,\quad \nu=n-1=20-1=19$$

3. 确定 P 值，作出统计推断　查 t 临界值表（附表 2），$\nu=19$ 时，$t_{0.05/2,19}=2.093$，$|t|>2.093$，因此 $P<0.05$。按 $\alpha=0.05$ 水准，拒绝 H_0，接受 H_1，样本均数与总体均数的差异有统计学意义。可认为该地男性患者的血红蛋白平均水平与健康男性不相等，即该疾病对男性的血红蛋白水平有影响，患者的血红蛋白水平低于健康者。

二、SPSS 软件实现

SPSS 进行单样本 t 检验的操作为："Analyze"→"Compare Means"→"One-Sample T

Test...”。

在弹出对话框左侧的变量列表中单击选择分析变量，单击按钮“➡”，将变量选入“Test Variable(s)”变量列表中。

在“Test Value”中输入要比较的总体均数，本例为 140.0 g/L。

单击“Options...”，设置“Confidence Interval”为 95%，然后单击“Continue”。

单击“OK”完成。

结果见表 7.2 和表 7.3。

表 7.2 One-Sample Statistics

	N	Mean	Std. Deviation	Std. Error Mean
血红蛋白	20	104.400 0	12.588 22	2.814 81

表 7.2 是样本的描述性统计量，包括样本含量(N)、均数(Mean)、标准差(Std. Deviation)和均数标准误(Std. Error Mean)。

表 7.3 One-Sample Test

	Test Value=140					
	t	df	Sig. (2 - tailed)	Mean Difference	95% Confidence Interval of the Difference	
					Lower	Upper
血红蛋白	−12.647	19	.000	−35.600 0	−41.491 5	−29.708 5

表 7.3 为单样本 t 检验的主要结果，“Test Value=140”代表总体均数，本例为 140 g/L。第三行为主要的检验结果，从左到右依次为 t 值(t)、自由度(df)、P 值[Sig. (2 - tailed)]、样本均数与总体均数的差值(Mean Difference)、差值的 95%置信区间(95% Confidence Interval of the Difference)。

由表可知：$t=-12.647$，$P<0.001$(实际中常用 $P<0.001$ 代替统计软件计算结果中的 $P=0.000$)。软件输出与查表法得到的检验结论相同。本例差值的 95%置信区间为(−41.49，−29.71)g/L，该置信区间的上限小于 0，故男性患者的血红蛋白水平低于健康男性。

第二节 两相关样本均数的比较

例 7.2 女性乳房中植入的硅胶体因偶尔破裂，可致其硅脂成分进入机体血液内。目前有很多妇女已接受这种硅胶植入物，因此有研究者怀疑体内硅胶植入物的存在，可致血中硅脂成分含量增加。为验证这一可能性，研究人员对 30 名行硅胶乳房植入术的妇女，分别精确检测了她们术前、术后血中硅脂含量(μg/g 干重)，结果见表 7.4，试分析手术前、后血中硅脂水平是否不同(数据集：例 07 - 02.sav)。

表 7.4　30 名妇女在接受硅胶乳房植入术前、后血中硅脂含量(μg/g)

患者编号	术前	术后	患者编号	术前	术后
1	0.15	0.21	16	0.19	0.22
2	0.13	0.24	17	0.21	0.24
3	0.39	0.10	18	0.15	0.38
4	0.20	0.12	19	0.27	0.23
5	0.39	0.28	20	0.28	0.22
6	0.42	0.25	21	0.11	0.18
7	0.24	0.22	22	0.11	0.15
8	0.18	0.21	23	0.18	0.04
9	0.26	0.22	24	0.18	0.14
10	0.12	0.23	25	0.24	0.24
11	0.10	0.22	26	0.48	0.20
12	0.11	0.24	27	0.27	0.24
13	0.19	0.45	28	0.22	0.18
14	0.32	0.26	29	0.18	0.19
15	0.31	0.30	30	0.19	0.15

以上资料中，观察数据是成对出现的，每一对中的两个数值为同一个体在处理(硅胶乳房植入术)前、后的测量值，将此种相关的两组数据组成的样本称为配对样本(paired-samples)。

配对样本是指样本中观察对象由于存在某种关系或具有某些相近特征而配成对子，每对中的两个个体分别接受不同的处理。应用配对设计，可以控制某些非处理因素(如个体差异、实验误差等)对实验结果的影响，使组间均衡性增大，可比性增强，从而提高统计效率。配对样本的资料可采用配对样本 t 检验(paired-samples t test)，其主要类型有三类：① 对同一样品采用两种不同方法测量同一指标，或对同一受试对象的两个部位分别给予不同处理。② 两个受试对象根据非处理因素(即控制因素)配对后，按随机原则分别接受两种处理。如在动物实验中，常常先将动物按同种属、同性别、同年龄等配成若干对后，每对中两个个体再随机分配到处理组和对照组。③ 将同一受试对象处理(实验或治疗)前、后的结果进行比较，如本例中硅胶乳房植入术前、后的血中硅脂测量值比较。

一、基本思想与步骤

在例 7.2 中，假设研究对象相互独立、观察数据来自正态总体。当植入硅胶乳房对体内硅脂含量没有影响，即手术前、后血中硅脂含量无差别时，由每名妇女手术前、后体内硅脂含量差值所组成的样本，其差值的总体均数理论上应该为 0，但由于抽样误差的存在，此样本的差值均数可能不为 0(本例中为 0.007 μg/g)，差值均数与 0 有无差别，需进行假设检验。

配对样本资料的假设检验可视为样本均数与总体均数 0 的比较，所用方法为配对样本 t 检验。本例中研究者关心的是手术前、后血中硅脂含量是否不同，因此检验的检验假设为 H_0：$\mu_d=0$，即手术前、后血中硅脂含量差值的总体均数为 0。对应的备择假设为 H_1：$\mu_d\neq 0$，即手术前、后血中硅脂含量差值的总体均数不为0,亦即手术前、后血中硅脂含量不同。取 $\alpha=0.05$。

对建立的假设进行检验。当 H_0 成立时,计算统计量的公式为

$$t=\frac{\bar{d}-0}{S_{\bar{d}}}=\frac{\bar{d}}{S_d/\sqrt{n}}, \quad \nu=n-1 \tag{7.2}$$

式中 $\bar{d}$ 为差值的均数,如本例中的 0.007 μg/g;S_d 为差值的标准差,如本例中的 0.122 μg/g;$S_{\bar{d}}$ 为差值标准误,如本例中的 0.022 μg/g;n 为对子数,本例为 30。

通过计算该统计量所对应的 P 值,就可以得到 H_0 成立时,出现所获得的样本(均数 $\bar{d}=0.007$ μg/g,标准差 $S_d=0.122$ μg/g)或比现有样本更为极端的样本(均数绝对值 $|\bar{d}|\geqslant 0.007$ μg/g)的 P 值。如果 $P\leqslant 0.05$,则拒绝 H_0 而接受 H_1;反之,则不拒绝 H_0。配对 t 检验步骤如下。

1. 建立检验假设,确定检验水准

H_0:$\mu_d=0$,即妇女硅胶乳房植入术前、后血中硅脂含量相同

H_1:$\mu_d\neq 0$,即妇女硅胶乳房植入术前、后血中硅脂含量不相同

$\alpha=0.05$

2. 计算检验统计量

$$t=\frac{\bar{d}-0}{S_{\bar{d}}}=\frac{\bar{d}}{S_d/\sqrt{n}}=\frac{0.007}{0.122/\sqrt{30}}=0.314, \quad \nu=n-1=29$$

3. 确定 P 值,作出统计推断　查 t 临界值表(附表 2),$\nu=29$,$t_{0.05/2,29}=2.045$,本例 $t<2.045$,故 $P>0.05$。按 $\alpha=0.05$ 水准,不拒绝 H_0,即样本均数 0.007 μg/g 与总体均数 0 的差异无统计学意义,尚不能认为植入硅胶乳房对机体内硅脂含量有影响。

二、SPSS 软件实现

SPSS 进行配对样本 t 检验的操作为:"Analyze"→"Compare Means"→"Paired-Sample T Test..."。

在弹出对话框左侧的变量列表中单击选择成对分析变量"植入手术前[befoper]"和"植入手术后[aftoper]",单击按钮"➡",将变量选入"Paired Variable(s)"变量列表中。单击"Options...",设置"Confidence Interval"为 95%,然后"Continue"。

单击"OK"完成。

结果见表 7.5 和表 7.6。

表 7.5　Paired Samples Statistics

		Mean	N	Std. Deviation	Std. Error Mean
Pair 1	植入手术前	.225 7	30	.098 56	.018 00
	植入手术后	.218 3	30	.076 75	.014 01

表 7.5 是手术前、后的基本情况描述,显示均数(Mean)、样本含量(N)、标准差(Std. Deviation)和均数标准误(Std. Error Mean)。

表 7.6　Paired Samples Test

	Paired Differences					t	df	Sig. (2 - tailed)
	Mean	Std. Deviation	Std. Error Mean	95% Confidence Interval of the Difference				
				Lower	Upper			
Pair 1　植入手术前 — 植入手术后	.007 33	.122 25	.022 32	−.038 31	.052 98	.329	29	.745

表 7.6 为配对样本 t 检验的主要结果，从左到右依次为手术前后差值的均数(Mean)、标准差(Std. Deviation)、均数标准误(Std. Error Mean)、差值的 95%置信区间(95% Confidence Interval of the Difference)、t 值(t)、自由度(df)和 P 值[Sig. (2 - tailed)]。由以上可知：$t=0.329$，$P=0.745$。按 $\alpha=0.05$ 水准，不拒绝 H_0，结论同上。

第三节　两独立样本均数的比较

例 7.3　贫血是慢性肾病患者的严重并发症之一，补充铁剂在纠正肾性贫血中至关重要，传统的方法为口服多糖铁复合物。某医院为研究右旋糖酐铁注射液在治疗此类贫血患者中的效果，从在该院进行维持性血液透析的慢性肾病患者中，选择血红蛋白水平相似的患者 40 例，随机分为口服多糖铁复合物组和静脉注射右旋糖酐铁组各 20 例进行治疗。治疗 12 周后，检测两组患者血中血红蛋白含量，计算其血红蛋白含量增加情况，结果如表 7.7。试比较两种方法的治疗效果有无差别(数据集：例 07 - 03. sav)。

表 7.7　慢性肾病患者治疗 12 周后血红蛋白含量的增值(g/L)

静脉注射右旋糖酐铁组		口服多糖铁复合物组	
43.6	27.6	19.1	12.6
38.8	22.3	29.5	14.3
26.0	34.2	19.8	32.0
50.0	23.0	22.6	34.2
31.0	39.0	10.1	26.1
25.2	35.6	27.2	3.4
35.8	16.7	24.4	11.9
47.2	46.5	21.0	6.0
32.0	38.4	12.1	16.0
13.7	21.3	5.8	32.5
$\overline{X}_1=32.40$		$\overline{X}_2=19.03$	
$S_1=10.33$		$S_2=9.44$	

本例中，研究者将慢性肾病患者随机分成两组，一组口服多糖铁复合物，另一组静脉注射右旋糖酐铁，得到的两组观察资料是相互独立的，称为完全随机设计的两独立样本（two independent samples）。由此两样本信息去推断它们分别代表的两个总体的均数是否相等。另外，从两个群体分别随机抽取一定数量的观察对象，测量某项指标得到两组样本，这类资料类似于完全随机设计的两独立样本。对这类数据的比较，采用两独立样本 t 检验（two independent-samples t test）。

一、基本思想与步骤

在例 7.3 中，假设静脉注射组与口服组的血红蛋白含量资料均服从正态分布，并且所来自的两总体方差相等。研究者关心的是两种方法治疗后血红蛋白增量是否有差别，因此检验假设为 $H_0:\mu_1=\mu_2$，即静脉注射与口服治疗后的血红蛋白增量的总体均数相同。对应的备择假设为 $H_1:\mu_1\neq\mu_2$，即静脉注射与口服治疗后的血红蛋白增量的总体均数不相同。取 $\alpha=0.05$。

对建立的假设进行检验。当 H_0 成立时，计算统计量的公式为

$$t=\frac{\overline{X}_1-\overline{X}_2}{\sqrt{S_C^2\left(\frac{1}{n_1}+\frac{1}{n_2}\right)}},\quad \nu=n_1+n_2-2 \tag{7.3}$$

式中 $\overline{X}_1$ 和 $\overline{X}_2$ 分别为两样本均数，如本例中分别为静脉注射组与口服组的血红蛋白增量均数，即 32.40 g/L 和 19.03 g/L；n_1 和 n_2 分别为两样本例数，本例中均为 20。S_C^2 为两样本的合并方差，其计算公式为

$$S_C^2=\frac{(n_1-1)S_1^2+(n_2-1)S_2^2}{n_1+n_2-2}=\frac{\sum(X_1-\overline{X}_1)^2+\sum(X_2-\overline{X}_2)^2}{n_1+n_2-2} \tag{7.4}$$

上式中 S_1 和 S_2 分别为两样本标准差，本例中为 10.33 g/L 和 9.44 g/L；X_1 和 X_2 分别为两样本中具体测量值。

通过计算统计量 t 所对应的 P 值，就得到 H_0 成立时出现所获得两样本情况（$\overline{X}_1-\overline{X}_2=13.37$ g/L）或比现有情况更为极端的情况（$|\overline{X}_1-\overline{X}_2|\geqslant 13.37$ g/L）的概率，即 P 值。如果 $P\leqslant 0.05$，则拒绝 H_0 而接受 H_1；反之，则不拒绝 H_0。

在本例中，如果静脉注射组与口服组的血红蛋白增量资料服从正态分布，但它们所来自的两总体方差不等，这时就不能用以上 t 检验方法，而应采用 t' 检验（Satterthwaite 近似法），其计算检验统计量和自由度公式为

$$t'=\frac{\overline{X}_1-\overline{X}_2}{\sqrt{\frac{S_1^2}{n_1}+\frac{S_2^2}{n_2}}},\quad \nu=\frac{(S_{\overline{X}_1}^2+S_{\overline{X}_2}^2)^2}{S_{\overline{X}_1}^4/(n_1-1)+S_{\overline{X}_2}^4/(n_2-1)} \tag{7.5}$$

式中 $S_{\overline{X}_1}$ 和 $S_{\overline{X}_2}$ 分别为两样本均数标准误，其他符号与具体检验步骤同 t 检验。

在静脉注射组与口服组的血红蛋白增量资料均服从正态分布，并且两总体方差相等时，其检验过程如下。

1. 建立检验假设，确定检验水准

$H_0:\mu_1=\mu_2$，即静脉注射与口服治疗后的血红蛋白增量的总体均数相同

$H_1:\mu_1\neq\mu_2$，即静脉注射与口服治疗后的血红蛋白增量的总体均数不相同

$\alpha=0.05$

2. 计算检验统计量

$n_1=n_2=20,\quad \overline{X}_1=32.40\ \text{g/L},\quad \overline{X}_2=19.03\ \text{g/L},\quad S_1=10.33\ \text{g/L},\quad S_2=9.44\ \text{g/L}$

$$S_C^2=\frac{(n_1-1)S_1^2+(n_2-1)S_2^2}{n_1+n_2-2}=\frac{(20-1)(10.33)^2+(20-1)(9.44)^2}{20+20-2}=97.91(\text{g/L})$$

$$t=\frac{\overline{X}_1-\overline{X}_2}{\sqrt{S_C^2\left(\frac{1}{n_1}+\frac{1}{n_2}\right)}}=\frac{32.40-19.03}{\sqrt{97.91\times\left(\frac{1}{20}+\frac{1}{20}\right)}}=4.27,\quad \nu=n_1+n_2-2=38$$

3. 确定 P 值,作出统计推断 查 t 临界值表(附表 2),$\nu=38$ 时,$t_{0.05/2,38}=2.024$,本例 $t>2.024$,则 $P<0.05$。按 $\alpha=0.05$ 水准,拒绝 H_0,接受 H_1,静脉注射与口服治疗后的血红蛋白增量差异有统计学意义。可认为静脉注射与口服治疗后的血红蛋白增量的总体均数不相同,即静脉注射右旋糖酐铁组较口服多糖铁复合物组的血红蛋白增量高。

二、SPSS 软件实现

SPSS 进行两独立样本 t 检验的操作为:"Analyze"→"Compare Means"→"Independent-Sample T Test..."。

在弹出对话框左侧的变量列表中单击选择分析变量"血红蛋白增量[Hb]",单击按钮"➡",将其选入"Test Variable(s)"变量列表中。单击选择分组变量"组别[group]",单击按钮"➡",将其选入"Grouping variable"变量列表中。单击"Define groups...",在弹出的对话框中,定义两样本标志。

单击"OK"完成。

结果见表 7.8 和表 7.9。

表 7.8 Group Statistics

	组别	N	Mean	Std. Deviation	Std. Error Mean
血红蛋白增量	注射组	20	32.395	10.327 1	2.309 2
(g/L)	口服组	20	19.030	9.439 1	2.110 6

表 7.8 是两组的基本情况,包括样本含量(N)、均数(Mean)、标准差(Std. Deviation)和均数标准误(Std. Error Mean)。

表 7.9 Independent Samples Test

		Levene's Test for Equality of Variances		t - test for Equality of Means						
									95% Confidence Interval of the Difference	
		F	Sig.	t	df	Sig. (2 - tailed)	Mean Difference	Std. Error Difference	Lower	Upper
血红蛋白增量(g/L)	Equal variances assumed	.138	.712	4.272	38	.000	13.365 0	3.128 5	7.031 8	19.698 2
	Equal variances not assumed			4.272	37.697	.000	13.365 0	3.128 5	7.030 1	19.699 9

表 7.9 是两独立样本 t 检验的主要结果，右侧第一部分给出方差齐性检验结果，$F=0.138$，$P=0.712$，即两组的总体方差相等。第二部分的第一行和第二行分别给出方差齐与方差不齐两种情况下 t 检验结果，包括 t 值(t)、自由度(df)、P 值[Sig.(2 - tailed)]、两均数的差值(Mean Difference)、差值的标准误(Std. Error Difference)和差值的 95%置信区间(95% Confidence Interval of the Difference)。

因第一部分检验结果说明方差齐，故选用方差齐时的 t 检验结果。由表 7.9 可知：$t=4.272$，$P<0.001$。在 $\alpha=0.05$ 的检验水准上，拒绝 H_0，结论同前。

第四节 t 检验的应用条件

t 检验适用于计量资料，用于推论两个样本所代表的总体均数是否相同，或样本所代表的总体均数与已知的总体均数是否相同。其应用条件是：①样本来自正态总体；②两样本比较时尚需它们的总体方差相等，即方差齐。

一、正态性检验

判定样本资料是否服从正态分布称为正态性检验(normality test)，方法有图示法和检验法。

(一) 图示法

图示法有 P - P 图和 Q - Q 图。P - P 图(probability-probability plot，P—P plot)为概率图，是以样本的累积频率为横坐标，以按正态分布计算的相应累积概率为纵坐标，把样本中的数据表现为直角坐标系中的散点。Q - Q 图(quantile-quantile plot，Q—Q plot)为分位数图，是以样本的分位数为横坐标，以按照正态分布计算的相应分位数为纵坐标，把样本中数据表现为直角坐标系中的散点。如果资料服从正态分布，散点应沿第一象限的对角线分布。

(二) 检验法

检验法有 W 检验法、D 检验法和矩法，这里主要介绍 W 检验法。W 检验法由 S. S. Shapiro 和 M. B. Wilk 创立，适用于样本含量 $n\leqslant 50$ 时。

将样本中 n 个数据从小到大排列，即 $x_1\leqslant x_2\leqslant x_3\leqslant\cdots\leqslant x_{n-1}\leqslant x_n$。

统计量 W 的计算公式为

$$W=\frac{\left\{\sum_{i=1}^{n/2}a_i\left[X_{(n+1-i)}-X_i\right]\right\}^2}{\sum_{i=1}^{n}(X_i-\overline{X})^2} \tag{7.6}$$

其中，X_i 为按从小到大的顺序排列后第 i 个数据的值，$\overline{X}$ 为均数，a_i 需要从检验专用的统计表中查得或由统计软件计算得出。

现以例 7.3 为示，介绍其假设检验基本步骤和 SPSS 软件实现过程。

1. 建立检验假设，确定检验水准

H_0：样本来自正态总体

H_1：样本不来自正态总体

$\alpha=0.10$

2. 计算检验统计量 W 值　例 7.3 进行正态性检验的 SPSS 操作为："Analyze"→"Descriptive Statistics"→"Explore..."。

在弹出对话框左侧的变量列表中，单击选择分析变量"血红蛋白增量[Hb]"，单击按钮"➧"，将变量选入"Dependent List"变量列表中；单击选择分组变量"组别[group]"，单击按钮"➧"，将变量选入"Factor List"中。单击"Statistics..."。

在弹出的对话框中，选择"Descriptives"，设置"Confidence Interval for Mean"为 90%，然后"Continue"。

单击"Plots..."，在弹出的对话框中，选中"Normality plots with tests"，然后"Continue"。其他为默认值。

单击"OK"完成。

结果见表 7.10 和图 7.1。

表 7.10　Tests of Normality

	组别	Kolmogorov-Smirnov[a]			Shapiro-Wilk		
		Statistic	df	Sig.	Statistic	df	Sig.
血红蛋白增量	注射组	.082	20	.200 *	.975	20	.863
(g/L)	口服组	.102	20	.200 *	.960	20	.550

a：Lilliefors Significance Correction.

*：This is a lower bound of the true significance.

表 7.10 为正态性检验结果，采用了两种方法。本例的样本例数小于 50 例，故选用最右侧的 Shapiro-Wilk 检验，分别给出了两组的 W 值(Statistic)、自由度(df)和相应 P 值(Sig.，均大于 0.10)。

图 7.1 为 SPSS 分析的 Q－Q 图，可见两组资料均围绕第一象限的对角线分布，显示两组资料均服从正态分布。

3. 确定 P 值，作出统计推断　按 $\alpha=0.10$ 水准，不拒绝 H_0，尚不能认为两样本不是来自正态总体。

二、方差齐性检验

两样本比较时尚需方差齐。根据样本信息来推断它们所代表的各自总体的方差是否相等的方法，称为方差齐性检验(homogeneity test for variance)，常用的有 F 检验、Bartlett χ^2 检验和 Levene 检验。

(一) F 检验

F 检验只适用于两样本的方差齐性检验，且要求资料必须服从正态分布。其检验统计量 F 的计算公式为

$$F=\frac{S_1^2}{S_2^2},\quad \nu_1=n_1-1,\quad \nu_2=n_2-1 \tag{7.7}$$

式中 S_1 和 S_2 分别为较大和较小的方差，n_1 和 n_2 分别为较大方差样本和较小方差样本的样本含量。

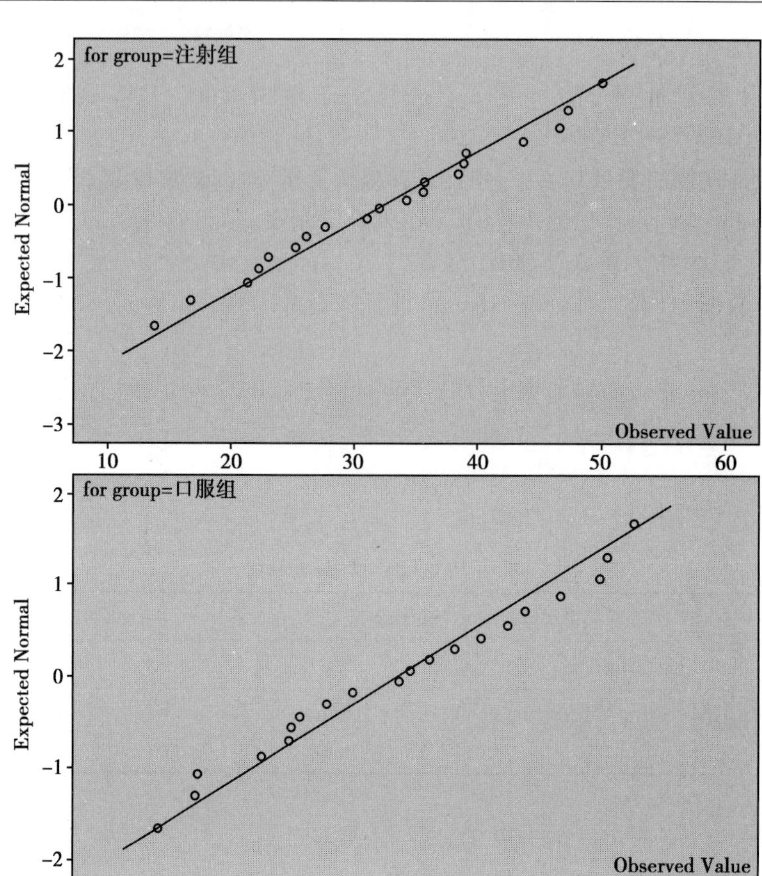

图 7.1 血红蛋白增量(g/L)的 Q-Q 图

假设两总体方差相等,理论上来自此两个总体的两样本方差应相等或相近,其样本方差值之比即检验统计量 F 值不会偏离 1 太远。根据 F 统计量分布,求得其对应的 P 值。如 P 值小于预先设定的检验水准 α,则有理由认为两总体方差不等。

根据计算得出的 F 统计量值,查 F 临界值表(附表 4),可得到 P 值范围,从而作出统计推断。在两个样本的方差齐性检验中,既有第一个样本的方差大于第二个样本的方差的可能,也有第二个样本的方差大于第一个样本的方差的可能,故两样本方差齐性检验为双侧检验。

(二) Bartlett χ^2 检验

Bartlett χ^2 检验可用于两个样本和多个样本的方差齐性检验,同样要求资料服从正态分布。其统计量计算公式为

$$\chi^2=\frac{\sum_{i=1}^{k}\left[(n_i-1)\ln\frac{S_C^2}{S_i^2}\right]}{1+\frac{\sum_{i=1}^{k}\frac{1}{n_i-1}-\frac{1}{N-k}}{3(k-1)}},\quad \nu=k-1 \tag{7.8}$$

式中 n_i 为第 i 组样本含量,S_i 为第 i 组标准差,S_C^2 为两样本比较时的合并方差,在多样本

比较时为 $MS_{误差}$，k 为样本数。以自由度 $\nu=k-1$ 查 χ^2 临界值表，确定 P 值(详见第九章)，作出推断结论。

(三) Levene 检验

Levene 检验可用于两个样本和多个样本的方差齐性检验，对样本资料是否服从正态分布没有严格要求，结果更为稳健。计算公式为

$$F=\frac{(N-k)\sum_{i=1}^{k}n_i(\bar{z}_i-\bar{z})^2}{(k-1)\sum_{i=1}^{k}\sum_{j=1}^{n_i}(z_{ij}-\bar{z}_i)^2},\quad \nu_1=k-1,\quad \nu_2=N-k \tag{7.9}$$

式中 $N=\sum_{i=1}^{k}n_i$，n_i 为第 i 组样本含量，k 为样本数。z_{ij} 对应于观测值 x_{ij} 的离差，为第 i 组第 j 个观测值的离差。z_{ij} 有多种计算方法，以下是其中较为简便的三种。

(1) $z_{ij}=|X_{ij}-\overline{X}_i|$，其中 $\overline{X}_i$ 为第 i 组的均数　(7.10)

(2) $z_{ij}=(X_{ij}-\overline{X}_i)^2$　(7.11)

(3) $z_{ij}=|X_{ij}-M_i|$，其中 M_i 为第 i 组的中位数　(7.12)

求得 F 值后，以相应自由度查 F 临界值表，得出 P 值，作出统计推断。

(四) 方差齐性检验基本步骤

对例 7.3 进行方差齐性检验

1. 建立检验假设，确定检验水准

$H_0:\sigma_1=\sigma_2$，即静脉注射与口服治疗后的血红蛋白增量的总体方差相同

$H_1:\sigma_1\neq\sigma_2$，即静脉注射与口服治疗后的血红蛋白增量的总体方差不相同

$\alpha=0.10$

2. 计算检验统计量，确定 P 值，作出统计推断

(1) F 检验　根据式(7.7)计算

$$F=\frac{S_1^2}{S_2^2}=\frac{10.33^2}{9.44^2}=1.20$$

查 F 临界值表(附表 4)，$\alpha=0.10$，$\nu_1=20$(表中无 19)，$\nu_2=19$ 时，$F_{0.1/2,(20,19)}=2.15$，本例 $F<2.15$，因此 $P>0.10$。尚不能认为两样本的总体方差不相同。

(2) Bartlett χ^2 检验

1) 根据式(7.4)计算

$$S_C^2=\frac{(20-1)\times10.33^2+(20-1)\times9.44^2}{20+20-2}=97.91$$

2) 根据式(7.8)计算

$$\chi^2=\frac{(20-1)\ln\dfrac{97.91}{10.33^2}+(20-1)\ln\dfrac{97.91}{9.44^2}}{1+\dfrac{\left(\dfrac{1}{20-1}+\dfrac{1}{20-1}\right)-\dfrac{1}{40-2}}{3(2-1)}}=0.150$$

查 χ^2 临界值表(附表 7)，$\alpha=0.10$，$\nu=1$ 时，$\chi^2_{0.1,1}=2.71$，本例 $\chi^2<2.71$，因此 $P>0.10$。结

论同前。

(3) Levene检验的SPSS实现过程 进行两独立样本 t 检验:"Analyze"→"Compare Means"→"Independent-Sample T Test..."。

在输出"Levene's Test for Equality of Variances"结果中,得到 $F=0.138$,$P=0.712$,即 $P>\alpha=0.10$。结论同前。

三、变量变换

t 检验的应用条件是样本资料服从正态分布;如是两样本均数比较时,尚需总体方差齐;若总体方差不齐,可采用 t' 检验。如果资料明显不符合检验条件,可以通过变量变换的方法加以改善。

变量变换(transformation of variables)是将数据作某种函数转换,使资料服从正态分布,并尽可能达到各组间方差齐。一般情况下,一种适当的函数转换可同时实现以上两个目的,但对结果的解释可能不如原始变量方便、直接。常用的变量变换方法有对数变换、平方根变换、倒数变换、平方根反正弦变换等。

1. 对数变换(logarithmic transformation) 通过对数变换将原始数据取自然对数或常用对数,即 $X'=\ln X$ 或 $X'=\ln(X+1)$。主要适用于:①对数呈正态分布的资料,如血液中抗体滴度、人体中某些微量元素的分布,以及环境中某些污染物的分布等;②标准差与均数成比例,或变异系数接近甚至等于某一常数的资料。

2. 平方根变换(square root transformation) 通过平方根变换将原始数据开算术平方根,即 $X'=\sqrt{X}$ 或 $X'=\sqrt{X+0.5}$。主要适用于:①方差与均数成比例的资料;②服从泊松分布的计数资料或轻度偏态的资料,如放射性物质在单位时间内的放射次数等。

3. 倒数变换(reciprocal transformation) 指取原始数据的倒数,即 $X'=\frac{1}{X}$。主要适用于数据两端波动较大的资料,通过取倒数以减少极端值的影响。

4. 平方根反正弦变换(arcsine square root transformation) 指将原始数据开平方根再取反正弦,又称角度变换(angular transformation),即 $X'=\sin^{-1}\sqrt{X}$ 或 $X'=\left(\frac{\pi}{180}\right)\sin^{-1}\sqrt{X}$,$\pi$ 为圆周率。主要适用于服从二项分布的率或百分比的资料。当总体率较小或较大时,对样本率进行此种变换,可使资料接近正态分布和满足方差齐性要求。

第五节 假设检验中需注意的问题

一、两类错误

(一) Ⅰ型错误和Ⅱ型错误的概念

假设检验是根据有限的样本资料提供的信息对其总体作推断,通过比较样本统计量的概率 P 值与事先设定 α 水准的大小,来推断做出结论,但结论有可能犯错误。当假设检验结论为拒绝 H_0 时,有可能拒绝了事实上成立的 H_0,此类错误称为Ⅰ型错误(type Ⅰ error),其概率为 α。对于某个具体事件来说,如拒绝 H_0,其Ⅰ型错误概率 α 的估计值为 $P(P\leqslant\alpha)$。当假设检验不拒绝

H_0 时，有可能没有拒绝事实上不成立的 H_0，此类错误称为Ⅱ型错误(type Ⅱ error)，其概率用 β 表示。β 值可通过计算估计。表 7.11 为假设检验结论与事实对比的可能情况。

表 7.11 假设检验中可能的两类错误及其概率

客观实际	假设检验的结果	
	拒绝 H_0	不拒绝 H_0
H_0 成立	Ⅰ型错误(α)	推论正确($1-\alpha$)
H_0 不成立	推论正确($1-\beta$)	Ⅱ型错误(β)

(二) Ⅰ型错误和Ⅱ型错误的关系

图 7.2 反映了两种错误概率大小间关系。当样本例数一定时，α 越大，β 越小；α 越小，β 越大。由于 β 未知，可通过选择 α 的大小来控制 β。要同时减小 α 和 β，只有通过扩大样本例数，即使图中 t 分布曲线向标准正态曲线趋近，使尾部面积减小。

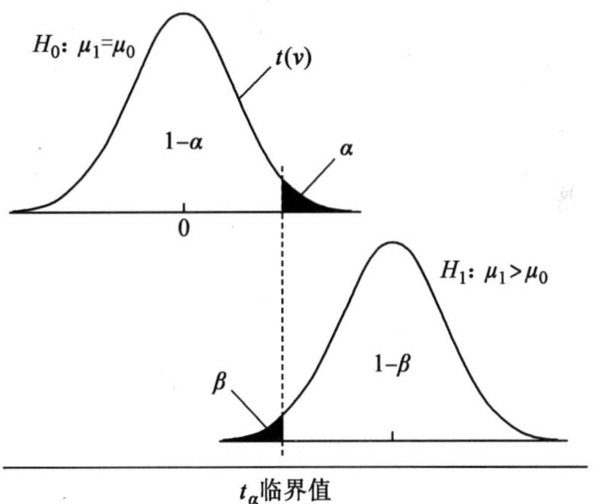

图 7.2 t 检验中的两类错误

在实际中，应权衡两类错误中哪一类错误影响更大，以确定 α 的大小。理论上若要减小Ⅰ型错误，α 可取小一些，如 0.01；若要减小Ⅱ型错误，α 可取大一些，如 0.05、0.10，甚至 0.20 等。在前述正态性和方差齐性检验中，一般常取 $\alpha=0.10$，旨在减小Ⅱ型错误的概率。

(三) 检验效能

$1-\beta$ 称为检验效能(power of a test)，也称为把握度，是指当两总体参数确有差别(即事实上 H_0 不成立)时，按 α 水准通过假设检验能发现它们有差别(即拒绝 H_0)的概率。如 $1-\beta=0.90$，表示若两总体参数确有差别，即事实上 H_0 不成立，而 H_1 成立，则理论上平均每 100 次抽样中，在 α 的检验水准上有 90 次拒绝 H_0。

二、P 值的含义

在检验假设成立的前提下，即从 H_0 规定的总体中随机抽样，在双侧检验时，由样本数据计算出相应检验统计量，P 值就是根据此类统计量的概率分布特征，求得等于或大于该统计量绝对值的概率。例如在单样本 t 检验中，假设从正态总体中随机抽取的样本，由样本的例数、均数及标准差计算出检验统计量 t 值，其所对应的 P 值的含义为：在 H_0 成立的情况下，在双侧检验时，通过抽样获得样本统计量 $|t|\geqslant t_{\alpha/2,\nu}$ 的概率。这里必须强调的是，P 值并不是检验假设成立的概率大小。

正确理解 P 值的含义首先需了解其与检验水准 α 的关系。α 是根据检验需要事先选定并确定为小概率事件的水准，通常取 0.05 或 0.01。当对某样本计算的 P 值有 $P\leqslant\alpha$，表示该抽样为小概率事件，一般认为在一次抽样中不大可能得到此样本，因而拒绝 H_0 而接受 H_1。但 P 值再小，也不表示事件不会发生，只是发生的概率较低而已，即拒绝 H_0 时也可能犯错误(Ⅰ型错误)。

因此，P 值的意义是说明拒绝 H_0 接受 H_1 时所犯Ⅰ型错误的大小。当 $P \leqslant \alpha$ 时，通常认为按Ⅰ型错误不超过 α 的水平拒绝 H_0 而接受 H_1，实际上犯Ⅰ型错误的概率为 P。

三、单侧检验与双侧检验

例 7.1 中，如果事先根据专业知识，患某病（如慢性肾病）不会使血红蛋白水平升高，则检验的检验假设为 $H_0: \mu = 140.0$ g/L，而对应的备择假设应为 $H_1: \mu < 140.0$ g/L，理论上由 $\dfrac{\overline{X} - \mu_0}{S_{\overline{X}}}$ 计算的检验统计量的值应分布于 t 分布曲线左侧，其 P 值为概率曲线中 $t \leqslant t_{\alpha,\nu}$ 的面积，此称为单侧检验（one-sided test）。在例 7.1 中，如不清楚患此疾病是升高还是降低男性的血红蛋白水平，则建立的检验假设是 $H_0: \mu = 140.0$ g/L，而对应的备择假设是 $H_1: \mu \neq 140.0$ g/L，其中 H_1 就包括了 $\mu < 140.0$ g/L（患者血红蛋白水平低于健康者）和 $\mu > 140.0$ g/L（患者血红蛋白水平高于健康者），因此计算的统计量所对应的 P 值为概率曲线分布中 $|t| \geqslant t_{\alpha/2,\nu}$ 的面积，称为双侧检验（two-sided test）。

对同一资料计算相同统计量进行双侧检验和单侧检验，单侧检验所得的 P 值一般小于双侧检验的 P 值。如统计量的概率分布曲线是对称的，则单侧检验所得 P 值是双侧检验 P 值的一半。因此，单侧检验较双侧检验更易获得较小的 P 值，从而拒绝 H_0 而接受 H_1，即单侧检验倾向于得到阳性结果。单侧检验的选择主要凭借专业知识和根据研究目的在计划阶段时确定，而不能在得出统计量时根据 P 值大小或其他需要主观上去选择。

四、假设检验方法的应用条件

任一种检验方法都有其相应的适用条件。在实际应用中，应根据设计类型、变量类型、样本例数等因素选择合适的检验方法。如在单样本 t 检验中，要求研究的样本来自正态分布总体；在配对样本 t 检验中，要求差值数据所组成的样本来自正态分布总体；在两独立样本 t 检验中，要求各样本均来自正态分布总体，并且两总体方差齐，如方差不齐，则可选择 t' 检验。在后面将要介绍的方差分析、χ^2 检验等均有其相应的适用条件。

五、假设检验与置信区间的关系

假设检验是根据比较样本差异来推断总体参数是否不同，而置信区间则根据样本信息估计总体参数所在范围。假设检验和置信区间从两个不同方面进行描述和分析，但检验效果是等价的。

（一）置信区间可用于回答假设检验的问题

置信区间总是与特定的假设检验相联系，通过样本资料计算的置信区间若包含了检验假设 H_0，则按 α 水准，不拒绝 H_0；若不包含 H_0，则按 α 水准，拒绝 H_0，接受 H_1。如例 7.1 中利用置信区间的方法估计患病男性的血红蛋白总体均数，按 $\overline{X} \pm t_{\alpha/2,\nu} \dfrac{S}{\sqrt{n}}$ 计算其 95% 置信区间为 (98.51, 110.29) g/L，该区间不包括“$H_0: \mu = 140.0$ g/L，即男性患者的血红蛋白水平与健康男性相等”所规定的总体参数，因此，按 $\alpha = 0.05$ 水准，拒绝 H_0，这与前述假设检验的结论是一致的。

对同一资料，若假设检验在 α 水准拒绝 H_0，则其 $1-\alpha$ 置信区间一定不包括所规定的总体参数；反之亦然。置信区间除能完成假设检验的任务外，还能提供两总体参数间差值有多大(即双侧时上限和下限值，单侧时上限值或下限值)，是否具有实际意义(尤其在拒绝 H_0 时)等信息，如在临床治疗上是否达到所要求的标准。

(二) 假设检验可提供置信区间不能提供的信息

当假设检验结论为拒绝 H_0 时，可以报告确切的 P 值，能较为准确地说明检验结论的概率保证或犯Ⅰ型错误的大小，而置信区间只能在预先给定的置信度 95%或 99%上进行推断。

可见两者既有联系，又有区别，建议同时报告两者的结果。

六、统计学意义与实际意义

当假设检验的结论为 $P>\alpha$ 时，不拒绝 H_0，表示差异无统计学意义，说明样本统计量之间的差值由抽样误差所获得的可能性较大，即尚不能认为被推断的两总体参数有差别，但这不应该被理解为所推断的两总体参数间绝对无差别或者差别不大。

当检验结论为 $P\leqslant\alpha$ 时，即拒绝 H_0 而接受 H_1，表示差异有统计学意义，说明样本统计量之间的差值并非仅由抽样误差所致，亦即被推断的两总体参数有统计学差别。但所推断的两总体参数的差别有多大，是否具有实际意义等需结合专业知识进行分析和判断，统计学假设检验本身不能给予进一步回答。实际上在大样本比较时，没有临床意义或实际意义很小的差别，在统计学上也许有统计学意义。因此，有统计学意义并不等于有实际临床意义，后者主要依靠专业知识来确定。

案例讨论

(艾自胜　赵艳芳　孔雨佳)

数字课程学习……

数据集　小结　专业术语　教学 PPT　思考与练习　自测题

第八章　计量资料多组均数的比较——方差分析

学习目标

1. 能够描述方差分析的基本思想与步骤。
2. 能够运用不同设计类型资料的方差分析方法。
3. 能够运用多样本间两两比较的检验方法。
4. 能够理解方差分析的应用条件及检验方法。
5. 能够运用统计软件对实际资料进行方差分析。

例 8.1　绝经后骨质疏松症是原发性骨质疏松症中最常见的类型，其特点是骨量减少。有研究者为探讨雌激素预防骨质疏松症的作用，用去卵巢雌性 SD 大鼠建立绝经后骨质疏松症动物模型，观察卵巢切除后补充 17β -雌二醇对大鼠骨量的影响。该研究者将 30 只 10 月龄 SD 雌性大鼠随机分为假手术组、卵巢切除组和卵巢切除后补充 17β -雌二醇组，每组 10 只，12 周后处死大鼠，取其股骨测定质量，结果见表 8.1（数据集：例 08 - 01. sav）。

表 8.1　三组大鼠股骨质量(mg)

	卵巢切除后补充 17β -雌二醇组 ($i=1$)	卵巢切除组 ($i=2$)	假手术组 ($i=3$)	合计
X_{ij}	744	730	736	
	722	638	802	
	806	713	722	
	645	691	685	
	785	522	754	
	652	667	633	
	728	625	813	
	668	596	616	
	632	611	624	
	765	540	818	
n_i	$n_1=10$	$n_2=10$	$n_3=10$	$N=30$
$\overline{X}_i$	$\overline{X}_1=714.7$	$\overline{X}_2=633.3$	$\overline{X}_3=720.3$	$\overline{X}=689.4$
S_i	$S_1=62.1$	$S_2=69.3$	$S_3=78.3$	$S=78.9$

本例中涉及三组样本之间的比较，如采用上一章介绍的 t 检验来分析，会增加犯Ⅰ型错误的概率。假定 $\alpha=0.05$，对三个样本均数之间的比较共需进行三次 t 检验，则一次 t 检验中不犯

Ⅰ型错误的概率为 1－0.05＝0.95，三次 t 检验中均不犯Ⅰ型错误的概率为 $0.95^3 \approx 0.86$，那么"三次检验中至少有一次检验犯Ⅰ型错误"的概率最终成为 1－0.86＝0.14，当用 t 检验完成了三个样本均数之间的比较后，总的 α 由 0.05 增大到 0.14。可见，当欲比较三个及三个以上的样本均数时，t 检验将增大犯Ⅰ型错误的概率。此时，统计学中常采用另一种假设检验方法——方差分析(analysis of variance，ANOVA)。方差分析是 20 世纪 20 年代由英国著名统计学家 R. A. Fisher 提出并发展起来的一类统计分析方法，又称为 F 检验(F test)，用于推断两个或多个样本均数能代表的总体均数是否存在差异。

第一节　方差分析的基本思想

对例 8.1 资料进行简单计算可以看出(表 8.1)，三组大鼠股骨质量的均数分别为 714.7 mg、633.3 mg 及 720.3 mg，各不相等，这种差异可能由两种原因导致：①由处理因素引起，即卵巢切除和/或卵巢切除后补充雌激素对大鼠骨量有一定的影响；②由抽样误差引起，即三组的总体均数相同，但由于大鼠个体差异和骨量测量误差等使得各组均数各不相等。本例研究的目的是判断三种不同处理的效应是否有差别，因此必须考虑随机误差的影响后才能作出推断。

方差分析的基本思路就是把全部观测值间的变异(即总变异)，按设计和研究需要分解成两个或多个部分，通过比较各部分的相对贡献大小作出推断。在本例中，全部大鼠骨量的总变异可分解为组间变异和组内(即误差)变异。

1. 总变异　30 只大鼠股骨质量的大小不同所引起的总变异程度，这种变异称为总变异(total variation)，其大小用全部观测值与总均数间的离差的平方和，即离均差平方和(sum of squares of deviations from mean，SS)表示，记为 $SS_{总}$，计算公式为

$$SS_{总} = \sum_{i=1}^{k}\sum_{j=1}^{n_i}(X_{ij} - \overline{X})^2, \quad \nu_{总} = N - 1 \qquad (8.1)$$

式中 k 代表处理组数，本例 $k=3$，$i=1,2,\cdots,k$；n_i 代表 k 个组中第 i 组的例数，本例中 $n_1=n_2=n_3=10$；X_{ij} 代表第 i 个处理组的第 j 个数据，$j=1,2,\cdots,n_i$，见表 8.1；$\overline{X}$ 表示全部数据均数，本例中为 689.4 mg；N 代表总例数，本例为 30。

2. 组间变异　三组大鼠彼此组间股骨质量均数的变异程度，这种变异称为组间变异(variation between groups)。它反映实验处理因素引起的变异(如卵巢切除、补充雌激素的处理确实有作用)，也包括随机误差引起的变异(如大鼠个体差异和骨量测量误差的影响)。其大小用各组均数与总均数的离差的平方和表示，记为 $SS_{组间}$，计算公式为

$$SS_{组间} = \sum_{i=1}^{k} n_i(\overline{X}_i - \overline{X})^2, \quad \nu_{组间} = k - 1 \qquad (8.2)$$

3. 组内变异　各组内大鼠股骨质量个体间的变异程度，仅反映随机误差，这种变异称为组内变异(variation within groups)，又称误差变异，用组内各鼠的股骨质量与该组均数的离差的平方和表示(也称误差平方和)，记为 $SS_{误差}$，计算公式为

$$SS_{误差} = SS_{组内} = \sum_{i=1}^{k}\sum_{j=1}^{n_i}(X_{ij} - \overline{X}_i)^2, \quad \nu_{误差} = \nu_{组内} = N - k \qquad (8.3)$$

三种变异间存在以下关系：总变异为组间变异与误差变异的和。

$$SS_{总}=SS_{组间}+SS_{误差}, \quad \nu_{总}=\nu_{组间}+\nu_{误差} \tag{8.4}$$

总变异、组间变异和误差变异的大小均与各自的自由度有关,因此将各类变异除以相应的自由度,即为各自的均方(mean square,MS),反映平均变异的大小。方差分析的统计量 F 就是组间均方 $MS_{组间}$ 与误差均方 $MS_{误差}$(此例中即为组内均方 $MS_{组内}$)的比值。

$$F=\frac{MS_{组间}}{MS_{误差}}=\frac{SS_{组间}/\nu_{组间}}{SS_{误差}/\nu_{误差}}, \quad \nu_1=\nu_{组间}, \quad \nu_2=\nu_{误差}=\nu_{组内} \tag{8.5}$$

方差分析中对统计量 F 进行检验,其检验假设 H_0:各组的总体均数相同,或各样本来自同一总体(即处理因素无效应)。在 H_0 成立的条件下,组间变异与误差变异接近,即理论上 $MS_{组间}=MS_{误差}$,$F=1$。但由于抽样误差的影响,$F\approx1$。反之,若各组的总体均数不同(即处理因素有效应),则组间变异不仅反映随机误差,还包括处理因素的效应,此时组间均方应明显大于误差均方,即 $MS_{组间}>MS_{误差}$,$F>1$。

F 值要大到何种程度才有统计学意义,可以通过查 F 临界值表(附表 4)确定 P 值,作出统计推断。若 $F\geqslant F_{\alpha,(\nu_1,\nu_2)}$,则 $P\leqslant\alpha$,按 α 水准拒绝 H_0,接受 H_1,可以认为各组的总体均数不等或不全相等(即处理因素有效应);反之,若 $F<F_{\alpha,(\nu_1,\nu_2)}$,则 $P>\alpha$,按 α 水准不拒绝 H_0,尚不能认为各组的总体均数不等(即尚不能认为处理因素有效应)。

方差分析的基本思想是:根据资料的设计类型确定变异的来源、种类,将全部观测值之间的总变异相应地分解为两个或多个部分,除随机误差外,其余每个部分的变异都可由某个因素的作用加以解释,通过比较不同变异来源的均方,借助 F 分布作出统计推断,以判断某因素是否有效应。

第二节 多个独立样本均数的比较

多个独立样本均数的方差分析,属单因素方差分析(one-way ANOVA),适用于完全随机设计分组或从抽样得到的多组独立样本均数的比较。

一、基本步骤

例 8.1 属三个独立样本均数的比较,其基本思想如第一节所述。在假设各组数据服从正态分布并方差齐的前提下,按式(8.1)至式(8.5)可计算统计量 F 值。其假设检验过程如下。

1. 建立检验假设,确定检验水准

$H_0:\mu_1=\mu_2=\mu_3$,即三组大鼠股骨质量的总体均数相等

H_1:三组大鼠股骨质量的总体均数不相等或不全相等(或至少有两组的总体均数不相等)

$\alpha=0.05$

2. 计算检验统计量 根据式(8.1)计算总变异和总自由度

$$SS_{总}=(744-689.4)^2+(722-689.4)^2+\cdots+(624-689.4)^2+(818-689.4)^2$$
$$=180\ 585.37$$
$$\nu_{总}=30-1=29$$

根据式(8.2)计算组间变异和组间自由度

$$SS_{组间}=10\times(714.7-689.4)^2+10\times(633.3-689.4)^2+10\times(720.3-689.4)^2$$
$$=47\ 421.1$$
$$\nu_{组间}=3-1=2$$

根据式(8.3)计算误差变异和误差自由度

$$\begin{aligned}SS_{误差} &= (744-714.7)^2+(722-714.7)^2+\cdots+(765-714.7)^2+\\&\quad (730-633.3)^2+(638-633.3)^2+\cdots+(540-633.3)^2+\\&\quad (736-720.3)^2+(802-720.3)^2+\cdots+(818-720.3)^2\\&=133\ 164.3\\ \nu_{误差} &= 30-3=27\end{aligned}$$

$SS_{误差}$和$\nu_{误差}$亦可通过式(8.4)求得。

根据式(8.5)有

$$F=\frac{47\ 421.1/2}{133\ 164.3/27}=4.81,\quad \nu_1=2,\quad \nu_2=27$$

3. 确定 P 值,作出统计推断　查 F 临界值表(附表 4 方差分析用),$\nu_1=2$,$\nu_2=27$ 时,$F_{0.05,(2,27)}=3.35$,本例 $F>3.35$,故 $P<0.05$。

按 $\alpha=0.05$ 水准,拒绝 H_0,接受 H_1,三组均数差异有统计学意义,可认为三组的总体均数不全相等或不等,即不同的实验处理对大鼠骨量有影响。

二、SPSS 软件实现

多个独立样本均数比较的方差分析的 SPSS 软件实现如下:“Analyze”→“Compare Means”→“One-Way Anova...”。

在弹出对话框左侧的变量列表中单击选择“股骨质量[boneweight]”,单击按钮“➡”,将变量选入“Dependent List”中;单击选择分组变量“组别[group]”,单击按钮“➡”,将变量选入“Factor List”中。

单击“OK”完成。

结果见表 8.2。

表 8.2　ANOVA

股骨质量(mg)

	Sum of Squares	df	Mean Square	F	Sig.
Between Groups	47 421.067	2	23 710.533	4.807	.016
Within Groups	133 164.300	27	4 932.011		
Total	180 585.367	29			

表 8.2 为多个独立样本均数比较的方差分析的主要结果,列出了组间变异、组内(误差)变异、总变异及各自对应的自由度(df),以及组间均方、组内(误差)均方、F 值(F)和 P 值(Sig.)。可见,$F=4.807$,$P=0.016<0.05$。结论同前。

第三节　多个相关样本均数的比较

例 8.2　为研究比较甲、乙和丙三个厂家生产的某种灭蚊剂的灭蚊效果,某市疾病预防控制中心以该市 11 个不同地区的蚊群为对象进行了室内灭蚊实验,测试了不同厂家灭蚊剂对蚊的半数击倒时间(KT_{50}),资料如表 8.3,试作分析(数据集:例 08 - 02.sav)。

表 8.3 不同厂家灭蚊剂的测试结果 KT_{50}(min)

蚊群(地区编号)	甲厂	乙厂	丙厂	n_j	$\overline{X}_j$
1	3.34	4.20	3.92	3	3.82
2	3.63	5.69	4.35	3	4.56
3	3.70	4.44	3.93	3	4.02
4	4.29	4.24	5.45	3	4.66
5	5.07	5.72	5.24	3	5.34
6	2.51	3.87	3.63	3	3.34
7	3.03	4.05	2.45	3	3.18
8	5.12	6.72	4.56	3	5.47
9	4.69	4.43	4.30	3	4.47
10	5.18	6.41	4.53	3	5.37
11	4.54	5.21	4.47	3	4.74
n_i	11	11	11	$N=33$	
$\overline{X}_i$	4.10	5.00	4.26	$\overline{X}=4.45$	
S_i	0.91	1.00	0.81	$S=0.97$	

本例中将灭蚊效果的资料按灭蚊剂生产厂家和受试蚊群来源地区两个因素进行整理。其中不同厂家间的灭蚊剂是要研究的因素即处理因素,不同地区蚊群间的差别是要控制的因素,称为区组因素。区组因素不是研究关注的主要问题,是人为设置的控制因素,目的是增强组间可比性,提高统计效率。不同厂家间的灭蚊剂在同一地区使用,这样的设计类似于随机区组设计(randomized block design)。随机区组设计相当于配对设计的扩大,即先将受试对象按照影响实验结果的非处理因素相同或相近的原则配成 b 个区组(block),每个区组中有 $k(k\geqslant 3)$ 个受试对象,分别随机地分配到 k 个处理组。本例包括 11 个区组(不同地区的蚊群)和 3 个处理组(不同厂家生产的灭蚊剂),数据表中的每个格子只有 1 个观测值,不同厂家的灭蚊剂在相同的地区使用,同一地区的蚊群特征相同,观测值之间具有相关性,因此本例的问题是多个相关样本均数比较的问题。可采用无重复数据的两因素方差分析(two-way ANOVA)。

一、基本步骤

本例中灭蚊剂的灭蚊效果数据间的变异主要由不同灭蚊剂厂家、不同蚊群地区和随机误差引起,因此总变异可分解为处理组(灭蚊剂厂家)间变异、区组(蚊群地区)间变异和误差变异。总变异 $SS_{总}$ 及其 $\nu_{总}$、处理组间变异 $SS_{处理}$ 及其 $\nu_{处理}$ 可按前述方法计算。区组间变异 $SS_{区组}$ 反映蚊群地区间的差异,也包括随机误差。其计算方法类似于前述处理组间变异,即各区组的均数(3.82、4.56、…、4.74)与总均数(4.45)的离差的平方和。

$$SS_{区组}=\sum_{j=1}^{b}n_j(\overline{X}_j-\overline{X})^2,\quad \nu_{区组}=b-1 \tag{8.6}$$

在随机区组设计中总变异分解为

$$SS_{总}=SS_{处理}+SS_{区组}+SS_{误差},\quad \nu_{总}=\nu_{处理}+\nu_{区组}+\nu_{误差} \tag{8.7}$$

据此，计算出 $SS_{误差}$ 及 $\nu_{误差}$，计算统计量 F 值

$$F=\frac{MS_{处理}}{MS_{误差}}=\frac{SS_{处理}/\nu_{处理}}{SS_{误差}/\nu_{误差}},\quad \nu_1=\nu_{处理},\quad \nu_2=\nu_{误差} \tag{8.8}$$

若 $F\geqslant F_{\alpha,(\nu_1,\nu_2)}$，则 $P\leqslant\alpha$，可认为各厂家灭蚊剂的灭蚊效果不同或不全相同；反之，若 $F<F_{\alpha,(\nu_1,\nu_2)}$，则 $P>\alpha$，尚不能认为它们灭蚊效果不同或不全相同。

本例中，由不同区组和不同处理组构成的每个格子中只有 1 个观测值，因此无须也无法考虑不同区组和不同处理组条件下资料的正态性和方差齐性。但仍需如完全随机设计方差分析一样，对各处理组的正态性及处理组间的方差齐性进行检验。经检验，不同厂家的半数击倒时间（KT_{50}）均服从正态分布且方差齐。故按式（8.1）至式（8.8）计算统计量 F 值。例 8.2 假设检验过程如下。

1. 建立检验假设，确定检验水准

H_0：三个厂家灭蚊剂的灭蚊效果相同

H_1：三个厂家灭蚊剂的灭蚊效果不同或不全相同

$\alpha=0.05$

2. 计算检验统计量　根据式（8.1）计算总变异和总自由度

$$SS_{总}=(3.34-4.45)^2+(3.63-4.45)^2+\cdots+(4.53-4.45)^2+(4.47-4.45)^2=29.93$$

$$\nu_{总}=33-1=32$$

根据式（8.2）计算处理组（厂）间变异和处理组（厂）间自由度

$$SS_{处理}=11\times(4.10-4.45)^2+11\times(5.00-4.45)^2+11\times(4.26-4.45)^2=5.07$$

$$\nu_{处理}=3-1=2$$

根据式（8.6）计算区组（地区）间变异和区组（地区）间自由度

$$SS_{区组}=3\times(3.82-4.45)^2+3\times(4.56-4.45)^2+\cdots+3\times(4.74-4.45)^2=18.74$$

$$\nu_{区组}=11-1=10$$

根据式（8.7）计算误差变异和误差自由度

$$SS_{误差}=29.93-5.07-18.74=6.12$$

$$\nu_{误差}=32-2-10=20$$

根据式（8.8）有

$$F=\frac{5.07/2}{6.12/20}=8.28,\quad \nu_1=2,\quad \nu_2=20$$

3. 确定 P 值，作出统计推断　查 F 临界值表（附表 4），$\nu_1=2$，$\nu_2=20$ 时，$F_{0.05,(2,20)}=3.49$，本例 $F>3.49$，故 $P<0.05$。

按 $\alpha=0.05$ 水准，拒绝 H_0，接受 H_1，三组均数差异有统计学意义，可认为三个厂家灭蚊剂的灭蚊效果不同或不全相同。

二、SPSS 软件实现

多个相关样本均数比较的方差分析的 SPSS 软件操作如下："Analyze"→"General Linear Model"→"Univariate..."。

在弹出的对话框中，将左侧变量列表中"灭蚊效果[KT_{50}]"选入"Dependent Variable"中；将变量"厂家[group]"和"蚊群地区[location]"选入"Fixed Factor(s)"中。

单击"Model..."，在弹出对话框中的"Specify Model"下选择"Custom"；"Build Term(s) Type"下选择"Main effects"，然后将左侧"Factors & Covariates"中"group"和"location"选入"Model"中；在"Sum of squares"下选择"Type Ⅲ"，将"Include intercept in Model"选中。然后单击"Continue"。

单击"Options..."，将弹出对话框中"Significance level"设置为 0.05，然后单击"Continue"。

单击"OK"完成。

结果见表 8.4。

表 8.4 Tests of Between-Subjects Effects

Source	Type Ⅲ Sum of Squares	df	Mean Square	F	Sig.
Corrected Model	23.854[a]	12	1.988	6.543	.000
Intercept	654.017	1	654.017	2 152.849	.000
Location	18.792	10	1.879	6.186	.000
Group	5.062	2	2.531	8.331	.002
Error	6.076	20	.304		
Total	683.946	33			
Corrected Total	29.930	32			

a:R Squared=.797 (Adjusted R Squared=.675).

表 8.4 为多个相关样本均数比较的方差分析的主要结果，表中列出处理组间(Group)变异、区组间(Location)变异、误差(Error)变异、总(Total)变异及各自对应的自由度(df)，以及处理组间均方、区组间均方、误差均方、F 值(F)和 P 值(Sig.)。本例中不同厂家间的方差分析结果：$F=8.33$，$P=0.002<0.05$。结论同前。

第四节 多个样本均数的多重比较

在例 8.1 及例 8.2 中，当方差分析的结果为拒绝 H_0，接受 H_1，即样本均数差异有统计学意义时，认为多个总体均数不等或不全等，即至少有两个总体均数不等。如果要进一步说明多组中究竟哪两组总体均数有差别，需要进一步作多个样本均数的两两比较，如直接用前述第七章两均数 t 检验方法，将增加犯Ⅰ型错误的概率。因此，多个均数间两两比较不宜用 t 检验，应采用下面所介绍的多重比较(multiple comparison)。根据研究设计，多重比较可分为两类：所有均数间两两比较和某些均数间两两比较。

一、所有均数间两两比较

在研究设计阶段未预先考虑到是否进行均数的两两比较，而经假设检验得出多个总体均数不全相等的提示后，才决定进行多个均数的两两事后比较，属于探索性分析，可采用 SNK (Student-Newman-Keuls)检验、Bonferroni t 检验等。现介绍常用的 SNK 检验，其检验统计量为 q，也称 q 检验，计算公式为

$$q=\frac{|\overline{X}_A-\overline{X}_B|}{S_{\overline{X}_A-\overline{X}_B}}=\frac{|\overline{X}_A-\overline{X}_B|}{\sqrt{\frac{MS_{误差}}{2}\left(\frac{1}{n_A}+\frac{1}{n_B}\right)}},\quad \nu=\nu_{误差} \tag{8.9}$$

上式中，分子为任意两个对比组 A、B 的样本均数之差的绝对值，分母是均数差的标准误；n_A 和 n_B 分别为 A 和 B 两个样本的例数；$MS_{误差}$ 为方差分析中计算得到的误差均方，自由度为 $\nu_{误差}$，因此统计量 q 中包含了所比较两样本之外的其他样本信息。通过查相应 q 临界值表确定 P 值范围。

例 8.3　如要对例 8.2 中三个厂家灭蚊剂的灭蚊效果进行两两比较，其假设检验过程如下。

1. 建立检验假设，确定检验水准

$H_0:\mu_A=\mu_B$，即对比两厂(A、B 组)灭蚊剂的灭蚊效果相同

$H_1:\mu_A\neq\mu_B$，即对比两厂(A、B 组)灭蚊剂的灭蚊效果不相同

$\alpha=0.05$

2. 计算检验统计量

(1) 将三个样本均数按由小到大的顺序依次排列，并编上组次。

组别	甲厂	丙厂	乙厂
均数	4.10	4.26	5.00
组次	1	2	3

(2) 计算差值的标准误。本例中各组例数均为 11，$MS_{误差}=0.304$，因此任两组均数差值的标准误相等。

$$S_{\overline{X}_A-\overline{X}_B}=\sqrt{\frac{0.304}{2}\left(\frac{1}{11}+\frac{1}{11}\right)}=0.166$$

(3) 计算 q 统计量。根据式(8.9)和前述例 8.2 的结果，计算出 q 值(表 8.5 第 3 列)，以及对比两组所跨越的组数 a(表 8.5 第 4 列)和前述计算 $MS_{误差}$ 的 $\nu_{误差}$(20)。

3. 确定 P 值，作出统计推断　查 q 临界值表(附表 5)，得到不同自由度和组数 a 的 q 临界值(表 8.5 第 5 和第 6 列)。经比较，甲厂与乙厂、乙厂与丙厂比较所对应的 P 值均小于 0.05，$P<\alpha$。

表 8.5　例 8.2 的 SNK 检验计算表

对比组 A 与 B (1)	$\lvert\overline{X}_A-\overline{X}_B\rvert$ (2)	统计量 q 值 (3)	组数 a (4)	q 临界值		P 值 (7)
				0.05 (5)	0.01 (6)	
甲厂与乙厂	0.90	5.42	3	3.58	4.64	<0.01
甲厂与丙厂	0.16	0.96	2	2.95	4.02	>0.05
乙厂与丙厂	0.74	4.46	2	2.95	4.02	<0.01

按 $\alpha=0.05$ 水准，甲厂与乙厂、乙厂与丙厂比较时均拒绝 H_0，接受 H_1，可认为在灭蚊效果上，甲厂、丙厂均优于乙厂，但甲厂与丙厂比较时不拒绝 H_0，因此尚不能认为甲厂与丙厂间有差别。

二、某些均数间两两比较

根据研究目的或专业知识在设计阶段就计划好对某些特定组间进行比较，如多个处理组与对照组的比较，或某一对或几对在专业上有特殊意义的均数间的比较，属于事先有明确假设的验证性分析，检验方法有 LSD - t 检验、Dunnett - t 检验、Bonferroni t 检验等。现介绍前两种方法。

LSD - t 检验即最小显著性差异(least significant difference)t 检验，常用于某一对或几对在专业上有特殊意义的均数间的比较，其检验统计量 t 的计算公式为

$$t=\frac{|\overline{X}_E-\overline{X}_C|}{S_{\overline{X}_E-\overline{X}_C}}=\frac{|\overline{X}_E-\overline{X}_C|}{\sqrt{MS_{误差}\left(\frac{1}{n_E}+\frac{1}{n_C}\right)}},\quad \nu=\nu_{误差} \tag{8.10}$$

式中分子为要比较的处理组(E)与对照组(C)的样本均数之差的绝对值，分母是均数差的标准误；n_E 和 n_C 分别为处理组与对照组样本的例数；$MS_{误差}$ 和 $\nu_{误差}$ 分别为方差分析中误差均方和相应自由度。查 t 临界值表确定 P 值。

例 8.4 例 8.1 资料，若问卵巢切除组和卵巢切除补充雌激素组(即实验组)与假手术组(即对照组)大鼠的股骨质量是否不同，可采用 LSD - t 检验。

1. 建立检验假设，确定检验水准

$H_0:\mu_E=\mu_C$，即实验处理组与假手术对照组的股骨质量的总体均数相同

$H_1:\mu_E\neq\mu_C$，即实验处理组与假手术对照组的股骨质量的总体均数不相同

$\alpha=0.05$

2. 计算检验统计量　根据前述例 8.1 中样本均数、样本含量及 $MS_{误差}=4\,932.01$ 和式(8.10)计算 t 值(表 8.6 第 3 列)。

3. 确定 P 值，作出统计推断　查 t 临界值表(附表 2)，得 $\nu_{误差}=27$ 时相应的 t 临界值(表 8.6 第 4 和第 5 列)。经比较得出，卵巢切除组与假手术组间比较，$P<0.05$；卵巢切除补充雌激素组与假手术组间比较，$P>0.05$。

表 8.6　例 8.1 的 LSD - t 检验计算表

对比组 E 与 C (1)	$\lvert\overline{X}_E-\overline{X}_C\rvert$ (2)	统计量 t 值 (3)	t 临界值		P 值 (6)
			0.05 (4)	0.01 (5)	
卵巢切除补充雌激素组与假手术组	5.6	0.18	2.052	2.771	>0.05
卵巢切除组与假手术组	87.0	2.77	2.052	2.771	<0.05

按 $\alpha=0.05$ 水准，卵巢切除组与假手术组间比较为拒绝 H_0，接受 H_1，可认为卵巢切除后对大鼠骨量有影响；而卵巢切除补充雌激素组与假手术组间比较为不拒绝 H_0，即尚不能认为切除卵巢后再补充雌激素大鼠与假手术大鼠间在骨量上存在不同。

Dunnett - t 检验是多个实验组与对照组比较的常用检验方法，其统计量 t_D 的计算公式同式(8.10)，根据计算 $MS_{误差}$ 时的自由度 $\nu_{误差}$ 和比较中实验组数(即不包括对照组)，查Dunnett - t 临界值表(附表 6)得统计量 t_D 所对应的 P 值范围。在上例中，$\nu_{误差}=27$，实验组数 a=2，查 Dunnett - t

临界值表(附表 6),得相应的 t_D 临界值(表 8.7 第 4 和第 5 列),采用 Dunnett - t 方法计算统计量值(表 8.7 第 3 列),比较得相应 P 值(表 8.7 第 6 列)。

表 8.7 例 8.1 的 Dunnett - t 检验计算表

对比组 E 与 C (1)	$\lvert \overline{X}_E - \overline{X}_C \rvert$ (2)	统计量 t_D (3)	t_D 临界值 0.05 (4)	 0.01 (5)	P 值 (6)
卵巢切除后补充雌激素组与假手术组	5.6	0.18	2.34	3.13	>0.05
卵巢切除组与假手术组	87.0	2.77	2.34	3.13	<0.05

三、SPSS 软件实现

(一) 对例 8.2 采用 SNK 检验

多个样本均数的多重比较的 SNK 检验用 SPSS 软件实现操作如下:“Analyze”→“General Linear Model”→“Univariate...”。

在弹出的对话框中,将左侧变量列表中“灭蚊效果[KT50]”选入“Dependent Variable”中;将变量“厂家[group]”和“蚊群地区[location]”选入“Fixed Factor(s)”中。

单击“Model...”,在弹出对话框中的“Specify Model”下选择“Custom”;在“Build Term(s) Type”下选择“Main effects”,然后将左侧“Factors & Covariates”中“group”和“location”选入“Model”中;在“Sum of squares”下选择“Type Ⅲ”,将“Include intercept in Model”选中。然后单击“Continue”。

单击“Post Hoc...”,在弹出的对话框中将左侧“Factor(s)”中“group”选入右侧“Post Hoc Tests for”中;在“Equal Variances Assumed”下选中“S - N - K”。然后单击“Continue”。

单击“Options...”,将弹出的对话框中“Significance level”设置为 0.05,然后单击“Continue”。

单击“OK”完成。

结果见表 8.8。

表 8.8 Homogeneous Subsets

灭蚊效果

Student-Newman-Keuls[a,b]

厂家	N	Subset 1	 2
甲	11	4.100 0	
丙	11	4.257 3	
乙	11		4.998 2
Sig.		.511	1.000

Means for groups in homogeneous subsets are displayed. Based on observed means. The error term is Mean Square (Error) = .304.

a: Uses Harmonic Mean Sample Size = 11.000.

b: α = .05.

表 8.8 为输出 Homogeneous Subsets 结果。在表格纵标目 Subset 下的第 3 和第 4 列上，三组均数呈现从小到大排列，分为两个亚组，即甲厂与丙厂在同一亚组（$P=0.5111$），表示两者均数的差别无统计学意义；但乙厂与甲厂、丙厂均不在同一亚组，表示乙厂与甲厂、丙厂比较的检验统计量所对应的 P 值均小于 0.05（表底注有 $\alpha=0.05$），差别有统计学意义，据表中均数，可认为乙厂该指标高于甲厂和丙厂。

（二）对例 8.1 采用 LSD - t 检验和 Dunnett - t 检验

比较卵巢切除组和卵巢切除补充雌激素组（即实验组）与假手术组（即对照组）的大鼠股骨质量是否不同，其操作如下："Analyze"→"Compare Means"→"One-Way Anova..."。

在弹出的对话框中，将左侧变量列表中"股骨质量[boneweight]"选入"Dependent List"中；将分组变量"组别[group]"选入"Factor"中。

单击"Post Hoc..."，在弹出的对话框中，在"Equal Variance Assumed"下选中"LSD"和"Dunnett"，"Control category"下设置"Last"；"Test"下设置为"Two-sided"；"Significance Level"设置为 0.05；然后点击"Continue"。

单击"OK"完成。

结果见表 8.9。

表 8.9 Multiple Comparisons

Dependent Variable：股骨质量（mg）

	(I)组别	(J)组别	Mean Difference (I-J)	Std. Error	Sig.	95% Confidence Interval	
						Lower Bound	Upper Bound
LSD	雌激素组	卵巢切除组	81.400 *	31.407	.015	16.96	145.84
		假手术组	-5.600	31.407	.860	-70.04	58.84
	卵巢切除组	雌激素组	-81.400 *	31.407	.015	-145.84	-16.96
		假手术组	-87.000 *	31.407	.010	-151.44	-22.56
	假手术组	雌激素组	5.600	31.407	.860	-58.84	70.04
		卵巢切除组	87.000 *	31.407	.010	22.56	151.44
Dunnett t (2-sided)[a]	雌激素组	假手术组	-5.600	31.407	.977	-78.89	67.69
	卵巢切除组	假手术组	-87.000 *	31.407	.019	-160.29	-13.71

*：The mean difference is significant at the 0.05 level.

a：Dunnett t - tests treat one group as a control, and compare all other groups against it.

表 8.9 为采用 LSD - t 检验和 Dunnett - t 检验得到的多个样本均数的多重比较结果，LSD - t 检验的结果中列出了任意一组与其他组比较的结果，Dunnett - t 检验的结果中只列出了假手术组与卵巢切除补充雌激素组比较、假手术组与卵巢切除组比较的均数差值（Mean Difference）、均数差值标准误（Std. Error）、P 值（Sig.），以及均数差值 95%置信区间（95% Confidence Interval）。

根据表 8.9 中 LSD - t 检验的结果，卵巢切除组与卵巢切除补充雌激素组及假手术组比较，结果分别为 $P=0.015$ 和 $P=0.010$，而卵巢切除补充雌激素组和假手术组比较的结果为 $P=0.860$，表示卵巢切除组的股骨质量低于卵巢切除补充雌激素组和假手术组，而卵巢切除补充雌激素组和假手术组的差异无统计学意义。Dunnett - t 检验的结果显示，卵巢切除补充雌激素组和假手术组比较 $P=0.977$，卵巢切除组与假手术组比较 $P=0.019$，结论与 LSD - t 检验的结果一致。

第五节　方差分析的应用条件

方差分析适用于多个均数的比较，与第七章两样本均数比较的 t 检验相似，方差分析必须满足：①各样本相互独立，均服从正态分布；②各样本的总体方差相等，即方差齐。如资料不符合以上条件，需进行变量变换以改善资料特征，或采用后面章节介绍的非参数检验方法。具体检验思想及计算方法详见第七章第四节，现以例 8.1 为例，介绍 SPSS 软件如何进行正态性检验和方差齐性检验。

一、正态性检验

多组样本数据的正态性检验的 SPSS 操作为："Analyze"→"Descriptive Statistics"→"Explore..."。

在弹出对话框左侧的变量列表中，单击选择分析变量"股骨质量[boneweight]"，单击按钮"➥"，将变量选入"Dependent List"变量列表中；单击选择分组变量"组别[group]"，单击按钮"➥"，将变量选入"Factor List"中。

单击"Statistics..."，在弹出的对话框中，选择"Descriptives"，设置"Confidence Interval for Mean"为 95%，然后单击"Continue"。

单击"Plots..."，在弹出的对话框中，选中"Normality plots with tests"，然后单击"Continue"。其他为默认值。

单击"OK"完成。

结果见表 8.10。

表 8.10　Tests of Normality

	组别	Kolmogorov-Smirnov[a]			Shapiro-Wilk		
		Statistic	df	Sig.	Statistic	df	Sig.
股骨质量(mg)	雌激素组	.174	10	.200 *	.930	10	.450
	卵巢切除组	.111	10	.200 *	.962	10	.814
	假手术组	.167	10	.200 *	.903	10	.238

a：Lilliefors significance correction.

*：This is a lower bound of the true significance.

表 8.10 为多个样本的正态性检验的主要结果。采用了两种方法，其中最右侧为 Shapiro-Wilk 检验，分别给出了三组的 W 值(Statistic)、自由度(df)和相应 P 值(Sig.)。表 8.10 中三组正态性检验的统计量 W 值分别为 0.930、0.962 和 0.903，所对应的 P 值分别为 0.450、0.814 和 0.238(均>0.10)；在 Q - Q 图中，各组资料均围绕第一象限的对角线分布。具体参见第七章。

在 $\alpha=0.10$ 水准上，三组均不拒绝 H_0，可认为各样本均来自正态总体。Q-Q 图也显示三组资料均服从正态分布。

二、方差齐性检验

多组样本的方差齐性检验的 SPSS 操作为："Analyze"→"Compare Means"→"One-Way Anova..."。

在弹出对话框左侧的变量列表中单击选择"股骨质量[boneweight]"，单击按钮"➡"，将变量选入"Dependent List"中；单击选择分组变量"组别[group]"，单击按钮"➡"，将变量选入"Factor List"中。

单击"Options..."，在弹出的对话框中，在"Statistics"下选择"Homogeneity of variance test"，然后单击"Continue"。

单击"OK"完成。

结果见表 8.11。

表 8.11 Test of Homogeneity of Variances

股骨质量(mg)

Levene Statistic	df_1	df_2	Sig.
0.339	2	27	0.715

表 8.11 为多个样本的方差齐性检验的主要分析结果，Levene 方差齐性检验的统计量 $F=0.339$，$P=0.715>0.10$。在 $\alpha=0.10$ 的检验水准上，不拒绝 H_0，即三组样本所代表的总体方差相等，也就是方差齐。

案例讨论

（艾自胜 吴 骋 黄 静）

数字课程学习……

数据集 小结 专业术语 教学 PPT 思考与练习 自测题

第九章　分类变量资料的比较——卡方检验

学习目标

1. 能够阐述卡方检验的原理和应用范围。
2. 能够掌握四格表资料两独立样本率比较的方法。
3. 能够掌握配对设计资料样本率比较及关联性检验的方法。
4. 能够掌握不同应用条件下 $R \times C$ 表的卡方检验方法。

例 9.1　胃癌癌前病变是导致胃癌发生的一个重要危险因素。研究胃癌癌前病变的相关危险因素对有效预防胃癌发生具有现实的公共卫生意义。某研究人员在江苏某胃癌高发区获取了 317 例经胃镜或病理切片确诊的胃癌癌前病变病例(病例组),同时在同地区调查了 177 例经胃镜或病理切片确诊的非胃癌癌前病变对象(对照组),检测病例组和对照组幽门螺杆菌(Hp)感染情况,具体数据见表 9.1。从表 9.1 可知:病例组 Hp 感染的阳性率高于对照组(57.4%与 43.5%)。据此,能否认为胃癌癌前病变的发生与 Hp 感染有关联(数据集:例 09－01.sav)?

表 9.1　江苏某胃癌高发区胃癌癌前病变与 *Hp* 感染关联研究

组别	Hp 感染		合计
	阳性(%)	阴性	
病例组	182(57.4)	135	317
对照组	77(43.5)	100	177
合计	259	235	494

第七章所学习的定量资料两组均数比较一般采用 t 检验。例 9.1 属于分类变量资料两组率的比较,统计学上常用卡方检验(chi-square test 或 χ^2－test,也写作 χ^2 检验)。χ^2 检验是一种用途比较广泛的检验方法,除用于分类变量的统计推断外,还可用于拟合优度的检验。

第一节　两独立样本率的卡方检验

将例 9.1 整理成表 9.2。

表 9.2 江苏某胃癌高发区胃癌癌前病变与 *Hp* 感染关联研究

组别	*Hp* 感染		合计	现患率(%)
	阳性	阴性		
病例组	182(166.2)	135(150.8)	317	57.4
对照组	77(92.8)	100(84.2)	177	43.5
合计	259	235	494	52.4

注:表内括号中的数字为理论频数。

从研究设计上讲,病例组和对照组分别从胃癌高发区胃癌癌前病变病例总体和非胃癌癌前病变对照总体中随机抽样而得,病例组和对照组是两个完全独立的样本,这样的分类变量资料统计推断称为两独立样本率的比较。

表 9.2 的基本数据为

182	135
77	100

,其余数据均可由这四个格子算出。

该资料亦称为四格表(fourfold table)资料,各个格子习惯上分别表示为

a	*b*
c	*d*

。

一、χ^2 检验的基本步骤

1. 建立检验假设,确定检验水准

$H_0:\pi_1=\pi_2$,病例组与对照组总体 *Hp* 感染现患率相同

$H_1:\pi_1\neq\pi_2$,病例组与对照组总体 *Hp* 感染现患率不相同

$\alpha=0.05$

2. 计算检验统计量 本例两组对象 *Hp* 感染现患率比较,即两个样本率的比较。在检验假设 H_0 成立的情况下,即两组的现患率相同,可用两样本合并现患率 259/494=52.4%作为合并总体率的估计。在总体现患率为 52.4%的情况下,格子 *a*(第一行第一列)的 *Hp* 感染的人数理论上应为 $317\times0.524=317\times\frac{259}{494}=166.2$。其他 3 个格子的理论频数按此思路也可以算出。

经推导,四格表中的理论频数可用式(9.1)统一计算

$$T_{rc}=\frac{n_r\times n_c}{n} \tag{9.1}$$

其中 T_{rc}是第 *r* 行第 *c* 列的理论频数,n_r 是 T_{rc}所在的行合计,n_c 是 T_{rc}所在的列合计,*n* 是总例数。

如第一行第一列的理论频数为:$T_{11}=\frac{317\times259}{494}=166.2$。余类推。

引入 χ^2 统计量来表述理论频数与实际频数之间的吻合程度

$$\chi^2=\sum\frac{(A-T)^2}{T} \tag{9.2}$$

其中,*A* 代表实际频数(actual frequency),*T* 代表理论频数(theoretical frequency)。这样计

算得到的 χ^2 值又称 Pearson χ^2。在 H_0 假设成立的前提下，χ^2 值的分布近似 χ^2_ν 分布，ν 为自由度，即在行合计和列合计不变的情况下可以自由变动的格子数。对于四格表而言，只要一个格子的值确定，其他格子的值也就确定，因此它的自由度是 1。自由度可以用如下公式计算

$$\nu=(r-1)(c-1) \tag{9.3}$$

本例，检验统计量为

$$\chi^2=\sum\frac{(A-T)^2}{T}$$

$$=\frac{(182-166.2)^2}{166.2}+\frac{(135-150.8)^2}{150.8}+\frac{(77-92.8)^2}{92.8}+\frac{(100-84.2)^2}{84.2}=8.812$$

3. 确定 P 值，作出统计推断　查 χ^2 临界值表（附表 7），$\nu=1$ 时，$\chi^2_{0.05,1}=3.84$，$\chi^2_{0.005,1}=7.88$，本例 $\chi^2>7.88$，因此 $P<0.005$。按 $\alpha=0.05$ 水准，拒绝 H_0，接受 H_1，病例组与对照组的 Hp 感染现患率差异有统计学意义，可认为病例组总体 Hp 感染现患率与对照组不同。根据现有资料可认为病例组总体 Hp 感染现患率高于对照组。从专业结论上讲，也说明 Hp 感染可能与胃癌癌前病变的发生有关联。

二、χ^2 检验的基本思想

χ^2 检验的基本思想是：在 H_0 成立的条件下，两独立样本的总体率 π_1、π_2 可以看作来自总体参数为 π 的同一总体。在此条件下，经从同一总体随机抽样所得的两个样本率在一般情况下应相差不大，两独立样本所对应的四格表实际频数（A）和理论频数（T）在一般的情况下相差也应不大。

为了更好地反映在不同抽样情况下 $A-T$ 差值的分布规律，Karl Pearson 引入 χ^2 统计量，以此来反映 $A-T$ 差值的分布规律，见式（9.2）。χ^2 分布概率密度函数所对应的图形具有以下特征：①与 u、t、F 分布一样，χ^2 分布是一个连续型的分布，只有一个参数 ν 决定它的形状；②ν 越大，曲线越趋于对称，$\nu\to+\infty$，χ^2 分布趋向正态分布；③χ^2 分布图形的面积分布有规律性，记为 $\chi^2_{\alpha,\nu}$，表示自由度为 ν，χ^2 分布曲线下右侧尾部面积为 α 时 χ^2 的临界值。

从图 9.1 可知，当 ν 固定时，尾部面积越小，χ^2 值越大，反之亦然。$\chi^2_{0.05,1}=3.84$ 是指在 H_0 成立的条件下，当 $\nu=1$ 时，得到的 χ^2 值等于 3.84 的概率为 0.05，相对而言，在此条件下理论上 95% 的抽样样本其 χ^2 值都会落在 0～3.84 这个区域。根据小概率的定义，说明在 H_0 成立的条件下，χ^2 值落在大于 3.84 的区域是不大可能发生的事件。如果实际样本所计算的 χ^2 值大于 3.84，则按 $\alpha=0.05$ 水准拒绝 H_0，接受 H_1。反之，如果 χ^2 值小于 3.84，则不拒绝 H_0。

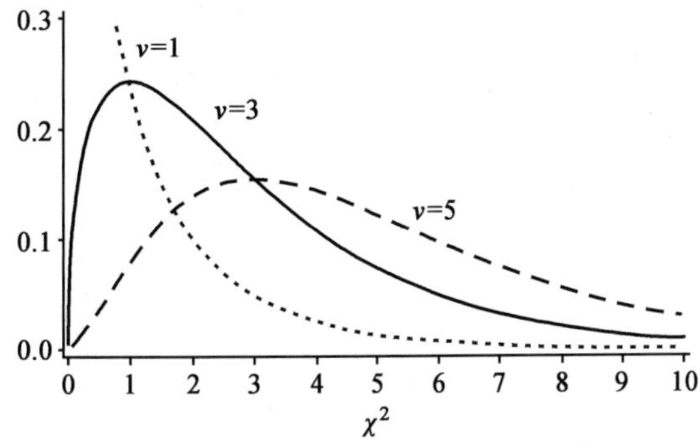

图 9.1　不同自由度条件下 χ^2 分布图形

从本例来看，$\chi^2=8.812$，该 χ^2 值比较大，也从侧面反映了实际频数与理论频数的不吻合程度。其真正原因很有可能是两样本率来自两个不同的总体，即 H_0 假设实际上是不成立的。

三、四格表资料的专用公式

为方便计算，对于四格表资料，通过推导可将式(9.2)转换成四格表的专用公式

$$\chi^2=\frac{(ad-bc)^2 n}{(a+b)(a+c)(c+d)(b+d)} \tag{9.4}$$

表 9.3　江苏某胃癌高发区胃癌癌前病变与 *Hp* 感染关联研究

分组	*Hp* 感染		合计
	阳性	阴性	
病例组	182(a)	135(b)	317($a+b$)
对照组	77(c)	100(d)	177($c+d$)
合计	259($a+c$)	235($b+d$)	494(n)

式中 a、b、c、d 分别是四格表中的四个实际频数，$n=a+b+c+d$。本例按式(9.4)计算，可得

$$\chi^2=\frac{(182\times100-135\times77)^2\times494}{317\times259\times177\times235}=8.812$$

结果与式(9.2)计算结果完全相同。

四、四格表资料校正 χ^2

χ^2 分布原本是由正态分布变量计算得到的统计量的一种分布，属于连续型分布。设 $u_1, u_2, \cdots, u_k$ 是 k 个独立的标准正态分布变量，$u_k=\frac{x_i-\mu}{\sigma}$，则 $\chi^2=u_1^2+u_2^2+\cdots+u_k^2=\sum_{i=1}^{k}\left(\frac{x_i-\mu}{\sigma}\right)^2$，自由度 $\nu=k$。而分类资料是离散的，利用式(9.2)计算的 χ^2 值是近似 χ^2 分布。对于四格表资料，当$n\geqslant40$ 且所有 $T\geqslant5$ 时，近似程度比较好，可用普通 χ^2 检验；当 $n\geqslant40$，但有 $1\leqslant T<5$ 时，计算的 P 值可能偏小，需要进行连续性校正(correction of continuity)，所用公式见式(9.5)、式(9.6)。

校正的基本公式

$$\chi^2=\sum\frac{(|A-T|-0.5)^2}{T} \tag{9.5}$$

校正的专用公式

$$\chi^2=\frac{(|ad-bc|-n/2)^2 n}{(a+b)(c+d)(a+c)(b+d)} \tag{9.6}$$

当 $n<40$ 或有 $T<1$ 时，一般不用 χ^2 检验，改用后面介绍的确切概率法计算。

例 9.2　某医院用雾化剂吸入(A 组)及中药冬病夏治(B 组)的方法治疗小儿支气管哮喘，结果见表 9.4，试比较两组有效率有无差别(数据集：例 09－02.sav)。

表 9.4 雾化剂吸入及中药冬病夏治治疗小儿支气管哮喘有效率比较

组别	有效人数	无效人数	合计	有效率(%)
A组	57(59.58)	8(5.42)	65	87.69
B组	53(50.42)	2(4.58)	55	96.36
合计	110	10	120	91.67

注:表内括号中的数字为理论频数。

1. 建立检验假设,确定检验水准

$H_0:\pi_1=\pi_2$,两种方法治疗小儿支气管哮喘总体有效率相等

$H_1:\pi_1\neq\pi_2$,两种方法治疗小儿支气管哮喘总体有效率不相等

$\alpha=0.05$

2. 计算检验统计量 本例 $n\geqslant 40$,且有一个格子 $1\leqslant T<5$,因此需要用校正后的专用公式即式(9.6)。

$$\chi^2=\frac{(|57\times 2-8\times 53|-120/2)^2\times 120}{65\times 55\times 110\times 10}=1.9072,\nu=1$$

3. 确定 P 值,作出统计推断 查 χ^2 临界值表(附表 7),$\nu=1$ 时,$\chi^2_{0.05,1}=3.84$,本例 $\chi^2<3.84$,故 $P>0.05$。

按 $\alpha=0.05$ 水准,不拒绝 H_0,两组样本率的差异无统计学意义,尚不能认为雾化剂吸入及中药冬病夏治治疗小儿支气管哮喘的疗效有差别。统计学方法选择需严谨,应当根据数据特征选择正确的统计学方法,不能根据统计结果来选择统计学方法。

五、SPSS 软件实现

由于例 9.1 是汇总数据,进行检验前需对代表频数的变量进行加权,操作为:"Data"→"Weight Cases..."。

在弹出的对话框中选择"Weight cases by",在左侧的变量列表中单击选择分析变量,单击按钮"➡",将变量"频数"选入"Frequency Variable",点击"OK"。

SPSS 进行两独立样本率的 χ^2 检验的操作为:"Analyze"→"Descriptive Statistics"→"Crosstabs..."。

在弹出对话框左侧的变量列表中单击选择分析变量,单击按钮"➡",将变量选入相应的行变量"[Row(s)]"和列变量"[Column(s)]"列表中。

点击"Statistics",选择"Chi-square";点击"Continue"。

点击"Cell",依次可以选择"Observed"(结果显示四个格子的实际频数)、"Expected"(计算四个格子的理论频数)、"Row"(结果显示按行计算的百分比)、"Column"(结果显示按列计算的百分比)及"Total"(结果显示合计的行和列百分比),点击"Continue"。

单击"OK"完成。

结果见表 9.5 和表 9.6。

表 9.5 Crosstabulation

			Hp		Total
			阳性	阴性	
组别	病例	Count	182	135	317
		Expected Count	166.2	150.8	317.0
	对照	Count	77	100	177
		Expected Count	92.8	84.2	177.0
Total		Count	259	235	494
		Expected Count	259.0	235.0	494.0

表 9.5 为四格表的频数情况，Count 为实际频数，Expected Count 为理论频数。

表 9.6 Chi-Square Tests

	Value	df	Asymp. Sig. (2 - sided)	Exact Sig. (2 - sided)	Exact Sig. (1 - sided)
Pearson Chi-Square	8.812[a]	1	.003		
Continuity Correction[b]	8.263	1	.004		
Likelihood Ratio	8.825	1	.003		
Fisher's Exact Test				.004	.002
Linear-by-Linear Association	8.794	1	.003		
N of Valid Cases	494				

a: 0 cell(0.0%) has expected count less than 5. The minimum expected count is 84.20.

b: Computed only for a 2×2 table.

表 9.6 为两独立样本率 χ^2 检验的主要结果，左侧第一部分各项分别为：Pearson χ^2（Pearson Chi-Square），连续性校正的 χ^2（Continuity Correction），对数似然比方法计算的 χ^2（Likelihood Ratio），Fisher 精确概率法（Fisher's Exact Test），线性回归分量的 χ^2（Linear-by-Linear Association），有效记录数（N of Valid Cases）。

从第二列到第六列分别为统计量（Value）、自由度（df）、双侧近似 P 值[Asymp. Sig. (2 - sided)]、双侧确切概率 P 值[Exact Sig. (2 - sided)]和单侧确切概率 P 值[Exact Sig. (1 - sided)]。

对于例 9.1，由于其满足 $n \geqslant 40$ 且所有 $T \geqslant 5$，直接选择第一行的 Pearson Chi-Square，相应的 $\chi^2 = 8.812$，双侧检验 $P = 0.003$。

对于例 9.2，由于有一个格子理论值 $1 \leqslant T < 5$，且 $n \geqslant 40$，所以需要选择 Continuity Correction，$\chi^2 = 1.907$，双侧检验 $P = 0.167$。结果见表 9.7、表 9.8，结论同前。

表 9.7　Crosstabulation

			疗效		Total
			有效人数	无效人数	
组别	A 组	Count	57	8	65
		Expected Count	59.6	5.4	65.0
	B 组	Count	53	2	55
		Expected Count	50.4	4.6	55.0
Total		Count	110	10	120
		Expected Count	110.0	10.0	120.0

表 9.8　Chi-Square Tests

	Value	df	Asymp. Sig. (2 - sided)	Exact Sig. (2 - sided)	Exact Sig. (1 - sided)
Pearson Chi-Square	2.932[a]	1	.087		
Continuity Correction[b]	1.907	1	.167		
Likelihood Ratio	3.166	1	.075		
Fisher's Exact Test				.107	.081
Linear-by-Linear Association	2.908	1	.088		
N of Valid Cases	120				

a：1 cell(25.0%) has expected count less than 5. The minimum expected count is 4.58.

b：Computed only for a 2×2 table.

第二节　两相关样本率的卡方检验

例 9.3　某研究者用罗氏培养基(A 法)和罗氏+庆大霉素培养基(B 法)分别对 120 只豚鼠皮肤真菌的生长情况进行观察，结果为罗氏培养基阳性率为 50%，而罗氏+庆大霉素培养基阳性率为 25%，共同阳性率为 20%。试比较两种培养基真菌的生长率是否不同(数据集：例 09－03.sav)。

该研究设计为配对设计，即在同一对象同时观察两种处理水平的实验效应。A、B 两种培养基真菌的生长情况有 4 种组合：A+ B+；A+ B−；A− B+；A− B−。将 120 只豚鼠皮肤真菌的生长组合情况进行统计，即可得到表 9.9。

表 9.9 两种培养基真菌生长结果比较

A 法	B 法		合计
	生长(+)	不生长(−)	
生长(+)	24(a)	36(b)	60
不生长(−)	6(c)	54(d)	60
合计	30	90	120

其中，A 法的阳性率$=\dfrac{a+b}{N}\times100\%=\dfrac{60}{120}\times100\%=50\%$

B 法的阳性率$=\dfrac{a+c}{N}\times100\%=\dfrac{30}{120}\times100\%=25\%$

两者共同的阳性率$=\dfrac{a}{N}\times100\%=\dfrac{24}{120}\times100\%=20\%$

由于该研究是配对设计，故 A、B 两法的阳性率互有关联，并不独立(部分与 a 有关)，把该设计条件下的两样本率比较叫作两相关样本率的 χ^2 检验，也称配对设计的 χ^2 检验(或McNemar χ^2 检验)。A、B 两法的阳性率之所以不同，主要还是由于 b 和 c 不同所造成的。对 b 和 c 所来自的总体 B 和 C 两总体参数是否相等进行检验，等效于对两样本率所来自的总体参数 π_1、π_2 是否相等进行检验。

一、假设检验步骤

1. 建立检验假设，确定检验水准

H_0：两种培养基的生长率相同，即总体 $B=C$

H_1：两种培养基的生长率不相同，即总体 $B\neq C$

$\alpha=0.05$

2. 计算检验统计量

(1) 当 $b+c\geqslant40$ 时，可用式(9.7)计算

$$\chi^2=\frac{(b-c)^2}{b+c},\quad \nu=1 \tag{9.7}$$

(2) 当 $b+c<40$ 时，可用式(9.8)校正

$$\chi^2=\frac{(|b-c|-1)^2}{b+c},\quad \nu=1 \tag{9.8}$$

本例 $b+c>40$，将数据代入式(9.7)，得

$$\chi^2=\frac{(36-6)^2}{36+6}=21.43$$

3. 确定 P 值，作出统计推断 查 χ^2 临界值表(附表 7)，$\nu=1$ 时，$\chi^2_{0.05,1}=3.84$，本例 $\chi^2>3.84$，故 $P<0.05$。

按 $\alpha=0.05$ 水准，拒绝 H_0，接受 H_1，两组样本率的差异有统计学意义，可以认为两种培养基对真菌的培养率是不同的。罗氏培养基对豚鼠皮肤真菌的培养阳性率高于罗氏+庆大霉素培养基。

以上检验的目的是推断两种处理结果有无差别。在作检验时需注意：当 a 与 d 格子的数字都特别大，而 b 和 c 格子的数字相对较小时，即使检验结果有统计学意义，其实际意义也不大。

二、SPSS 软件实现

SPSS 进行两相关样本率的 χ^2 检验的操作为："Data"→"Weight Cases..."。

在弹出的对话框中选择"Weight cases by"，在左侧的变量列表中单击选择分析变量，单击按钮"➡"，将变量"对子数"选入"Frequency Variable"，点击"OK"。

点击"Analyze"→"Descriptive Statistics"→"Crosstabs..."。

在弹出对话框左侧的变量列表中单击选择分析变量，单击按钮"➡"，将变量选入相应的行变量"[Row(s)]"和列变量"[Column(s)]"列表中。

点击"Statistics"，选择"McNemar(M)"，点击"Continue"。

单击"OK"完成。

结果见表 9.10 和表 9.11。

表 9.10　Crosstabulation

A 法	B 法		Total
	生长	不生长	
生长	24	36	60
不生长	6	54	60
Total	30	90	120

表 9.11　Chi-Square Tests

	Value	Exact Sig. (2－sided)
McNemar Test		.000[a]
N of Valid Cases	120	

a：Binomial distribution used.

表 9.10 为配对四格表的频数情况，表 9.11 为两相关样本率的 χ^2 检验的主要结果，Value 为统计量，Exact Sig. (2－sided)为双侧确切概率 P 值。此处 $P<0.001$，结论同前。

第三节　Fisher 确切概率检验

四格表资料若有理论频数 $T<1$ 或总例数 $n<40$，或者 χ^2 检验所得到的 P 值接近检验水准 α，则应采用直接计算概率法（direct calculation method of probability）进行检验。本法由 R. A. Fisher 提出，其理论依据是超几何分布，又称 Fisher 确切概率法（Fisher's exact method）。它不属于 χ^2 检验范畴，仅作为四格表 χ^2 检验的补充而列入本节。

确切概率法的基本思想是：在周边合计数不变的条件下，表中的实际频数有多种组合，利用式(9.9)计算各种组合出现的概率 p，然后计算单侧或双侧概率 P，与检验水准 α 作比较，作出统计推断。

$$p=\frac{(a+b)!(c+d)!(a+c)!(b+d)!}{a!b!c!d!n!} \tag{9.9}$$

例 9.4 为观察某中药制剂对 HIV 阳性孕妇垂直传播的预防作用,我国南方某中药研究所共收集 21 名 HIV 阳性孕妇,将对象随机分配到两组,一组对象定期服用中药制剂,另一组对象服用某抗病毒药(对照组)。结果见表 9.12。问中药制剂对 HIV 垂直传播的预防作用是否与该抗病毒药相同(数据集:例 09-04.sav)?

表 9.12 某中药制剂预防 HIV 垂直传播临床试验结果

组别	新生儿 HIV 阳性	新生儿 HIV 阴性	合计
中药制剂组	6(a)	4(b)	10
对照组	2(c)	9(d)	11
合计	8	13	21

一、假设检验步骤

1. 建立检验假设,确定检验水准

$H_0:\pi_1=\pi_2$,中药制剂组与对照组新生儿 HIV 阳性率相同

$H_1:\pi_1\neq\pi_2$,中药制剂组与对照组新生儿 HIV 阳性率不相同

$\alpha=0.05$

2. 确定 P 值,作出统计推断 当周边合计数固定时,在 H_0 假设条件下出现现有样本格子数的概率为

$$p=\frac{10!11!8!13!}{6!4!2!9!21!}=0.056\,8$$

同理,可算出所有具有相同周边合计数的各种组合的四格表概率 p_i(表 9.13)。

表 9.13 周边合计数固定的各种四格表组合

编号	组别	HIV 阳性	HIV 阴性	p_i
1	中药制剂组	0	10	0.000 8
	对照组	8	3	
2	中药制剂组	1	9	0.016 2
	对照组	7	4	
3	中药制剂组	2	8	0.102 2
	对照组	6	5	
4	中药制剂组	3	7	0.272 4
	对照组	5	6	
5	中药制剂组	4	6	0.340 6
	对照组	4	7	
6	中药制剂组	5	5	0.204 3
	对照组	3	8	

续表

编号	组别	HIV 阳性	HIV 阴性	p_i
7	中药制剂组	6	4	0.056 8 *
	对照组	2	9	
8	中药制剂组	7	3	0.006 5
	对照组	1	10	
9	中药制剂组	8	2	0.000 2
	对照组	0	11	

* 目前观测值计算获得的 p 值。

P 值是观察到的情况及更极端情况的概率和。对于双侧检验，如将现有样本概率记为 p_r，则所有概率小于等于 p_r 的四格表的概率和，即为确切概率法的结果。如果是单侧检验，则将相应方向上所有概率小于等于 p_r 的四格表的概率相加即可：如果 $\pi_1<\pi_2$，则将 p_r 下方（本例中即为表 9.13 编号 7 行下方）所有概率小于等于 p_r 的四格表的概率相加；如果 $\pi_1>\pi_2$，则将 p_r 上方所有概率小于等于 p_r 的四格表的概率相加。

根据研究目的，本研究应采用双侧检验，故 $P=p_1+p_2+p_7+p_8+p_9=0.080\ 5>0.05$，即获得当前样本和比它更极端样本的概率是 0.080 5。

按 $\alpha=0.05$ 水准，不拒绝 H_0，两组样本率的差异无统计学意义，尚不能认为该中药制剂对 HIV 垂直传播的预防能力与对照组不同。

二、SPSS 软件实现

SPSS 进行 Fisher 确切检验的操作为："Data"→"Weight Cases..."。

在弹出的对话框中选择"Weight cases by"，在左侧的变量列表中单击选择分析变量，单击按钮"➡"，将变量"频数"选入"Frequency Variable"，点击"OK"。

其他操作与例 9.1 相同。

结果见表 9.14 和表 9.15。

表 9.14　Crosstabulation

组别	HIV		Total
	HIV 阳性	HIV 阴性	
中药制剂组	6	4	10
对照组	2	9	11
Total	8	13	21

表 9.14 为四格表的频数情况，表中数值为实际频数。

表 9.15 Chi-Square Tests

	Value	df	Asymp. Sig. (2 - sided)	Exact Sig. (2 - sided)	Exact Sig. (1 - sided)
Pearson Chi-Square	3.884[a]	1	.049		
Continuity Correction[b]	2.313	1	.128		
Likelihood Ratio	4.019	1	.045		
Fisher's Exact Test				.080	.063
Linear-by-Linear Association	3.699[c]	1	.054		
N of Valid Cases	21				

a:2 cells (50.0%) have expected count less than 5. The minimum expected count is 3.81.

b:Computed only for a 2×2 table.

c:The standardized statistic is 1.923.

表 9.15 为 Fisher 确切检验主要结果,对于例 9.4,直接读取 Fisher's Exact Test 行的双侧 P 值(0.080)。

第四节　$R \times C$ 表的卡方检验

两个率的比较基本数据只排成 2 行 2 列,称 2×2 表;如为多个率的比较,基本数据有 R 行 2 列,称 $R \times 2$ 表;如有 R 行 C 列的构成比资料,称为 $R \times C$ 表。将行数或列数大于 2 的频数分布表统称行×列表($R \times C$ 表),也称为列联表(contingency table)。$R \times C$ 表的 χ^2 检验可以用式(9.2)计算,也可以利用其专用公式(9.10)计算。

$$\chi^2 = n\left(\sum \frac{A^2}{n_r n_c} - 1\right) \tag{9.10}$$

一、多个样本率的比较

例 9.5　某医生想比较理疗(A)、西药治疗(B)及中药膏剂外敷(C)三种方法对面瘫(面神经瘫痪)的疗效,将 578 例面瘫患者随机分为三组,分别接受上述三种方法的治疗,资料见表 9.16。问三种疗法治疗面瘫的疗效是否不同(数据集:例 09-05.sav)?

表 9.16　三种疗法治疗面瘫的疗效比较

治疗组	有效	无效	合计	有效率(%)
A	199	7	206	96.60
B	164	18	182	90.11
C	155	35	190	81.58
合计	518	60	578	89.62

从例 9.5 可知，三种疗法的患者属于随机分组，所获得的有效率应该是相互独立的。该研究属于多个样本率的比较。假设检验步骤如下。

1. 建立检验假设，确定检验水准

H_0：三种疗法治疗面瘫的总体有效率相等

H_1：三种疗法治疗面瘫的总体有效率不全相等

$\alpha=0.05$

2. 计算检验统计量

$$\chi^2=578\times\left(\frac{199^2}{206\times518}+\frac{7^2}{206\times60}+\cdots+\frac{35^2}{190\times60}-1\right)=24.047$$

3. 确定 P 值，作出统计推断　查 χ^2 临界值表，$\nu=(3-1)\times(2-1)=2$ 时，$\chi^2_{0.05,2}=5.99$，本例$\chi^2>5.99$，故 $P<0.05$。按 $\alpha=0.05$ 的水准，拒绝 H_0，接受 H_1，三组样本率的差异有统计学意义，可以认为三种疗法治疗面瘫的总体有效率不全相等。

多个样本率之间的两两比较可采取卡方分割的方法进行检验。具体方法请参照有关书籍。

二、两组构成比的比较

（一）双向无序两组构成比的比较

例 9.6　某医院对某年该医院耳鼻喉科和呼吸科使用 4 种抗感染药物处方数进行调查，数据如表 9.17 所示。问耳鼻喉科和呼吸科使用 4 种抗感染药物总体构成比是否有差异（数据集：例 09 - 06. sav）？

表 9.17　某医院某年两科室使用抗感染药物分布比较

科室	阿莫西林 n(%)	青霉素 V 钾 n(%)	头孢氨苄 n(%)	琥乙红霉素 n(%)	合计 n(%)
耳鼻喉科	44(27.0)	40(24.5)	59(36.2)	20(12.3)	163(100.0)
呼吸科	91(36.0)	52(20.6)	55(21.7)	55(21.7)	253(100.0)
合计	135	92	114	75	416

1. 建立检验假设，确定检验水准

H_0：耳鼻喉科和呼吸科使用 4 种抗感染药物总体构成比相同

H_1：耳鼻喉科和呼吸科使用 4 种抗感染药物总体构成比不相同

$\alpha=0.05$

2. 计算检验统计量

$$\chi^2=416\times\left(\frac{44^2}{163\times135}+\frac{40^2}{163\times92}+\cdots+\frac{55^2}{253\times75}-1\right)=15.664$$

3. 确定 P 值，作出统计推断　查 χ^2 临界值表，$\nu=(2-1)\times(4-1)=3$ 时，$\chi^2_{0.05,3}=7.81$，本例$\chi^2>7.81$，故 $P<0.05$。

按 $\alpha=0.05$ 水准，拒绝 H_0，接受 $\mathrm{H_1}$，两科用药的构成差异有统计学意义，可认为耳鼻喉科和呼吸科使用 4 种抗感染药物总体构成比不同。

(二) 单向有序两组构成比的比较

分组变量有序,结果变量无序的资料称单向有序资料。在比较两组的构成比有无差别时可采用 χ^2 检验进行分析,即与前面介绍的双向无序资料所采用的分析方法相同。

例 9.7 某医生对 150 例中老年胃癌患者的肿瘤部位进行分析,并按年龄与肿瘤部位两种属性交叉分类,结果见表 9.18。试比较不同年龄组间的肿瘤部位构成是否存在差异(数据集:例 09－07.sav)?

表 9.18 中老年胃癌患者不同年龄组肿瘤部位的构成情况

年龄组(岁)	肿瘤部位					合计
	窦	角	体	底	贲门	
40～	11	20	13	9	7	60
60～	20	13	20	7	30	90
合计	31	33	33	16	37	150

本例采用的分析方法及其 SPSS 实现均与例 9.6 一致,不再赘述。经计算 $\chi^2=14.719$,$P<0.05$。由此可以推断,在中老年胃癌患者中,不同年龄组的胃癌患者其肿瘤部位的构成不同。

分组变量无序,而结果变量有序的资料也属于单向有序资料,如比较不同治疗方法之间的疗效(无效、好转、显效、治愈),对于此种资料的分析宜采用秩转换的非参数检验进行(见第十章)。

三、多组构成比的比较

例 9.8 为研究汉族和少数民族血型构成是否不同,某研究人员随机抽取一定数量的汉族、藏族和回族对象,分别检测他们的血型,资料如表 9.19。问汉族、藏族和回族四种血型分布是否有差异(数据集:例 09－08.sav)?

表 9.19 汉族、藏族和回族四种血型分布比较

民族	A(%)	B(%)	O(%)	AB(%)	合计(%)
汉族	30(26.8)	38(33.9)	32(28.6)	12(10.7)	112(100)
藏族	19(24.7)	30(39.0)	19(24.7)	9(11.7)	77(100)
回族	22(23.9)	37(40.2)	24(26.1)	9(9.8)	92(100)
合计	71	105	75	30	281

1. 建立检验假设,确定检验水准

H_0:汉族、藏族和回族的四种血型总体构成相同

H_1:汉族、藏族和回族的四种血型总体构成不全相同

$\alpha=0.05$

2. 计算检验统计量

$$\chi^2=281\times\left(\frac{30^2}{112\times 71}+\frac{38^2}{112\times 105}+\cdots+\frac{9^2}{92\times 30}-1\right)=1.207$$

3. 确定 P 值,作出统计推断 查 χ^2 临界值表,$\nu=(3-1)\times(4-1)=6$ 时,$\chi^2_{0.05,6}=12.59$,本例 $\chi^2<12.59$,故 $P>0.05$。按 $\alpha=0.05$ 水准,不拒绝 H_0,三个民族样本构成的差别无统计学意义,尚不能认为汉族、藏族和回族四种血型总体分布不同。

SPSS 进行多个率或构成比的比较操作与例 9.1 完全相同。

四、定性资料的关联性检验

(一) 四格表资料的关联性检验

例 9.9 例 9.3 中,试分析两种培养基的培养结果(表 9.20)有无关联?

表 9.20 两种培养基真菌生长结果比较

A 法	B 法		合计
	生长(+)	不生长(-)	
生长(+)	24(a)	36(b)	60
不生长(-)	6(c)	54(d)	60
合计	30	90	120

关联性检验的目的是关注两种方法是否具有彼此相关的内在联系,而不是关注两种方法的检测结果有无差别。这种检验往往建立在配对设计的基础上,在医学临床实践中,经常关注两种诊断方法、两种指标的内在关联性。

从表 9.20 可以看出,如果 A、B 两法的结果完全一致(b 和 c 均为 0),则 A、B 为完全正相关;如果 A、B 所得结果完全相反(a 和 d 均为 0),则 A、B 为完全负相关;如果 $a:b=c:d$,即 A 为"+"时 B 的构成比等于 A 为"-"时 B 的构成比,则 A 法和 B 法结果无关。因此 A、B 的关联性检验等同于构成比是否相同的假设检验[见式(9.4)]。A、B 两法关联程度大小可以用 φ 系数(phi coefficient)描述。

φ 的计算公式为

$$\varphi=\frac{(ad-bc)}{\sqrt{(a+b)(a+c)(c+d)(b+d)}} \tag{9.11}$$

本例 $\varphi=0.346$。

1. 建立检验假设,确定检验水准

H_0:两种培养基培养真菌的结果无关联

H_1:两种培养基培养真菌的结果有关联

$\alpha=0.05$

2. 计算检验统计量

$$\chi^2=\frac{(ad-bc)^2 n}{(a+b)(a+c)(b+d)(c+d)}=14.400,\quad \nu=1$$

3. 确定 P 值，作出统计推断　查 χ^2 临界值表，$\nu=1$ 时，$\chi^2_{0.05,1}=3.84$，本例 $\chi^2>3.84$，故 $P<0.05$。

按 $\alpha=0.05$ 水准，拒绝 H_0，接受 H_1，可认为两种培养基培养真菌的结果有关联关系，两者的 φ 系数为 0.346。

SPSS 进行四格表资料关联性检验操作与例 9.1 基本相同。如果要计算 φ 系数，可在 Statistics 相应的选项中进行选择。

（二）列联表资料的关联性检验

1. 双向无序列联表

例 9.10　某研究者按两种血型系统调查某地 6 094 人的血型分布，结果见表 9.21，问两种血型的分布有无关联（数据集：例 09－10.sav）？

表 9.21　6 094 人 MN 血型和 ABO 血型的分布

ABO 血型	MN 血型			合计
	M	N	MN	
O	431	490	902	1 823
A	388	410	800	1 598
B	495	587	950	2 032
AB	137	179	325	641
合计	1 451	1 666	2 977	6 094

表示双向无序列联表资料关联关系的系数主要有 φ 系数（phi coefficient）、列联系数（contingency coefficient）及 Cramer's V 系数，公式参见有关书籍。由配对四格表的关联性检验可知，此类资料的关联性检验等同于构成比是否相同的假设检验[公式见式(9.10)]。

（1）建立检验假设，确定检验水准

H_0：ABO 血型分类与 MN 血型分类无关联

H_1：ABO 血型分类与 MN 血型分类有关联

$\alpha=0.05$

（2）计算检验统计量

$$\chi^2=6\,094\times\left(\frac{431^2}{1\,823\times1\,451}+\frac{490^2}{1\,823\times1\,666}+\cdots\frac{325^2}{641\times2\,977}-1\right)=8.595$$

（3）确定 P 值，作出统计推断　查 χ^2 临界值表，$\nu=(4-1)\times(3-1)=6$ 时，$\chi^2_{0.05,6}=12.59$，本例 $\chi^2<12.59$，故 $P>0.05$。

按 $\alpha=0.05$ 水准，不拒绝 H_0，尚不能认为 ABO 血型分类与 MN 血型分类有关联关系。本例计算关联性系数：φ 系数为 0.038，Cramer's V 系数为 0.027，列联系数为 0.038，都非常小，说明两种血型系统的划分是无关联的。

SPSS 进行列联表资料关联性检验操作与例 9.1 基本相同。可在 Statistics 中增加列联系数的计算选项。

2. 双向有序且属性不同的列联表

例 9.11　某医生观察依沙酰胺治疗皮肤真菌感染的临床试验，结果见表 9.22。试分析该药的疗效是否与病程有关(数据集:例 09 - 11. sav)?

表 9.22 依沙酰胺治疗皮肤真菌感染疗效

病程(月)	痊愈	好转	无效	合计
<1	79	24	8	111
1~	30	13	1	44
3~60	102	83	30	215
>60	29	26	10	65
合计	240	146	49	435

对于此类资料可以利用 Spearman 秩相关或 CMH(Cochran - Mantel - Haenszel)中非零相关检验行变量和列变量是否相关。Spearman 秩相关的基本思想详见第十一章第三节,而 CMH 方法进行非零相关的卡方检验是借助前面行均分的思路,对有序的行变量也进行评分,用相同的方法计算统计量。由于行变量也是评分,统计量服从自由度为 1 的 χ^2 分布。

例 9.11 的 SPSS 软件实现过程如下。

SPSS 进行 Spearman 秩相关的操作为:"Analysis"→"Correlate"→"Biovariate..."。

在弹出对话框左侧的变量列表中单击选择分析变量,单击按钮"➡",将行变量和列变量选入右侧的待分析变量框中。在下侧的"Correlation Coefficients"选项中选择"Spearman"。

点击"OK"完成。

结果见表 9.23。

表 9.23 Correlations

			病程	治疗效果
Spearman's rho	病程	Correlation Coefficient	1.000	.215**
		Sig. (2 - tailed)	.	.000
		N	435	435
	治疗效果	Correlation Coefficient	.215**	1.000
		Sig. (2 - tailed)	.000	.
		N	435	435

** :Correlation is significant at the 0.01 level (2 - tailed).

表 9.23 为 Spearman 秩相关分析的主要结果,包括相关系数(Correlation Coefficient)、P 值[Sig. (2 - tailed)]和样本含量(N)。如表 9.23 所示,Spearman 等级相关系数为 $r_S=0.215$,$P<0.001$。

表 9.24 为 CMH 非零相关检验的主要结果,SPSS 进行 CMH 非零相关的操作同例 9.1,但所选择的统计量不同。本例的统计量为 Linear-by-Linear Association χ^2 统计量,为 18.684,$P<0.001$。

表 9.24 Chi-Square Tests

	Value	df	Asymp. Sig. (2 - sided)
Pearson Chi-Square	24.639[a]	6	.000
Likelihood Ratio	26.484	6	.000
Linear-by-Linear Association	18.684	1	.000
N of Valid Cases	435		

a:1 cell(8.3%) has expected count less than 5. The minimum expected count is 4.96.

两种统计方法均表明:依沙酰胺治疗皮肤真菌感染疗效与该病的病程有关联。

3. 双向有序且属性相同的列联表

例 9.12 某研究者收集了 147 例冠心病患者,分别用对比法和核素法检查患者的室壁收缩运动情况,结果见表 9.25。问两种方法的检查结果是否一致(数据集:例 09-12.sav)?

表 9.25 两法检查冠心病患者室壁收缩运动的符合情况

对比法	核素法			合计
	正常	减弱	异常	
正常	58	2	3	63
减弱	1	42	7	50
异常	8	9	17	34
合计	67	53	27	147

本例两个分组变量的属性是相同的,结果档次划分是有序的且相同。研究者关心两种方法测定结果的一致性如何,可以进行一致性检验,即 Kappa 检验。如果一致性比较好,数据主要分布在左上角到右下角的对角线上。

例 9.12 的 SPSS 软件实现过程如下。

SPSS 进行 Kappa 统计量的估计和检验操作同例 9.1。在"Statistics"中选择"Kappa"。

结果见表 9.26。

表 9.26 Symmetric Measures

		Value	Asymp. Std. Error[a]	Approx. T[b]	Approx. Sig.
Measure of Agreement	Kappa	.681	.050	11.411	.000
N of Valid Cases		147			

a:Not assuming the null hypothesis.

b:Using the asymptotic standard error assuming the null hypothesis.

表 9.26 为双向有序且属性相同的列联表资料的关联性分析的主要结果,Value 为 Kappa 值,Asymp. Std. Error 为近似标准误,Approx. T 为统计量,Approx. Sig. 为近似 P 值。从结果可以得出 Kappa=0.681,$T=11.411$,$P<0.001$(检验假设 H_0 为一致性为零),因此可以认为两种方法的检查结果存在一致性。此例中只考虑了两种测试方法的分类不一致情况,来考虑分类水平的等级

关系，如果要考虑等级关系可计算加权 Kappa 系数。

五、注意事项

1. 对于行×列表多个样本率/构成比比较的 χ^2 检验，不能有 1/5 以上的格子理论频数小于 5，且不能有一个格子的理论频数小于 1，否则易出现偏倚。如出现上述情况，可通过软件计算确切概率，或通过增加样本含量、将相邻的组合并等方法来解决。

2. 对于单向有序两组或多组构成比资料的比较，一般采用 CMH 方法计算行平均分检验统计量进行分析，也可以进行秩和检验、Ridit 分析等。

3. 分类变量资料的关联性检验比较特殊，应根据不同的设计和资料特点选择相应的统计量。

案例讨论

（陈　琪　王玉鹏）

数字课程学习……

数据集　小结　专业术语　教学 PPT　思考与练习　自测题

第十章　基于秩次的非参数统计方法

学习目标

1. 能够掌握非参数统计方法的基本概念和适用条件。
2. 能够描述不同设计类型秩和检验的基本思想与步骤。
3. 能够运用不同设计类型资料的秩和检验。
4. 能够理解不同设计类型下等级资料的比较。
5. 能够运用统计软件对实际资料进行秩和检验。

例 10.1　某医院检验科试用新、旧两种方法检测丙氨酸转氨酶。用两种方法检测同一份血清，结果见表 10.1 第(2)(3)栏，问两法测得结果有无差别(数据集：例 10－01.sav)？

表 10.1　两种方法测定血清丙氨酸转氨酶(U/L)

样品号 (1)	旧法 (2)	新法 (3)	差值 (4)＝(2)－(3)
1	60	80	－20
2	142	152	－10
3	242	240	2
4	80	90	－10
5	38	50	－12
6	212	243	－31
7	220	227	－7
8	95	100	－5
9	236	200	36
10	38	43	－5

前面学习了计量资料两样本均数比较的 t 检验，其应用前提是变量服从正态分布且方差齐。对变量的分布不清楚或者已知不服从正态分布，或经变量变换后仍不服从正态分布的小样本资料，如何检验两个样本或多个样本均数差异的统计学意义呢？可以采取本章介绍的非参数统计方法。

第一节　非参数检验的概念

前面介绍的 t 检验和方差分析，都是假定随机样本来自某已知分布（如正态分布）的总体，推断两个或两个以上总体参数是否相同的方法，亦称为参数检验（parametric test）。其特点主要有：①对总体参数（如 μ 或 π）进行估计或检验是统计推断的主要目的；②要求总体分布已知，如连续型资料符合正态分布，计数资料符合二项分布或泊松分布等；③统计量有明确的理论依据（如 t 分布、u 分布）；④有严格的使用条件。参数检验要求总体分布符合正态分布、总体方差齐和数据间相互独立。但在实际工作中，有许多资料不符合参数检验的要求，这时则需要应用一类对总体分布不作严格限制的即任意分布（distribution free）的统计方法。这类方法并不考虑总体的参数和总体的分布类型，而是对样本所代表的总体的分布或分布位置进行假设检验，由于这类方法不受总体参数的限制，故称非参数检验（nonparametric test），又称任意分布检验（distribution-free test）。

非参数检验的主要优点有：①适用范围广。可应用于总体分布形式未知或分布类型不明确的计量资料；偏态分布的资料；等级资料即不能准确测量，只能按严重程度、优劣等级、次序先后等表示的资料；不满足参数检验条件的资料，如各组方差明显不齐的资料；甚至个别数据较大或数据的一端或两端是不确定数值，如“＞40 U”或“0.5 mg 以下”等形式的资料。②受限条件少。参数检验对总体分布等有特别限定，而非参数检验的假定条件少，也不受总体分布的限制，更适合一般的情况。③具有稳健性。参数检验是建立在严格的假设条件基础之上的，一旦不符合假设条件，其推断的正确性将受到怀疑；而非参数检验都是带有最弱的假定，所受的限制很少，稳健性好。④方法简便，易于理解和掌握。该类方法在近几年中得到了极为广泛的应用。

凡符合或经过变量变换后符合参数检验条件的资料，最好用参数检验。当资料不具备参数检验的条件时，非参数检验就是一种有效的分析方法。但对符合参数检验条件的资料，若采用非参数检验，则因为没有充分利用资料提供的信息，会导致信息损失和检验效能下降，犯Ⅱ型错误的可能性比参数检验大。

非参数统计方法很多，本章仅介绍其中常用的秩和检验（rank sum test）。其方法均基于秩次（rank），所谓秩次是将数值变量值从小到大，或等级变量值从弱到强所排列的序号；秩和是用秩次号代替原始数据后，所得某些秩次号之和（即按某种顺序排列的序号之和）。秩和检验的基本思想就是基于秩次，通过编秩，用秩次代替原始数据信息进行检验，即检验各组的平均秩是否相等。如果经检验各组的平均秩不相等，则可以推论数据的分布不同，进一步可推论各分布间分布位置发生了平移。

第二节　两相关样本资料的 Wilcoxon 符号秩和检验

两相关样本资料也称配对设计资料，若配对受试者的观察指标为二分类，检验方法可采用 McNemar 配对 χ^2 检验；如观察指标属于数值变量，若满足配对 t 检验可用参数检验，否则用 Wilcoxon 符号秩和检验。

Wilcoxon 符号秩和检验由 Wilcoxon 于 1945 年提出，又称 Wilcoxon 符号秩检验（Wilcoxon signed-rank test），也称 Wilcoxon 配对法，其研究目的是推断配对资料的差值是否来自中位数为零的总体。

一、基本思想

设有一配对样本，对子数为 m，第 $i(i=1,\cdots,m)$ 对具有观测值 (x_i, y_i)，差值 $d_i=x_i-y_i$，M_d 表示差值 d 的中位数。检验假设为 $H_0: M_d=0$，备择假设为 $H_1: M_d \neq 0$。Wilcoxon 符号秩和检验的基本思想是：假定两种处理效应相同，则变量差值的总体分布是对称的，这时差值的总体中位数为 0。同理，假定某种处理无作用，则每一受试对象处理前、后所得结果之差值的总体中位数亦为 0。即若 H_0 成立，则样本中差值为正或为负的秩和应相近，同时检验统计量 T 值偏离平均秩和也就不会太大，即超出按 α 水准所列临界值范围的可能性就不应该很大。反之，若 $P<\alpha$，则按 $\alpha=0.05$ 水准，拒绝 H_0，接受 H_1，可认为差值的总体中位数为零的可能性较小。

二、基本步骤

例 10.1 为两相关样本资料，其基本思想如上所述。其差值经正态性检验，$P=0.049$，不满足配对 t 检验条件，应采用 Wilcoxon 符号秩和检验。秩次的转换见表 10.2。

表 10.2 两种方法测定血清丙氨酸转氨酶(U/L)的秩次转换

样品号 (1)	旧法 (2)	新法 (3)	差值 (4)=(2)−(3)	正差值秩次 (5)	负差值秩次 (6)
1	60	80	−20		8
2	142	152	−10		5.5
3	242	240	2	1	
4	80	90	−10		5.5
5	38	50	−12		7
6	212	243	−31		9
7	220	227	−7		4
8	95	100	−5		2.5
9	236	200	36	10	
10	38	43	−5		2.5
				$T_+=11$	$T_-=44$

1. 建立检验假设，确定检验水准

H_0：两种方法测得结果相同，即差值总体中位数等于零

H_1：两种方法测得结果不同，即差值总体中位数不等于零

$\alpha=0.05$

2. 计算检验统计量 T 值

(1) 先求各对数据差值，见表 10.2 第(4)栏；再按差值绝对值从小到大编秩，根据差值的符号在序次前冠以符号，以示标记，如表 10.2 第(5)(6)栏。编秩时遇差值等于零舍去，并从观察单位数中减去差值为零的个数。遇有差值的绝对值相等，符号相同，可按顺序编秩，也可求平均秩次；符号不同，取其平均秩次。如表 10.2 第(4)栏中差值绝对值等于 5 的有 2 个，其符号相同，它们的位次是 2、3，可按顺序编秩为 2、3，也可求其平均秩次为(2+3)/2=2.5。

(2) 分别求秩和，差值为正的秩和以 T_+ 表示，差值为负的秩和以 T_- 表示，T_+ 及 T_- 之和等于 $n(n+1)/2$。本例 $T_+=11$，$T_-=44$，其和为 55，$n(n+1)/2=10(10+1)/2=55$。可见 T_+、T_- 计算无误。任取 T_+(或 T_-)作为检验统计量 T，本例取 $T=11$。

3. 确定 P 值，作出统计推断　当 $n\leqslant 50$ 时，查 T 临界值表(附表 8)，若 T 落在秩和 T_α 上临界值和下临界值范围外，则 $P<\alpha$；若 T 在 T_α 上、下临界值范围内，则 $P>\alpha$。当统计量 T 值恰等于临界值时，其确切概率值常等于临界值表中相应的概率值，即 $P=\alpha$。

本例 $n=10$，查 T 临界值表，双侧 $\alpha=0.05$ 的临界值为 8～47，本例 $T=11$，T 落在临界值范围内，$P>0.05$，按 $\alpha=0.05$ 水准，不拒绝 H_0，故尚不能认为两种方法测定血清中丙氨酸转氨酶含量有差别。

当 $n>50$ 时，可用正态近似法作 u 检验，按式(10.1)计算

$$u_c=\frac{|T-n(n+1)/4|-0.5}{\sqrt{n(n+1)(2n+1)/24}} \tag{10.1}$$

分子中 0.5 是连续性校正数，这种校正一般影响甚微，常可省去。

当相同的"差值"较多时(不包括差值为 0 者)，用式(10.1)求得的 u 值偏小，应改用式(10.2)进行校正值计算

$$u=\frac{|T-n(n+1)/4|-0.5}{\sqrt{\frac{n(n+1)(2n+1)}{24}-\frac{\sum(t_j^3-t_j)}{48}}} \tag{10.2}$$

式中 t_j 为第 $j(j=1,2,\cdots,k)$ 个相同差值的个数。假定差值中有 3 个 4，4 个 5，5 个 6，则 $t_1=3$，$t_2=4$，$t_3=5$，$\sum(t_j^3-t_j)=(3^3-3)+(4^3-4)+(5^3-5)=204$。

三、SPSS 软件实现

SPSS 进行 Wilcoxon 符号秩和检验的操作为："Analyze"→"Nonparametric Test"→"2 Related Samples..."。

在弹出对话框左侧的变量列表中单击选择分析变量，单击按钮"➡"，将变量"旧法"和"新法"选入"Test Pairs"变量列表中的"Variable1"和"Variable2"。

在"Test Type"中选择"Wilcoxon"。

单击"OK"完成。

结果见表 10.3 和表 10.4。

表 10.3　Ranks

		N	Mean Rank	Sum of Ranks
新法-旧法	Negative Ranks	2[a]	5.50	11.00
	Positive Ranks	8[b]	5.50	44.00
	Ties	0[c]		
	Total	10		

a:新法<旧法.

b:新法>旧法.

c:新法=旧法.

表 10.3 为两组秩次基本情况，包括样本含量（N）、均秩（Mean Rank）、秩和（Sum of Ranks）。从表 10.3 中可以看出，新法中变量值小于旧法的有 2 例，平均秩次为 5.50，秩次之和为 11.00（即负值的秩次之和）；新法中变量值大于旧法的有 8 例，平均秩次为 5.50，秩次之和为 44.00（即正值的秩次之和）。

表 10.4 Test Statistics[b]

	新法-旧法
Z	−1.684[a]
Asymp. Sig. (2 - tailed)	.092

a: Based on negative ranks.

b: Wilcoxon Signed Ranks Test.

表 10.4 为两组 Wilcoxon 符号秩和检验的主要结果，报告统计量（Z）和 P 值[Asymp. Sig. (2 - tailed)]。其中，Z 检验统计量为 1.684，概率为 $P=0.092$。结论同前。

第三节 两独立样本资料比较的秩和检验

一、两独立样本比较的 Wilcoxon 秩和检验

两独立样本资料比较时，若观察指标为计量变量，样本来自正态总体且方差相等，可用 t 检验，否则，可用本节介绍的 Wilcoxon 秩和检验；如果观察指标是无序多分类变量，可用行×列表的 χ^2 检验；如果观察指标是有序多分类变量，用 Wilcoxon 秩和检验。两独立样本比较，其设计是将受试对象按随机化的方法分配到各处理组中观察实验效应，亦可从不同总体中随机抽样进行对比观察，各组受试对象组成的是相互独立的样本。

（一）基本思想

两独立样本比较的 Wilcoxon 秩和检验，目的是推断两样本分别代表的总体分布位置是否不同。基本思想是：假设样本所代表的两个总体分布位置相同，即 H_0 为两个总体分布位置相同，两个样本是从同一总体中抽取的随机样本，将两者混合后由小到大编秩，两样本组变量值的秩和应大致相等，其差别是由随机抽样引起。换句话说，从相同总体中随机抽样，获得的秩和 T_1 与 T_2 相差很大的可能性非常小，根据数理统计推断原理，这样的小概率事件在一次抽样中不可能发生。实际应用时，如果按上述方法计算的两样本变量值的秩和 T_1 与 T_2 相差很大，就有理由认为 H_0 成立的可能性非常小，此时按检验水准应拒绝 H_0，接受 H_1。

（二）基本步骤

例 10.2 某医生欲比较某新疗法与传统疗法治疗肾综合征出血热患者的降温效果，将患者随机分为两组，分别以新疗法与传统疗法治疗，以体温降至正常值所用的时间（h）为疗效指标（每天固定时间测量体温四次），假定影响退热时间的混杂因素在所比较的两组间均衡，结果见表 10.5，试比较两种疗法的退热时间有无差别（数据集：例 10 - 02. sav）？

表 10.5　两种疗法的退热时间(h)

新疗法		传统疗法	
退热时间	秩次	退热时间	秩次
25	1	36	5
30	2	40	9
32	3	44	11
35	4	48	13.5
37	6	50	15
39	7.5	56	16
39	7.5	59	17
42	10	60	18
46	12	64	19
48	13.5	195	20
		240	21
$n_1=10$	$T_1=66.5$	$n_2=11$	$T_2=164.5$

本资料是连续变量资料，经方差齐性检验认为方差不齐，正态性检验认为传统疗法的退热时间不服从正态分布，不满足两独立样本 t 检验的适用条件，故应用 Wilcoxon 秩和检验。

1. 建立检验假设，确定检验水准

H_0：两总体分布位置相同，即两种疗法对肾综合征出血热患者的退热时间的总体分布位置相同

H_1：两总体分布位置不同，即两种疗法对肾综合征出血热患者的退热时间的总体分布位置不相同

$\alpha=0.05$

2. 计算检验统计量 T　编秩，求秩和并确定统计量 T。将两组数据由小到大统一编秩，编秩时有相同数据，取平均秩次。例如，本例中两组均有 48，应编秩次为 13 和 14，取平均秩次 $(13+14)/2=13.5$。两组秩次分别相加，其对应的秩和分别为 66.5 和 164.5。

若两组例数相等，则任取一组的秩和为统计量。若两组例数不等，则以样本例数较小者对应的秩和为统计量。本例，$n_1=10$，检验统计量 $T=66.5$。

3. 确定 P 值，作出统计推断

(1) 查表法　查 T 临界值表(附表 9)，本例例数较小者为 $n_1=10$；$n_2-n_1=1$；两者交叉处即为 T 的临界值。若 T 值在临界值范围内，其 P 值大于相应的概率；若 T 值等于临界值或在临界值范围外，其 P 值等于或小于相应的概率。本例，概率为双侧 0.01 对应的 T 临界值为 73～147，实际 $T=66.5$，超出该范围，故 $P<0.01$。

按 $\alpha=0.05$ 检验水准，拒绝 H_0，接受 H_1，两组的秩和差别有统计学意义，可以认为新疗法与传统疗法对肾综合征出血热患者的退热时间的总体分布位置不同。新疗法退热时间快于传统疗法。

(2) 正态近似法　如果 n_1 或 n_2-n_1 超出了 T 临界值表(附表 9)的范围，可用正态近似检验。

$$u=\frac{|T-n_1(n_1+n_2+1)/2|-0.5}{\sqrt{n_1n_2(n_1+n_2+1)/12}} \tag{10.3}$$

若计算的 u 大于标准正态分布的临界值，则拒绝 H_0，接受 H_1。

式(10.3)用于无相同秩次或相同秩次不多的情况；若相同秩次较多(如超过 25%)，应按下式进行校正。

$$u_c=\frac{u}{\sqrt{c}} \tag{10.4}$$

其中，$c=1-\sum(t_j^3-t_j)/(N^3-N)$，$t_j$ 为第 j 个相同秩次的个数，$N=n_1+n_2$。

二、两独立样本比较的 Mann-Whitney *U* 检验

两独立样本比较还常用 Mann-Whitney *U* 检验(Mann-Whitney *U* test)。检验统计量 U 值为：把第一个样本的 $n_1(n_1\leqslant n_2)$ 个变量值的每个变量值，与第二个样本的 n_2 个变量值逐个比较，小于记为 1，相等记为 0.5，大于记为 0，求其和。当 n_1 和 n_2 较小时，如 $n_1+n_2\leqslant 30$，有专门的 U 临界值表；当 n_1 和 n_2 较大时，用正态近似法作 u 检验。

U 的概率分布是对称的非连续分布。Mann-Whitney 的 U 和 Wilcoxon 秩和检验的 T 有一定的关系。当第一个样本的每个变量值都小于第二个样本的所有变量值时，$U=n_1n_2$，$T=n_1(n_1+1)/2$；当第一个样本的每个变量值都大于第二个样本的所有变量值时，$U=0$，$T=n_1n_2+n_1(n_1+1)/2$。T 每增加(或减少)1，U 就减少(或增加)1，即有 $U=n_1n_2+n_1(n_1+1)/2-T$。故得 U 的均数和方差：$\mu_u=n_1n_2+n_1(n_1+1)/2-n_1(N+1)/2=n_1n_2/2$，$\sigma_U^2=\sigma_T^2$。因此有

$$u=\frac{|U-n_1n_2/2|-0.5}{\sqrt{n_1n_2(n_1+n_2+1)/12}}$$

对同一份两独立样本资料，用上述公式和式(10.3)所得的统计量值相等。

三、SPSS 软件实现

SPSS 进行两独立样本比较的 Wilcoxon 秩和检验的操作为：“Analyze”→“Nonparametric Test”→“2 Independent Samples...”。

在弹出对话框左侧的变量列表中单击选择分析变量，单击按钮“➧”，将变量“Rd 值”选入“Test Variable List”变量列表中，将变量“group”选入“Grouping Variable”变量列表中。

此时“Define Groups”被激活，点击弹出定义分组变量对话框，在“Group 1”选框中输入 1，在“Group 2”选框中输入 2，单击“Continue”。

“Test Type”选择“Mann－Whitney U”。

单击“OK”完成。

结果见表 10.6 和表 10.7。

表 10.6 Ranks

	Group	N	Mean Rank	Sum of Ranks
Rd 值	新疗法	10	6.65	66.50
	传统疗法	11	14.95	164.50
	Total	21		

表 10.6 为两组秩次基本情况，包括组别(Group)、样本含量(N)、均秩(Mean Rank)、秩和

(Sum of Ranks)。从表 10.6 中可以看出，新疗法患者共 10 例，其平均秩次为 6.65，秩次之和为 66.50；传统疗法患者共 11 例，其平均秩次为 14.95，秩次之和为 164.50。

表 10.7　Test Statistics[b]

	Rd 值
Mann - Whitney U	11.500
Wilcoxon W	66.500
Z	−3.065
Asymp. Sig. (2 - tailed)	.002
Exact Sig. [2 * (1 - tailed Sig.)]	.001[a]

a: Not corrected for ties.

b: Grouping Variable: group.

表 10.7 为两组 Wilcoxon 秩和检验的主要结果，包括 Mann-Whitney U 统计量，Wilcoxon W 统计量，Z 检验统计量(Z)，双侧检验 P 值[Asymp. Sig. (2 - tailed)]和确切概率检验的 P 值{Exact Sig. [2 * (1 - tailed Sig.)]}。

从表 10.7 可以看出，Mann-Whitney U 统计量为 11.500，Wilcoxon W 统计量为 66.500，两法的 Z 检验统计量完全一致，为 $Z=-3.065$，双侧检验 $P=0.002$，确切概率检验 $P=0.001$。结论同前。

第四节　多组独立样本资料比较的秩和检验

一、多组独立样本比较的 Kruskal-Wallis *H* 检验

多组独立样本资料比较时，观察指标是计量变量，样本来自正态总体且方差相等，可用方差分析。否则，可进行变量变换使其满足正态性和方差齐的要求后，用方差分析进行分析。通过变量变换也不能满足条件时，可用本节介绍的 Kruskal-Wallis H 检验。如果观察指标是有序多分类变量，若比较各有序分类的构成，可用行×列表的 χ^2 检验；若比较各有序分类即各等级的疗效程度，可用本节介绍的 Kruskal-Wallis H 检验。

（一）基本思想

多个样本比较的秩和检验是由 Kruskal 和 Wallis 在 Wilcoxon 秩和检验的基础上扩展而来，又称为 K - W 检验或 H 检验。目的是推断多个样本分别代表的总体分布位置是否不同。设计是将受试对象随机分配到各个处理组中，观察实验效应，亦可从不同总体中随机抽样进行对比观察，各组受试对象组成的是相互独立的随机样本。原理与完全随机设计两样本比较的秩和检验相同。

（二）基本步骤

例 10.3　某研究者欲研究 A、B 两种菌对小鼠巨噬细胞吞噬功能的激活作用，将 59 只小鼠随机分为三组，其中一组为生理盐水对照组。用常规巨噬细胞吞噬功能的监测方法，获得三组的吞噬率(%)，结果见表 10.8，试比较不同实验条件下小鼠巨噬细胞的吞噬率有无差别(数据集：例 10 - 03.sav)？

表 10.8 不同实验条件下小鼠巨噬细胞的吞噬率(%)

A 菌组(1)		B 菌组(2)		对照组(3)	
吞噬率	秩次	吞噬率	秩次	吞噬率	秩次
46	14	52	17	47	15
56	21	53	18	32	5
57	22	54	19	58	23
59	24	55	20	49	16
61	26	60	25	44	11
64	31	62	28	24	3
65	33	62	28	18	1
65	33	62	28	37	8
65	33	63	30	45	12.5
67	36.5	69	40	37	8
67	36.5	70	41	37	8
67	36.5	71	45	25	4
67	36.5	71	45	19	2
68	39	71	45	37	8
71	45	72	49	45	12.5
71	45	88	54	37	8
71	45	90	55		
71	45	92	56		
74	50	95	58		
75	51				
76	52				
77	53				
94	57				
98	59				
R_i	924		701		145
n_i	24		19		16

经检验,A 菌组和 B 菌组数据来自非正态总体,因此,采用 Kruskal-Wallis H 检验。

1. 建立检验假设,确定检验水准

H_0:三个总体的分布位置相同

H_1:三个总体的分布位置不全相同

$\alpha=0.05$

2. 计算检验统计量 H 将各组数据混合,由小到大排序并编秩,如遇有相等数值则取平均秩次,如吞噬率为 65 的有 3 个,它们的秩次为 32、33 和 34,取平均秩次为(32+33+34)/3=33。分别将各组秩次相加求得秩和为 R_1、R_2 和 R_3,代入式(10.5)。

$$H=\frac{12}{N(N+1)}\sum\frac{R_i^2}{n_i}-3(N+1) \tag{10.5}$$

式中 R_i 为各组的秩和，n_i 为各组对应的例数，$N=\sum n_i$。本例，$N=59$，得

$$H=\frac{12}{59\times(59+1)}\times\left(\frac{924^2}{24}+\frac{701^2}{19}+\frac{145^2}{16}\right)-3\times(59+1)=32.72$$

式(10.5)用于秩次不同或相同秩次不多的情况；若相同秩次较多(如超过 25%)，应按式(10.6)计算校正值 H_c。

$$H_c=\frac{H}{c} \tag{10.6}$$

其中，$c=1-\sum(t_j^3-t_j)/(N^3-N)$，$t_j$ 为第 j 次相持时相同秩次的个数。本例

$c=1-\sum(t_j^3-t_j)/(N^3-N)=1-[(3^3-3)+(4^3-4)+(7^3-7)+(3^3-3)+(5^3-5)+(2^3-2)]/(59^3-59)=0.997$

$H_c=32.72/0.997=32.818$

3. 确定 P 值，作出统计推断

(1) 当组数 $k=3$，每组例数 $n_i\leqslant5$，可查 H 临界值表(附表 10)得到 P 值。

(2) 当组数 $k>3$，或例数 $n_i>5$ 时，H 近似服从自由度为 $\nu=k-1$ 的 χ^2 分布，可查 χ^2 临界值表得到 P 值。

本例 $\nu=2$，每组例数均大于 5，查 χ^2 临界值表得 $\chi^2_{0.005,2}=10.60$，得出 $P<0.005$。按 $\alpha=0.05$ 检验水准，拒绝 H_0，接受 H_1，三组小鼠巨噬细胞的吞噬率差别有统计学意义，可以认为不同菌种对小鼠巨噬细胞的吞噬率的作用不全相同。

二、SPSS 软件实现

SPSS 进行多组独立样本比较的 Kruskal－Wallis H 检验的操作为："Analyze"→"Nonparametric Test"→"Independent Samples"。

在弹出的对话框中单击"Fields"选项卡，切换为"Use custom field assignments"，选择变量"吞噬率"，单击按钮"➡"，将其选入"Test Fields"列表框中，将变量"菌组"选入"Groups"列表框中。

单击"Settings"选项卡，切换为"Customize tests"，选择"Kruskal - Wallis 1 - way ANOVA"，多重比较采用默认的"All pairwise"。

单击"Run"完成。

结果见表 10.9。

表 10.9　Independent - Samples Kruskal - Wallis Test

	吞噬率
Total N	59
Test - Statistic	32.807
df	2
Asymp. Sig.	.000

表 10.9 为多组独立样本比较的 Kruskal－Wallis H 检验的主要结果，包括总样本量（Total N）、统计量（Test－Statistic）、自由度（df）和 P 值（Asymp. Sig.）。统计量为 32.807，自由度为 2，$P<0.001$。结论同前。

三、多重比较

对于多组独立样本资料比较，当用 Kruskal－Wallis H 检验拒绝 H_0 后，需要对各处理组间进行多重比较，常采用 Dunn's z 检验。

其方法步骤如下。

1. 建立检验假设，确定检验水准

H_0：对此两组的总体分布位置相同

H_1：对此两组的总体分布位置不相同

$\alpha=0.05$

2. 计算检验统计量　设 R_i 和 R_j 分别为比较的第 i 组和第 j 组样本的秩和，其平均秩和分别为 $\overline{R}_i$ 和 $\overline{R}_j$。

$$Z_{ij}=\frac{\overline{R}_i-\overline{R}_j}{\sigma_{\overline{R}_i-\overline{R}_j}}=\frac{\overline{R}_i-\overline{R}_j}{\sqrt{\left(\frac{N(N+1)}{12}-\frac{\sum_{s=1}^{r}t_s^3-t_s}{12(N-1)}\right)\left(\frac{1}{n_i}+\frac{1}{n_j}\right)}} \tag{10.7}$$

利用标准正态分布表或统计软件求得统计量数值所对应的 P 值。

3. 确定 P 值，作出统计推断　将某两组比较所得 P 值与调整以后的检验水准 α' 比较，若 $P<\alpha'$，则拒绝 H_0。

一般采用 Bonferroni 法调整检验水准，即为保证Ⅰ型错误的概率不超过 α，按式 $\alpha'=\frac{\alpha}{k(k-1)/2}$ 调整每次比较的Ⅰ型错误概率 α'。

SPSS 软件操作步骤同上，多重比较选择默认的“All pairwise”选项。在单击“Run”完成后，弹出“Model Viewer”窗口，在面板右侧下方的“View”下拉列表框中，将视图更改为“Pairwise Comparisons”，即得到多组独立样本非参数检验的多重比较结果。

结果见表 10.10。

表 10.10　Pairwise Comparisons of the Sample Average Rank

Sample 1－Sample 2	Test Statistic	Std. Error	Std. Test Statistic	Sig.	Adj. Sig.
3.00－2.00	27.832	5.820	4.782	.000	.000
3.00－1.00	29.438	5.536	5.318	.000	.000
2.00－1.00	1.605	5.267	.305	.761	1.000

Asymp. Sig. are displayed. The significance level is .05.

Significance values have been adjusted by the Bonferroni correction for multiple tests.

表 10.10 的多重比较结果包括比较组别（Sample 1－Sample 2）、统计量（Test－Statistic）、

标准误(Std. Error)、标准化的统计量(Std. Test Statistic)、原始 P 值(Sig.)和 Bonferroni 校正 P 值(Adj. Sig.)。可以看出,SPSS 软件自动对 P 值予以校正(表 10.10 最后一列),此时与该校正 P 值进行比较的检验水准 α 为 0.05。以对照组与 B 菌组进行比较(3.00 - 2.00)为例,标准化的统计量为 4.782,Bonferroni 校正 P 值<0.001,即对照组与 B 菌组的小鼠巨噬细胞的吞噬率差别有统计学意义,可以认为对照组与 B 菌组的菌种对小鼠巨噬细胞吞噬率的影响不同。

第五节 多组相关样本资料比较的秩和检验

多组相关样本也称随机区组设计,亦称配伍组设计,是将多个条件近似的受试对象配成一组,称为区组,随机给予每个区组中的个体以不同处理或对每个区组观察不同暴露。各区组的受试对象不仅数量相同,生物学特征也较均衡,既可缩小误差,还可分析出处理组及区组两个因素的影响。区组设计各处理组的观察指标是数值变量,且满足方差分析的条件时,可用随机化区组设计方差分析。否则,可用本节介绍的 Friedman M 检验。

一、多组相关样本比较的 Friedman *M* 检验

多组相关样本比较的秩和检验是由 M.Friedman 在 Wilcoxon 符号秩和检验的基础上提出来的,常称为 Friedman M 检验,目的是推断各处理组样本分别代表的总体分布位置是否不同。

(一)基本思想

令 x_{ij} 为第 i 区组($i=1,2,\cdots,b$)、第 j 处理组($j=1,2,\cdots,k$)的个体观测值,数据区组(b 行)与处理组(k 列)排列如表 10.11。

表 10.11 随机化区组设计的资料格式

区组	处理组			
	1	2	…	k
1	x_{11}	x_{12}	…	x_{1k}
2	x_{21}	x_{22}	…	x_{2k}
⋮	⋮	⋮		⋮
b	x_{b1}	x_{b2}	…	x_{bk}

将各区组内的观测值按从小到大的顺序进行编秩,如果各处理的作用相同,即 H_0:各处理组的中位数相等或各处理组的总体分布相同,那么各处理组样本可认为是来自同一总体,其秩次的分布应该是随机的,各区组内的秩 $1,2,\cdots,k$ 应以相等的频率出现在各处理组(列)中,换句话说,对于任意区组,在任何处理条件下出现最大秩或最小秩应是随机的,因此,各处理组的秩和应该大致相等。在 H_0 成立的条件下,各处理组的秩和相差比较大的可能性很小;在 H_0 不成立的条件下,则各处理组的秩和相差比较小的可能性很小。因此,实际中,在不知道各处理总体分布位置是否不同的条件下,如果按上述方法所得各处理组样本秩和 $R_1,R_2,\cdots,R_k$ 相差很大,也即 Friedman M 检验统计量 χ_r^2 很大,按数理统计理论,就有理由认为 H_0 成立的可能性非常小,此

时，按检验水准应拒绝 H_0，接受 H_1。

（二）基本步骤

例 10.4 调查某城市七所医院一年内春、夏、秋、冬四个季节婴儿出生数，数据见表 10.12，试比较七所医院不同季节的婴儿出生数是否有差别（数据集：例 10－04.sav）？

表 10.12 某城市七所医院四季婴儿出生资料

医院	春		夏		秋		冬	
	出生数	秩次	出生数	秩次	出生数	秩次	出生数	秩次
A	190	4	94	3	77	1	92	2
B	8	1	10	3	12	4	9	2
C	70	1	92	3	81	2	98	4
D	26	4	19	2.5	18	1	19	2.5
E	22	2	23	3	24	4	21	1
F	49	1	51	2	62	4	58	3
G	45	4	44	3	41	1	42	2
R_i		17		19.5		17		16.5

1. 建立检验假设，确定检验水准

H_0：四个季节婴儿出生数的总体分布位置相同

H_1：四个季节婴儿出生数的总体分布位置不全相同

$\alpha=0.05$

2. 计算检验统计量 M 值　先将各区组内数据由小到大编秩，遇相同数值取平均秩次。再将各处理组的秩次相加，得到各处理组秩和 R_j。按式(10.8)计算 M

$$M=\sum(R_j-\overline{R})^2 \qquad (10.8)$$

式中，$\overline{R}=\sum R_j/k$，k 为处理组数。本例

$$\overline{R}=\frac{17+19.5+17+16.5}{4}=17.5$$

$$M=(17-17.5)^2+(19.5-17.5)^2+(17-17.5)^2+(16.5-17.5)^2=5.5$$

3. 确定 P 值，作出统计推断

(1) 查表法　当 $b\leqslant 15$，$k\leqslant 15$ 时，查 M 临界值表（附表 11）。

本例，区组数 $b=7$，处理数 $k=4$，查附表 11 得 $M_{0.05}=92$，$M=5.5<92$，故 $P>0.05$。按 $\alpha=0.05$ 检验水准，不拒绝 H_0。尚不能认为七个医院不同季节婴儿出生数的差别有统计学意义。

(2) 近似 χ^2 分布法　当处理数 k 或区组数 b 超出 M 临界值表的范围时，可以采用近似 χ^2 分布法。

R_j 为第 j 处理组的秩和，故总秩和为

$$\sum_{j=1}^{k} R_j = \frac{bk(k+1)}{2} \tag{10.9}$$

当 H_0 成立时，第 j 列秩和的期望与方差分别为

$$\mu_{R_j} = \frac{b(k+1)}{2} \tag{10.10}$$

$$\sigma_{R_j}^2 = \frac{b(k^2-1)}{12} \tag{10.11}$$

大样本时，检验统计量

$$Z_j = \frac{R_j - \mu_{R_j}}{\sqrt{\sigma_{R_j}^2}} \tag{10.12}$$

近似服从标准正态分布，但 k 个 Z_j 的加权和 χ_r^2 服从自由度为 $(k-1)$ 的 χ^2 分布

$$\chi_r^2 = \sum_{j=1}^{k} \left(\frac{k-1}{k}\right) Z_j^2 = \sum_{j=1}^{k} \frac{[R_j - b(k+1)/2]^2}{kb(k+1)/12} \tag{10.13}$$

不难导出其简化计算式为

$$\chi_r^2 = \frac{12}{bk(k+1)} \sum_{j=1}^{k} R_j^2 - 3b(k+1) \tag{10.14}$$

当各区组间相同秩次的个数较多时，需用式(10.15)进行校正

$$\chi_c^2 = \frac{\chi^2}{c} \tag{10.15}$$

式中，$c = 1 - \sum (t_j^3 - t_j)/bk(k^2-1)$，$t_j$ 为第 $j\,(j=1,2,\cdots)$ 个相同秩次的个数。$c<1$，故校正的 $\chi_c^2 > \chi^2$，对应的 P 值减小。χ_c^2 在下列情况下意义较大：①相同数据的个数在各区组中所占比重较大时；②所得 P 值在检验水准附近时。

二、多重比较

对于多组相关样本比较，当用 Friedman M 检验拒绝 H_0 后，同样需要对各处理组间进行多重比较，与完全随机设计秩和检验的多重比较类似，只是正态近似检验中估计方差的算法不同。

其方法步骤如下。

1. 建立检验假设，确定检验水准

H_0：对比两组的总体分布位置相同

H_1：对比两组的总体分布位置不相同

$\alpha = 0.05$

2. 计算检验统计量　设 R_i 和 R_j 分别为比较的第 i 组和第 j 组样本的秩和，其平均秩和分别为 $\overline{R}_i$ 和 $\overline{R}_j$。

(1) 精确法　样本含量较小时，应采用配对设计的秩和检验方法，求得统计量的数值后，借助统计软件得到确切的 P 值。

（2）正态近似法　样本含量较大时，计算 Z_{ij} 值

$$Z_{ij}=\frac{\overline{R}_i-\overline{R}_j}{\sigma_{\overline{R}_i-\overline{R}_j}}=\frac{\overline{R}_i-\overline{R}_j}{\sqrt{\frac{k(k+1)}{6b}}} \tag{10.16}$$

利用标准正态分布表或统计软件求得统计量数值所对应的 P 值。

3. 确定 P 值，作出统计推断　将某两组比较所得 P 值与调整以后的检验水准 α' 比较，若 $P<\alpha'$，则拒绝 H_0。

检验水准的调整（Bonferroni 法）与完全随机设计类似，为保证Ⅰ型错误的概率不超过 α，按 $\alpha'=\frac{\alpha}{k(k-1)/2}$ 调整每次比较的Ⅰ型错误概率 α'。

三、SPSS 软件实现

SPSS 进行多组相关样本比较的 Friedman M 检验的操作为："Analyze"→"Nonparametric Test"→"K Related Samples..."。

在弹出对话框左侧的变量列表中单击选择分析变量，单击按钮"➡"，将变量"春季""夏季""秋季""冬季"选入"Test Variables"变量列表中。

"Test Type"选择"Friedman"。

单击"OK"完成。

结果见表 10.13 和表 10.14。

表 10.13　Ranks

	Mean Rank		Mean Rank
春季	2.43	秋季	2.43
夏季	2.79	冬季	2.36

表 10.13 为四组秩次基本情况，Mean Rank 为各组均秩。

表 10.14　Test Statistics[a]

N	7	df	3
Chi-Square	.478	Asymp. Sig.	.924

a：Friedman Test.

表 10.14 为多组相关样本比较的 Friedman M 检验的主要结果，包括样本含量（N），统计量（Chi-Square），自由度（df）和 P 值（Asymp. Sig.）。如表 10.14 所示，Chi-Square 检验统计量为 0.478，自由度为 3，概率为 $P=0.924$。本例中，$P>\alpha$，结论同前。

第六节　等级资料的比较

一、两组等级资料的比较

等级资料又称为半计量资料，当两组等级资料比较时，用秩和检验来比较疗效是否有差别比用 χ^2 检验要恰当。两组等级资料，其检验步骤与两组资料的秩和检验相似，不同的是需要计算各等级的秩次范围和平均秩次。

例 10.5　用某药治疗不同病情（单纯型和合并症型）的老年慢性支气管炎患者，疗效见表 10.15 第(2)(3)栏，问该药对两种病情的疗效有无差别（数据集：例 10－05.sav）？

表 10.15　某药对老年慢性支气管炎两种病情疗效的秩和检验

疗效 (1)	单纯型 (2)	合并症型 (3)	合计 (4)	秩次范围 (5)	平均秩次 (6)	单纯型秩和 (7)	合并症型秩和 (8)
控制	65	42	107	1～107	54	3 510	2 268
显效	18	6	24	108～131	119.5	2 151	717
有效	30	23	53	132～184	158	4 740	3 634
无效	13	11	24	185～208	196.5	2 554.5	2 161.5
合计	$n_2=126$	$n_1=82$	208			$T_2=12\ 955.5$	$T_1=8\ 780.5$

1. 建立检验假设，确定检验水准

H_0：两种病情患者的疗效总体分布位置相同

H_1：两种病情患者的疗效总体分布位置不相同

$\alpha=0.05$

2. 计算检验统计量 u 值　本例先计算各等级的合计人数，见第(4)栏，并确定秩次范围。如疗效控制者 107 例，其秩次范围 1～107，平均秩次为(1＋107)/2＝54，依此得第(6)栏。将第(6)栏分别乘以第(2)(3)栏，相加即得两组各自的秩和，见第(7)(8)栏合计。

本例 $n_1=82$，$T=8\ 780.5$，$N=208$，代入式(10.3)。相同秩次过多时，则用校正公式。

$$u=\frac{|8\ 780.5-82\times(208+1)/2|-0.5}{\sqrt{82\times126\times(208+1)/12}}=0.50$$

$$C=1-\frac{\sum(t_j^3-t_j)}{N^3-N}=1-\frac{(107^3-107)+(24^3-24)+(53^3-53)+(24^3-24)}{208^3-208}=0.844\ 3$$

$$u_c=u/\sqrt{c}=0.50/\sqrt{0.844\ 3}=0.544$$

3. 确定 P 值，作出统计推断　查附表 1，$|u_{0.05/2}|=1.96$，现 $|u_c|<|u_{0.05/2}|$，故 $P>0.05$。

按 $\alpha=0.05$ 的检验水准，不拒绝 H_0，两种病情患者的疗效差异无统计学意义，尚不能认为该药对两种病情的疗效有差别。

SPSS 软件实现，同两独立样本的秩和检验相似，所不同的是需要先对各等级例数加权（SPSS 操作步骤："Data"→"Weight Cases..."→"Weight Cases by"→将"例数"选入"Frequency

Variable"→"OK"),结果为 $Z=0.543, P=0.587$。

二、多组等级资料的比较

例 10.6 五种患者阴道涂片按巴氏细胞学分级的检查结果,见表 10.16 第(1)～(6)栏,问五种患者的细胞学分级有无程度上的差别(数据集:例 10 - 06.sav)?

1. 建立检验假设,确定检验水准

H_0:五种患者细胞学分级的总体分布位置相同

H_1:五种患者细胞学分级的总体分布位置不全相同

$\alpha=0.05$

2. 计算检验统计量 H

(1) 先计算各等级的合计,见表 10.16 第(7)栏。再确定秩次范围和计算平均秩次,见第(8)(9)栏。

表 10.16 五种患者阴道涂片的细胞学分级比较

巴氏分级 (1)	慢性炎症 (2)	轻度增生 (3)	重度增生 (4)	原位癌 (5)	浸润癌 (6)	合计 (7)	秩次范围 (8)	平均秩次 (9)
Ⅰ	21	19	0	0	0	40	1～40	20.5
Ⅱ	4	4	41	3	0	52	41～92	66.5
Ⅲ	0	0	6	11	31	48	93～140	116.5
Ⅳ	0	2	3	15	42	62	141～202	171.5
Ⅴ	0	0	0	21	77	98	203～300	251.5
n_i	25	25	50	50	150	300		
R_i	696.5	998.5	3 940	9 335	30 180			
平均 R_i	27.9	39.9	78.8	186.7	201.2			

(2) 求秩和,秩和 R_1 是用第(2)栏各等级的频数与第(9)栏平均秩次相乘再求和,即 $R_1=21\times 20.5+4\times 66.5=696.5$,余仿此得各 R_i 值。

(3) 相同秩次过多时,则用校正公式计算统计量。

$$H=\frac{12}{300\times(300+1)}\times\left(\frac{696.5^2}{25}+\frac{998.5^2}{25}+\frac{3\ 940^2}{50}+\frac{9\ 335^2}{50}+\frac{30\ 180^2}{150}\right)-3\times(300+1)=184.683\ 3$$

$$C=1-\frac{(40^3-40)+(52^3-52)+(48^3-48)+(62^3-62)+(98^3-98)}{300^3-300}=0.944\ 7$$

$H_c=H/C=184.7/0.944\ 7=195.504$

3. 确定 P 值,作出统计推断 本例对比组数 $k=5$,按 $\nu=k-1=5-1=4$,查 χ^2 临界值表,$\chi^2_{0.05,4}=9.49$,本例 $\chi^2=195.504>\chi^2_{0.05,4}$,故 $P<0.05$。

按 $\alpha=0.05$ 的水准,拒绝 H_0,接受 H_1,五种患者的细胞学分级差异有统计学意义。故可认为五种患者的细胞学分级不全相同。

SPSS 软件实现同多组资料的秩和检验,所不同的是需要先对各等级例数加权。结果为 $\chi^2=195.504, P<0.001$,结论同前。

案例讨论

（郭　威　宋艳艳）

数字课程学习……

数据集　小结　专业术语　教学 PPT　思考与练习　自测题

第十一章　两变量之间关系的分析——相关与回归

学习目标

1. 能够掌握简单线性相关和回归的基本概念和分析步骤。
2. 能够掌握秩相关的基本概念和分析步骤。
3. 能够了解相关与回归的区别和联系。
4. 能够利用 SPSS 统计软件进行两变量相关与回归的运算。

例 11.1　某临床医生共测定了 21 名肝癌患者血清中胆固醇（mmol/L）和三酰甘油（mmol/L）的含量，数据列于表 11.1。问肝癌患者血清中胆固醇与三酰甘油是否具有相关关系（数据集：例 11－01. sav）？

表 11.1　21 名肝癌患者血清胆固醇与三酰甘油相关性研究（单位：mmol/L）

患者序号	胆固醇	三酰甘油	患者序号	胆固醇	三酰甘油
1	4.89	1.48	12	3.42	0.79
2	3.41	1.01	13	2.93	0.83
3	5.70	1.30	14	5.18	1.11
4	6.84	1.78	15	4.56	1.10
5	5.01	0.89	16	4.60	0.97
6	3.98	0.90	17	5.23	1.46
7	4.23	1.33	18	3.57	0.84
8	4.43	0.89	19	6.11	1.45
9	2.58	0.49	20	3.63	1.15
10	4.40	1.24	21	3.89	0.78
11	3.77	1.00			

前面第七章、第八章所介绍的 t 检验及 F 检验，是用于比较某一定量变量（平均值）在两组或多组之间的差别，也叫单变量统计（univariate statistics）。在医学科研中，人们经常要研究两个变量之间的相互联系和相互依存关系，如糖尿病患者的血糖与胰岛素水平、高血压与年龄、琼脂糖抑菌斑的直径与抗菌药的浓度，以及本例肝癌患者血清胆固醇与三酰甘油之间的相关关系。把这种统计分析方法叫作双变量关系的统计（bivariate statistics）。

从数学关系上讲，两变量之间的关系包括线性关系和曲线关系（非线性关系）。常用 X 代表自变量（independent variable），Y 代表因变量（dependent variable）。本章只介绍两变量线性关系的基本概念、分析方法及相关原理。

在统计方法中常用简单线性相关与简单线性回归的方法来研究两变量之间的相互依存和互为消长的线性关系。

第一节　简单线性相关

一、基本概念与计算

（一）基本概念

相关分析主要描述变量间的相关关系，两变量间的简单线性相关关系用 Pearson 相关系数(correlation coefficient)来描述。统计学中用符号 r 来表示样本相关系数，用符号 ρ 表示总体相关系数。它用来说明两个变量间线性相关关系的密切程度与相关方向。相关系数 r 没有单位。其值域范围为 $-1\leqslant r\leqslant 1$，绝对值愈接近 1，说明两个变量间的直线相关关系愈密切；越接近 0，相关关系越不密切。相关系数若为正，说明一个变量随另一个变量的增加而增加，两者为正相关关系；系数为负，表示一个变量随另一个变量的增加而减少，即两者为负相关关系。

在简单线性相关的分析中，一般要求两变量满足双变量正态分布(bivariate normal distribution)，即两个变量都是随机变动的。图 11.1 直观地说明了 Pearson 相关系数的符号和大小与两变量相关的方向和密切程度的关系。

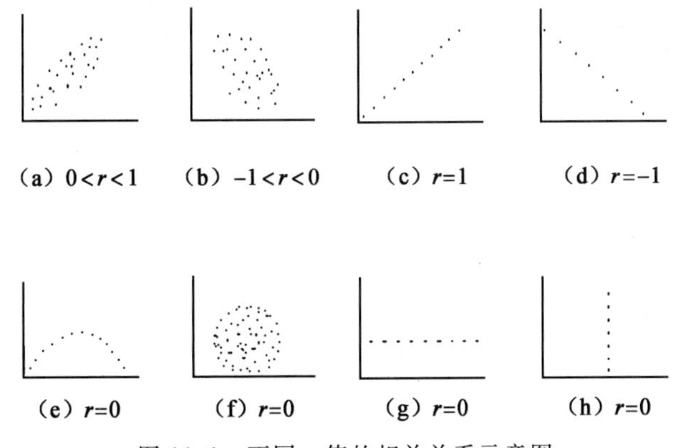

图 11.1　不同 r 值的相关关系示意图

图 11.1 中图 a 和图 b 散点呈椭圆形分布，表明两变量 X、Y 变化趋势是同向或反向的，称为正相关($0<r<1$)或负相关($-1<r<0$)。图 c 和图 d 的散点在一条直线上，且 X、Y 是同向变化或反向变化，称为完全正相关(perfect positive correlation，$r=1$)或完全负相关(perfect negative correlation，$r=-1$)。图 e～图 h 表示两变量间无关系或可能存在一定程度的曲线关系而没有直线相关关系，称为零相关(zero correlation，$r=0$)。正相关或负相关并不一定表示一个变量的改变是另一个变量变化的原因，有可能两者同受第三个因素的影响。

（二）相关系数的计算

计算 r 的公式为

$$r=\frac{\sum(X-\overline{X})(Y-\overline{Y})}{\sqrt{\sum(X-\overline{X})^2\sum(Y-\overline{Y})^2}}=\frac{l_{XY}}{\sqrt{l_{XX}l_{YY}}}$$

$$=\frac{\sum XY-\left(\sum X\right)\left(\sum Y\right)/n}{\sqrt{\left[\sum X^2-\left(\sum X\right)^2/n\right]\left[\sum Y^2-\left(\sum Y\right)^2/n\right]}} \qquad (11.1)$$

式中 $\sum(X-\overline{X})^2$ 为 X 的离均差平方和，用 l_{XX} 代替；$\sum(Y-\overline{Y})^2$ 为 Y 的离均差平方和，用 l_{YY} 代替；$\sum(X-\overline{X})(Y-\overline{Y})$ 为 X 与 Y 的离均差乘积之和，用 l_{XY} 代替，此值可正可负，从而决定 r 的符号。以此式为基础计算相关系数的方法称积差法。

例 11.1 中肝癌患者血清胆固醇与三酰甘油间相关系数的一般计算步骤如下。

（1）绘制散点图，散点图显示两变量为直线趋势（图 11.2）。

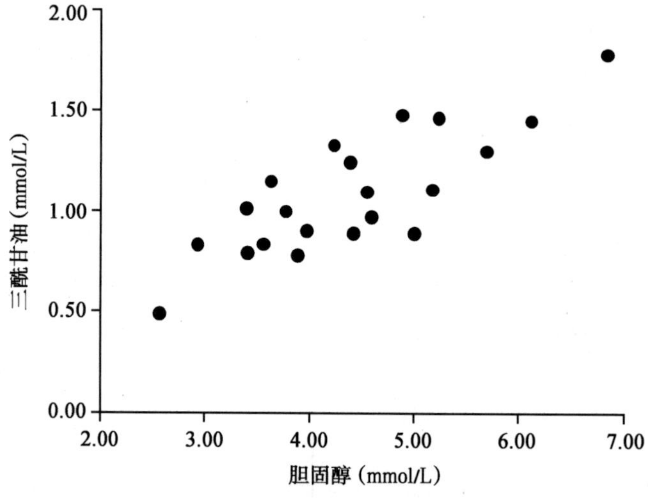

图 11.2 肝癌患者血清胆固醇与三酰甘油关系散点图

（2）计算基础数据，并列成相关系数计算表，求出 $\sum X$、$\sum Y$、$\sum X^2$、$\sum Y^2$、$\sum XY$。结果见表 11.2 合计。

（3）计算 l_{XX}、l_{YY} 及 l_{XY}

$$l_{XX}=428.31-92.36^2/21=22.10$$

$$l_{YY}=26.58-22.79^2/21=1.85$$

$$l_{XY}=105.43-\frac{92.36\times22.79}{21}=5.20$$

（4）求出相关系数 r 值

$$r=\frac{5.20}{\sqrt{22.10\times1.85}}=0.813$$

表 11.2　21 名肝癌患者血清胆固醇与三酰甘油相关系数计算表

序号 (1)	胆固醇(X) (2)	三酰甘油(Y) (3)	X^2 (4)=(2)^2	Y^2 (5)=(3)^2	XY (6)=(2)×(3)
1	4.89	1.48	23.91	2.19	7.24
2	3.41	1.01	11.63	1.02	3.44
3	5.70	1.30	32.49	1.69	7.41
4	6.84	1.78	46.79	3.17	12.18
5	5.01	0.89	25.10	0.79	4.46
6	3.98	0.90	15.84	0.81	3.58
7	4.23	1.33	17.89	1.77	5.63
8	4.43	0.89	19.62	0.79	3.94
9	2.58	0.49	6.66	0.24	1.26
10	4.40	1.24	19.36	1.54	5.46
11	3.77	1.00	14.21	1.00	3.77
12	3.42	0.79	11.70	0.62	2.70
13	2.93	0.83	8.58	0.69	2.43
14	5.18	1.11	26.83	1.23	5.75
15	4.56	1.10	20.79	1.21	5.02
16	4.60	0.97	21.16	0.94	4.46
17	5.23	1.46	27.35	2.13	7.64
18	3.57	0.84	12.74	0.71	3.00
19	6.11	1.45	37.33	2.10	8.86
20	3.63	1.15	13.18	1.32	4.17
21	3.89	0.78	15.13	0.61	3.03
合计	92.36	22.79	428.31	26.58	105.43
	$\sum X$	$\sum Y$	$\sum X^2$	$\sum Y^2$	$\sum XY$

二、相关系数的假设检验

肝癌患者血清胆固醇与三酰甘油的样本相关系数 $r=0.813$，描述了肝癌患者三酰甘油随着胆固醇的增加而升高。研究者若欲回答两者的相关关系是否确实存在，样本相关系数所对应的总体相关系数 ρ 是否等于 0，即 r 与 0 的差别有无统计学意义，则需进行假设检验。相关系数的检验有 t 检验和相关系数查表法。

1. 建立检验假设，确定检验水准

H_0：$\rho=0$，肝癌患者血清胆固醇与三酰甘油间无线性相关关系

H_1：$\rho\neq0$，肝癌患者血清胆固醇与三酰甘油间有线性相关关系

$\alpha=0.05$

2. 计算检验统计量 t_r 值

$$t_r=\frac{r-0}{s_r}=\frac{r-0}{\sqrt{\dfrac{1-r^2}{n-2}}},\quad \nu=n-2 \tag{11.2}$$

本例

$$t_r=\frac{r-0}{\sqrt{\frac{1-r^2}{n-2}}}=\frac{0.813}{\sqrt{\frac{1-0.813^2}{21-2}}}=6.086$$

3. 确定 P 值，作出统计推断　按自由度 $\nu=n-2=21-2=19$，查 t 临界值表，双侧 $t_{0.05/2,19}=2.093$。本例计算得 $t_r=6.086>2.093$，故 $P<0.05$。

按 $\alpha=0.05$ 水准，拒绝 H_0，接受 H_1，总体相关系数不为零，可认为肝癌患者血清胆固醇与三酰甘油有线性正相关关系存在。

为简化 t_r 检验的计算过程，求出相关系数后，可直接查相关系数临界值表(附表 12)，判断该 r 值是否有统计学意义。

该例的 $\nu=n-2=21-2=19$，查相关系数临界值表(附表 12)得双侧的 $r_{0.05/2,19}=0.433$，现 $r=0.813$，$|r|>r_{0.05/2,19}$，故 $P<0.05$，按 $\alpha=0.05$ 水准，拒绝 H_0，接受 H_1。认为 $\rho\neq0$，说明肝癌患者血清胆固醇与三酰甘油呈线性正相关。结论与计算所得一致。

假设检验的原理：样本相关系数 r 是总体相关系数 ρ 的估计值，但从相关系数 $\rho=0$ 的总体中抽出的样本所计算的相关系数 r，因为抽样误差的存在，r 不一定是 0，要判断样本是否来自 $\rho=0$ 的总体，需进行假设检验。如果从 $\rho=0$ 的总体中取得某 $|r|$ 值及更大的 $|r|$ 值的概率 $P\leqslant0.05$，则在 $\alpha=0.05$ 水准上拒绝检验假设，认为该样本来自 $\rho=0$ 的总体的概率很小，进而推论两变量间有相关关系。

三、SPSS 软件实现

SPSS 进行两变量简单线性相关分析的操作为："Analyze"→"Correlate"→"Bivariate..."。

在弹出对话框左侧的变量列表中单击选择分析变量，单击按钮"➡"，将变量选入"Variable(s)"变量列表中，本例选择胆固醇(X)和三酰甘油(Y)。

在"Correlation Coefficients"框中选择"Pearson"。

单击"OK"完成。

结果见表 11.3。

表 11.3　Correlations

		胆固醇	三酰甘油
胆固醇	Pearson Correlation	1	.814 *
	Sig. (2 - tailed)		.000
	N	21	21
三酰甘油	Pearson Correlation	.814 *	1
	Sig. (2 - tailed)	.000	
	N	21	21

* :Correlation is significant at the 0.05 level(2 - tailed).

表 11.3 列出了两变量 Pearson 相关系数矩阵，第一行为相关系数，本例 $r=0.814$，第二行为对总体相关系数 $\rho=0$ 进行假设检验的 P 值，本例为 $P<0.001$，说明两变量存在简单相关关

系。第三行为进行相关系数计算的样本例数。

第二节　简单线性回归

一、基本概念与计算

（一）基本概念

描述两个变量相关关系的方向和密切程度，采用简单线性相关的分析方法。如果要表达自变量 X 和因变量 Y 相互数量变化的依存关系，采用简单线性回归的分析方法。

简单线性回归分析的类型有两类：一是其中一变量为选定变量，另一变量为随机变量，要求选定变量在取值范围内取某值时，另一变量的取值是随机的，并且呈正态分布，如抗菌药的浓度和琼脂糖抑菌斑的直径，当抗菌药浓度取某一特定值时，抑菌斑直径的取值是随机的，这类回归称为Ⅰ型回归；二是两个变量都是随机变量，要求两变量中任一变量在某一取值时，另一变量的取值是随机的，并且呈正态分布，称双随机变量正态分布，如身高和体重，身高取某一特定值时，体重的取值是随机的，同时体重取某特定值时，身高的取值也是随机的，这类回归称为Ⅱ型回归。

由图 11.2 可见，三酰甘油的取值随着胆固醇取值的增加而增大，并且呈直线趋势，但是这些点并非完全在一条直线上，这与两变量间的函数关系不同，故称为线性回归(linear regression)关系或简单线性回归(simple linear regression)，两者数量变化的依存关系可用回归方程表示

$$\hat{Y}=a+bX \tag{11.3}$$

式(11.3)称为简单线性回归方程，在直角坐标系中的图形是一条直线，它是对两变量总体的线性关系的一个估计。理论上，对于自变量 X 取各值，相应的因变量 Y 随机取值的总体均数 $\mu_{Y|X}$ 在一条直线上，表示为

$$\mu_{Y|X}=\alpha+\beta X \tag{11.4}$$

在简单线性回归分析中，一般假定每个自变量 X 对应的 Y 的正态总体的各个总体方差相等，并且各次观测相互独立。这样式(11.3)中 $\hat{Y}$ 实际上是 X 所对应 Y 的总体均数 $\mu_{Y|X}$ 的一个估计值，称为回归方程的预测值(predicted value)，而 a、b 分别是对总体 α 和 β 的估计值。其中 a 称为常数项，是回归直线在 Y 轴上的截距，其统计学意义是当 X 取 0 时相应 Y 的均数估计值；b 称为样本回归系数(coefficient of regression)，是回归直线的斜率，其统计学意义是当 X 变化一个单位时 Y 的平均增加量或减少量。$\beta>0$ 时，Y 随 X 的增大而增大；$\beta<0$ 时，Y 随 X 的增大而减小；$\beta=0$ 时，直线与 X 平行，表示 Y 与 X 无直线关系。

（二）简单线性回归方程的计算

对于一组样本数据从散点图来看，回归直线是一条能最好地代表数据点分布趋势的直线，而回归直线由回归方程确定。求解 a、b 值，拟合回归方程的方法是最小二乘估计(least squares estimation)，其要求是各实测点到回归直线的纵向距离的平方和最小。实测值 Y 与假定的回归直线上的估计值 $\hat{Y}$ 的纵向距离称为残差(residual)或剩余值，各点的残差越小，则距直线越接近，直线越能代表数据点的分布趋势。由于既要考虑所有点的残差，又要考虑各点残差的正负，所以取各点残差平方和最小的直线为最理想的直线。按照这一原则，数学上可以得到 b

的计算公式为

$$b=\frac{l_{XY}}{l_{XX}}=\frac{\sum(X-\overline{X})(Y-\overline{Y})}{\sum(X-\overline{X})^2} \tag{11.5}$$

由于最小二乘法所估计的简单线性回归方程必过点$(\overline{X},\overline{Y})$，故有

$$\overline{Y}=a+b\overline{X}$$

$$a=\overline{Y}-b\overline{X}=\frac{\sum Y}{n}-\frac{b\sum X}{n} \tag{11.6}$$

对于例 11.1，简单线性回归方程的计算步骤如下。

(1) 绘制散点图。由散点图(图 11.2)可见，两变量间呈直线趋势，故进行下列计算。

(2) 求 $\sum X$、$\sum Y$、$\sum X^2$、$\sum Y^2$、$\sum XY$ 。结果见表 11.2 第(2)～(6)栏。

(3) 计算 X、Y 的均数 $\overline{X}$、$\overline{Y}$，离均差平方和 l_{XX}、l_{YY} 与离均差积和 l_{XY}

$$\overline{X}=\frac{\sum X}{n}=\frac{92.36}{21}=4.398,\quad \overline{Y}=\frac{\sum Y}{n}=\frac{22.79}{21}=1.085$$

$$l_{XX}=22.10,\quad l_{YY}=1.85,\quad l_{XY}=5.20$$

(4) 求回归系数 b、截距 a

$$b=\frac{l_{XY}}{l_{XX}}=\frac{5.20}{22.10}=0.235\ 3$$

$$a=\overline{Y}-b\overline{X}=1.085-0.235\ 3\times4.398=0.050\ 2$$

(5) 列出回归方程

$$\hat{Y}=0.050\ 2+0.235\ 3X$$

(6) 绘制回归直线。在散点图上点出(0，0.050 2)和(−0.213 3，0)，连接两点并延长，即得回归直线。

二、简单线性回归的假设检验

建立样本简单线性回归方程，只是完成了对两变量间回归关系的统计描述，但总体的简单线性回归方程是否确实存在，即是否有 $\beta\neq0$ 还需进行假设检验。样本回归系数 b 是总体回归系数 β 的估计，如 b 与 $\beta=0$ 相差有统计学意义，即认为两变量间总体回归关系存在。假设检验可用方差分析或 t 检验来处理，两者结果是等价的。

(一) 方差分析

回归中方差分析的基本思想是因变量 Y 的离均差平方和 l_{YY} 可分解为回归平方和及剩余平方和两部分。l_{YY} 的分解见图 11.3。

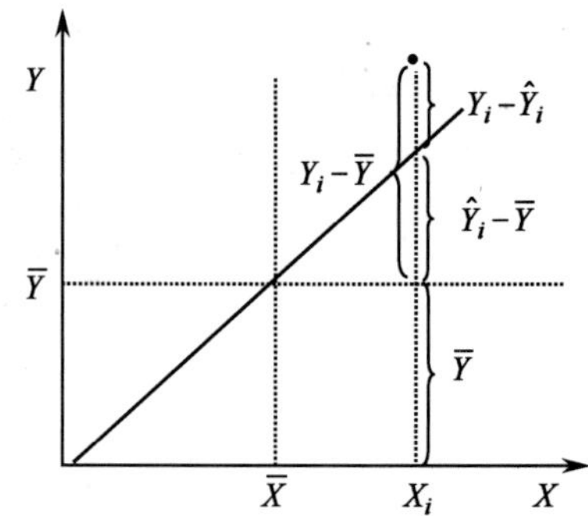

图 11.3 离均差平方和分解示意图

任取第 i 个实测点，其纵坐标被回归直线与均数 $\overline{Y}$ 截成三段。

第一段：$(Y_i-\hat{Y}_i)$

第二段：$(\hat{Y}_i-\overline{Y})$

第三段：$\overline{Y}$

$$Y_i=\overline{Y}+(\hat{Y}_i-\overline{Y})+(Y_i-\hat{Y}_i)$$

$$Y_i-\overline{Y}=(\hat{Y}_i-\overline{Y})+(Y_i-\hat{Y}_i)$$

将全部的实测点按上法处理，并将等式两端平方后再求和，可以证明

$$\sum(Y_i-\overline{Y})^2=\sum(\hat{Y}_i-\overline{Y})^2+\sum(Y_i-\hat{Y}_i)^2$$

上式用符号表示为

$$SS_{总}=SS_{回}+SS_{剩} \tag{11.7}$$

式(11.7)中 $SS_{总}$ 即 $\sum(Y_i-\overline{Y})^2$，为 Y 的离均差平方和；$SS_{回}$ 即 $\sum(\hat{Y}_i-\overline{Y})^2$，为回归平方和，由于特定样本的均数$\overline{Y}$是固定的，这部分变异由$\hat{Y}_i$的大小不同而引起。当引入回归方程 $\hat{Y}=a+bX$ 后，$\hat{Y}_i$的不同只是由于 X_i 的不同所导致，所以 $SS_{回}$ 反映了 Y 的总变异中可以用 X 与 Y 的简单线性回归关系解释的那部分变异，故称为回归平方和。$SS_{总}$一定的情况下，回归平方和越大，说明回归效果越好。

$SS_{剩}$即 $\sum(Y_i-\hat{Y}_i)^2$，为剩余平方和。它反映除了 X 对 Y 的线性影响之外的一切因素对 Y 的变异作用，也就是在总平方和中无法用 X 解释的部分，表示考虑回归之后 Y 的真正的随机误差。在散点图中，各实测点离回归直线越接近，$SS_{剩}$就越小，说明简单线性回归的估计误差越小，回归的作用越明显。

上述三个平方和各有其相应的自由度 ν，并有以下关系

$$\nu_{总}=\nu_{回}+\nu_{剩} \tag{11.8}$$

$$\nu_{总}=n-1,\nu_{回}=1,\nu_{剩}=n-2$$

由离均差平方和及自由度的分解可见，如果两变量间总体回归关系确实存在，在考虑各自的自由度后，回归的平方和均方($MS_{回}$)就要大于剩余平方和均方($MS_{剩}$)，可计算 F 统计量

$$F=\frac{SS_{回}/\nu_{回}}{SS_{剩}/\nu_{剩}}=\frac{MS_{回}}{MS_{剩}} \tag{11.9}$$

式(11.9)中 $MS_{回}$和 $MS_{剩}$分别称为回归均方和剩余均方。统计量 F 服从自由度为 $\nu_{回}$，$\nu_{剩}$的 F 分布。求出 F 值后，查 F 临界值表，得 P 值，按所取检验水准作出推断结论。

实际计算时，利用式(11.10)直接求得 $SS_{回}$较为简便。

$$SS_{回}=bl_{XY}=l_{XY}{}^2/l_{XX}=b^2l_{XX} \tag{11.10}$$

表 11.4 为常用的回归分析的方差分析表。

表 11.4　回归分析的方差分析表

变异来源	离均差平方和(SS)	自由度	均方(MS)	F
总变异	$\sum(Y_i-\overline{Y})^2$	$n-1$		
回　归	$\sum(\hat{Y}_i-\overline{Y})^2$	1	$\sum(\hat{Y}_i-\overline{Y})^2$	$MS_{回归}/MS_{误差}$
剩　余	$\sum(Y_i-\hat{Y}_i)^2$	$n-2$	$\sum(Y_i-\hat{Y}_i)^2/(n-2)$	

例 11.2　对例 11.1 中数据建立的回归方程进行假设检验。

1. 建立检验假设，确定检验水准

H_0:$\beta=0$，肝癌患者血清胆固醇与三酰甘油无线性回归关系

H_1:$\beta\neq0$，肝癌患者血清胆固醇与三酰甘油有线性回归关系

$\alpha=0.05$

2. 计算检验统计量 F 值

$$SS_{回}=bl_{XY}=l_{XY}^2/l_{XX}=b^2l_{XX}=1.2236$$

$$SS_{剩}=SS_{总}-SS_{回}=1.8474-1.2236=0.6238$$

$$F=\frac{SS_{回}/\nu_{回}}{SS_{剩}/\nu_{剩}}=\frac{MS_{回}}{MS_{剩}}=\frac{1.2236/1}{0.6238/19}=37.269, \nu_{回}=1, \nu_{剩}=19$$

列方差分析表见表 11.5。

表 11.5 例 11.1 资料的方差分析表

变异来源	SS	ν	MS	F
总变异	1.847 4	20		
回 归	1.223 6	1	1.223 6	37.269
剩 余	0.623 8	19	0.032 8	

3. 确定 P 值，作出统计推断 查 F 临界值表（附表 4），得 $F_{0.05,(1,19)}=4.38$，本例 $F>F_{0.05,(1,19)}$，故 $P<0.05$。

按 $\alpha=0.05$ 水准，拒绝 H_0，接受 H_1，可认为肝癌患者血清胆固醇与三酰甘油有线性回归关系。

（二）t 检验

对总体回归系数 β 是否为 0 也可进行 t 检验。t 检验的基本思想同第七章的样本均数与总体均数比较的 t 检验类似，检验统计量 t 值的计算公式为

$$t=\frac{b-0}{S_b}=\frac{b}{S_b}, \nu=n-2 \tag{11.11}$$

式中 S_b 为样本回归系数的标准误，计算公式为

$$S_b=\frac{S_{Y\cdot X}}{\sqrt{\sum(X-\overline{X})^2}} \tag{11.12}$$

式中 $S_{Y\cdot X}$ 为 Y 的剩余标准差，是扣除 X 的影响后 Y 的变异指标，计算公式为

$$S_{Y\cdot X}=\sqrt{\frac{\sum(Y-\hat{Y})^2}{n-2}}=\sqrt{\frac{SS_{剩}}{n-2}} \tag{11.13}$$

求得 t 值后，查 t 临界值表，得 P 值，按所取检验水准作出推断结论。对同一资料，t 检验和方差分析所得结论是一致的，因为 $t^2=F$。

对于例 11.1 资料，t 检验如下。

1. 建立检验假设，确定检验水准

H_0:$\beta=0$，肝癌患者血清胆固醇与三酰甘油无线性回归关系

H_1:$\beta\neq0$，肝癌患者血清胆固醇与三酰甘油有线性回归关系

$\alpha=0.05$

2. 计算检验统计量 t 值

$$S_{Y\cdot X}=\sqrt{\frac{\sum(Y-\hat{Y})^2}{n-2}}=\sqrt{\frac{SS_{剩}}{n-2}}=\sqrt{\frac{0.6238}{19}}=0.1811$$

$$S_b=\frac{S_{Y\cdot X}}{\sqrt{\sum(X-\overline{X})^2}}=\frac{0.1811}{\sqrt{22.10}}=0.0328$$

$$t=\frac{b-0}{S_b}=\frac{0.2353}{0.0328}=6.1117$$

$$\nu=n-2=19$$

3. 确定 P 值，作出统计推断　查 t 临界值表，得双侧 $t_{0.05/2,19}=2.093$，本例 $t>2.093$，故 $P<0.05$。按 $\alpha=0.05$ 水准，拒绝 H_0，接受 H_1，可认为肝癌患者血清胆固醇与三酰甘油有线性回归关系。

三、简单线性回归中的区间估计

（一）总体回归系数 β 的区间估计

肝癌患者血清胆固醇与三酰甘油的简单线性方程为 $\hat{Y}=0.0502+0.2353X$，样本回归系数 $b=0.2353$ 是对总体回归系数 β 的点估计，由于抽样误差的存在，β 不一定正好等于 0.235 3，因此需对总体回归系数进行区间估计，公式如下

$$[b-t_{\alpha/2,(n-2)}S_b,\ b+t_{\alpha/2,(n-2)}S_b]，简记为\ b\pm t_{\alpha/2,(n-2)}S_b \tag{11.14}$$

式中 S_b 为回归系数的标准误，自由度 ν 为 $n-2$。

例 11.3　试用例 11.1 所计算的样本回归系数 $b=0.2353$ 计算其总体回归系数 β 的 95%置信区间。

例 11.2 中已算得 $S_b=0.0328$，$\nu=19$，查 t 临界值表，得双侧 $t_{0.05/2,19}=2.093$，按式(11.14)求 β 的 95%置信区间为

$$(0.2353-2.093\times0.0328,\ 0.2353+2.093\times0.0328)=(0.1399,\ 0.3307)$$

置信区间不包含 0，说明按 $\alpha=0.05$ 的置信水准，$\beta\neq0$，该结果与 F 检验和 t 检验的结果相同。

（二）$\mu_{\hat{Y}}$的区间估计

$\mu_{\hat{Y}}$可表示为 $\mu_{Y|X}$，是总体中当 X 为某定值 X_0 时 $\hat{Y}$ 的总体均数，由于抽样误差的存在，$\hat{Y}$ 有波动，表示 $\hat{Y}$ 抽样误差大小的指标标准误 $S_{\hat{Y}}$的计算公式为

$$S_{\hat{Y}}=S_{Y\cdot X}\sqrt{\frac{1}{n}+\frac{(X_0-\overline{X})^2}{\sum(X-\overline{X})^2}} \tag{11.15}$$

$\mu_{\hat{Y}}$的 $1-\alpha$ 置信区间的计算公式为

$$[\hat{Y}-t_{\alpha/2,(n-2)}S_{\hat{Y}},\ \hat{Y}+t_{\alpha/2,(n-2)}S_{\hat{Y}}] \tag{11.16}$$

例 11.4　用例 11.1 所求简单线性回归方程，试计算当 $X_0=4.89$ mmol/L 时，$\mu_{\hat{Y}}$ 的 95%置信区间。

由例 11.1 得 $\overline{X}=4.398$，$l_{XX}=22.10$；由例 11.2 得 $S_{Y\cdot X}=0.1811$。

当 $X=4.89$ 时，$\hat{Y}=0.0502+0.2353\times4.89=1.2008$。

按式(11.15)计算

$$S_{\hat{Y}}=0.1811\times\sqrt{\frac{1}{21}+\frac{(4.89-4.398)^2}{22.10}}=0.0438$$

本例 $n=21$，$\nu=n-2=19$，查 t 临界值表，得双侧 $t_{0.05/2,19}=2.093$。

按式(11.16)计算当 $X=4.89$ mmol/L 时，$\mu_{\hat{Y}}$ 的 95%置信区间为

$$(1.2008-2.093\times0.0438,1.2008+2.093\times0.0438)=(1.109,1.292)(\text{mmol/L})$$

(三) 个体值Y 的容许区间

当 X 为某定值，个体 Y 波动范围，其标准差 S_Y(其意义与样本观测值 Y 的标准差不同)计算公式为

$$S_Y=S_{Y\cdot X}\sqrt{1+\frac{1}{n}+\frac{(X_0-\overline{X})^2}{\sum(X-\overline{X})^2}} \tag{11.17}$$

式中 $S_{Y\cdot X}$ 为剩余标准差，计算同前；为了简化计算，当 X 与 $\overline{X}$ 比较接近，且 n 充分大时，可用 $S_{Y\cdot X}$ 代替 S_Y。

个体值 Y 的 $1-\alpha$ 容许区间的计算公式为

$$[\hat{Y}-t_{\alpha/2,(n-2)}S_Y,\hat{Y}+t_{\alpha/2,(n-2)}S_Y] \tag{11.18}$$

例 11.5 用例 11.3 中的数据进一步计算当 $X=4.89$ 时，个体值 Y 的 95%容许区间。

按式(11.17)计算得

$$S_Y=0.1811\times\sqrt{1+\frac{1}{21}+\frac{(4.89-4.398)^2}{22.10}}=0.1863$$

将双侧 $t_{0.05/2,19}=2.093$，$X=4.89$，$S_Y=0.1863$ 代入式(11.18)，得

$$(1.2008-2.093\times0.1863,1.2008+2.093\times0.1863)=(0.811,1.591)(\text{mmol/L})$$

即估计总体中，血清胆固醇为 4.89 mmol/L 时，有 95%的肝癌病例其三酰甘油在(0.811，1.591)mmol/L 范围内。

四、SPSS 软件实现

SPSS 进行两变量线性回归分析的操作为:“Analyze”→“Regression”→“Linear...”。

在弹出对话框左侧的变量列表中单击选择因变量，单击按钮“➡”，将因变量选入“Dependent”框中，本例为三酰甘油(Y)；在弹出对话框左侧的变量列表中单击选择自变量，单击按钮“➡”，将自变量选入“Independent”列表中，本例为血清胆固醇(X)。

单击“OK”完成。

结果见表 11.6、表 11.7 和表 11.8。

表 11.6 Model Summary

Model	R	R Square	Adjusted R Square	Std. Error of the Estimate
1	.814[a]	.663	.645	.180 83

a:Predictors:(Constant)，血清胆固醇.

表 11.6 为所拟合模型的拟合优度情况简表，显示在模型 1 中相关系数为 0.814，决定系数为 0.663，校正决定系数为 0.645。

表 11.7 ANOVA[b]

Model		Sum of Squares	df	Mean Square	F	Sig.
1	Regression	1.222	1	1.222	37.386	.000[a]
	Residual	0.621	19	0.033		
	Total	1.844	20			

a：Predictors：(Constant)，胆固醇.

b：Dependent Variable，三酰甘油.

表 11.7 为模型检验的方差分析结果，其中 Model、Sum of Squares、df、Mean Square、F 和 Sig.分别表示模型序号、离均差平方和、自由度、均方、F 值和 P 值。本例 $F=37.386$，$P<0.001$，由此可知所建立的模型有统计学意义。

表 11.8 Coefficients[a]

Model		Unstandardized Coefficients		Standardized Coefficients	t	Sig.
		B	Std. Error	Beta		
1	(Constant)	0.051	.174		.293	.773
	胆固醇	.235	.038	.814	6.114	.000

a：Dependent Variable，三酰甘油.

表 11.8 为线性回归参数估计的结果。其中 Model、Unstandardized Coefficients、Standardized Coefficients、t、Sig.分别表示模型序号、回归系数估计（包括常数项、回归系数及各自的标准误）、标准化回归系数、t 值和 P 值。本例血清胆固醇与三酰甘油回归方程的常数项为 0.051，标准误为 0.174，回归系数为 0.235，回归系数检验 $t=6.114$，$P<0.001$，说明三酰甘油与胆固醇存在线性回归关系。

五、注意事项

1. 作为回归分析要有实际意义，不能把毫不关联的两种现象勉强作回归分析，参加回归分析的两变量之间必须存在某种内在联系。

2. 在进行线性回归分析前，应绘制散点图。当观察点的分布有直线趋势时，才适宜作线性回归分析。如散点图呈现明显的曲线趋势，应进行变量变换后，使之直线化再分析。散点图还可提示资料有无异常点，即有无残差绝对值特大的观察数据。异常点往往对回归方程中的系数 a、b 的估计产生较大的影响。因此，需复查此异常点，必要时予以修改或删除。

3. 简单线性回归方程的适用范围一般为自变量的取值范围。在医学实践中，由于受多种因素的影响，随机现象在不同范围的取值呈现的规律性可能不同，该现象与其他某种现象的回归关系在不同范围内也会有所不同，因此两变量之间的某种线性回归关系也应在一定范围内存在。若无充分理由证明超过自变量取值范围外还是直线，应避免外延。

第三节 秩 相 关

一、基本概念与计算

（一）基本概念

两变量间的线性相关分析一般要求两变量满足双变量正态分布。但实际资料有时不能满足这些条件，如：①两变量不服从双变量正态分布；②变量总体分布类型未知，例如限于仪器测量精度个别样品的具体数值无法读出而出现“超限值”（如 $X<0.001$）；③原始数据是等级资料。此时，可以采用非参数统计的方法——秩相关来分析两变量之间的相关关系。秩相关分析的方法有多种，最常用的是 Spearman 等级相关，它是用等级相关系数 r_s 来说明两个变量间相关关系的密切程度与相关方向。

其基本思想是将 n 对观测值 X_i、$Y_i(i=1,2,\cdots,n)$分别由小到大编秩，P_i 表示 X_i 的秩，Q_i 表示 Y_i 的秩，其中每对 P_i 和 Q_i 可能相等，也可能不等。这里考虑用 P_i 与 Q_i 之差来反映 X、Y 两变量秩排列一致性的情况。令 $d_i=P_i-Q_i$，由于 d_i 可正可负，$\sum d_i$ 就不能真实反映 P_i 与 Q_i 的差值大小，故取 $\sum d_i^2=\sum(P_i-Q_i)^2$。在 n 一定时，当每对 X_i、Y_i 的秩完全相等时为完全正相关，此时 $\sum d_i^2$ 有最小值 0；当每对 X_i、Y_i 的秩完全相反时为完全负相关，此时 $\sum d_i^2$ 有最大值，即

$$\sum d_i^2=\sum(P_i-Q_i)^2=\sum[(n+1-i)-i]^2=n(n^2-1)/3$$

$\sum d_i^2$ 从 0 到其最大值的范围内的变化，刻画了 X、Y 两变量的相关程度。为了与简单线性相关系数 r 表示相关程度与方向的形式一致，按下列公式计算 Spearman 等级相关系数 r_s

$$r_s=1-\frac{6\sum d_i^2}{n(n^2-1)} \tag{11.19}$$

式(11.19)适用于资料中取相同秩次的例数不多时的情况，如果取相同秩次的例数较多，就会使得计算的结果偏差较大，这时应用下列公式计算校正的等级相关系数 r_s'

$$r_s'=\frac{(n^3-n)/6-(T_X+T_Y)-\sum d^2}{\sqrt{(n^3-n)/6-2T_X}\sqrt{(n^3-n)/6-2T_Y}} \tag{11.20}$$

式中 T_X 或 $T_Y=\sum(t^3-t)/12$，t 为 X 或 Y 中相同秩次的个数。当 $T_X=T_Y=0$ 时，式(11.20)与式(11.19)相同。

r_s 也没有单位，其值介于-1 与 1 之间。r_s 的符号表示等级相关的方向，r_s 为正，表示正相关；r_s 为负，表示负相关；$r_s=0$，为零相关。r_s 为样本等级相关系数，是总体等级相关系数 ρ_s 的估计值。当 $n<50$ 时可查等级相关系数临界值表(附表 13)确定 P 值，当 $n>50$ 时，按下面公式计算检验统计量 u，查 u 临界值表确定 P 值。

$$u=r_s\sqrt{n-1} \tag{11.21}$$

（二）等级相关系数的计算

例 11.6 为研究肝癌患者分期与血清甲胎蛋白水平(AFP)之间的相关关系，某研究人员收

集了10例肝癌患者的数据，结果见表11.9。问肝癌患者分期与血清AFP是否有相关关系（数据集：例11-06.save）？

表11.9　肝癌患者分期与AFP(ng/mL)相关关系研究

序号	1	2	3	4	5	6	7	8	9	10
分期	Ⅳ	Ⅲ	Ⅳ	Ⅳ	Ⅰ	Ⅱ	Ⅱ	Ⅰ	Ⅲ	Ⅲ
AFP	9 402.0	2 134.8	12 905.0	45 354.0	11.2	2.6	313.0	173.1	4 411.0	2 532.0

该资料的"患者分期"为等级资料，不宜用Pearson相关系数计算两变量之间相关关系，采用Spearman等级相关计算。

1. 建立检验假设，确定检验水准

H_0：$\rho_s=0$，肝癌患者分期与AFP无相关关系

H_1：$\rho_s\neq 0$，肝癌患者分期与AFP有相关关系

$\alpha=0.05$

2. 计算检验统计量 r_s　①分别对变量 X、Y 从小到大编秩，遇到相同的测定值取平均秩次，结果见表11.10第(3)(5)栏。②求每对数据的秩次差 d_i，见表第(6)栏，$\sum d_i=0$。③求 $\sum d_i^2$，见表第(7)栏，$\sum d_i^2=13$。④计算秩相关系数 r_s。

$$r_s=1-\frac{6\sum d_i^2}{n(n^2-1)}=1-\frac{6\times 13}{10\times(10^2-1)}=0.986\ 9$$

表11.10　肝癌患者分期与AFP(ng/mL)Spearman等级相关计算表

序号 (1)	分期 X (2)	秩次 P_i (3)	AFP Y (4)	秩次 Q_i (5)	秩次差值 d_i (6)	秩次差值 d_i^2 (7)
1	Ⅳ	9.0	9 402.0	8	1	1
2	Ⅲ	6.0	2 134.8	5	1	1
3	Ⅳ	9.0	12 905.0	9	0	0
4	Ⅳ	9.0	45 354.0	10	−1	1
5	Ⅰ	1.5	11.2	2	−0.5	0.25
6	Ⅱ	3.5	2.6	1	2.5	6.25
7	Ⅱ	3.5	313.0	4	−0.5	0.25
8	Ⅰ	1.5	173.1	3	−1.5	2.25
9	Ⅲ	6.0	4 411.0	7	−1	1
10	Ⅲ	6.0	2 532.0	6	0	0
合计					$\sum d_i=0$	$\sum d_i^2=13$

本例由于分期有许多组数据具有相同秩次，故计算等级相关系数宜用校正公式。

$T_X=\sum(t^3-t)/12=(2^3-2)/12+(2^3-2)/12+(3^3-3)/12+(3^3-3)/12=5$

$T_Y=0$

$$r_s'=\frac{(n^3-n)/6-(T_X+T_Y)-\sum d^2}{\sqrt{(n^3-n)/6-2T_X}\sqrt{(n^3-n)/6-2T_Y}}=0.919\ 2$$

3. 确定 P 值，作出统计推断 因 $n<50$，查 r_s 临界值表（附表 13），得 $r_{0.05/2,10}=0.648$，本例 $r_s=0.912>0.648$，故 $P<0.05$。

按 $\alpha=0.05$ 水准，拒绝 H_0，接受 H_1，差别有统计学意义，可以认为肝癌患者分期与 AFP 有正相关关系存在。

二、SPSS 软件实现

SPSS 进行两变量秩相关分析的操作为："Analysis"→"Correlate"→"Bivariate..."。

在弹出对话框左侧的变量列表中单击选择分析变量，单击按钮"➡"，将"肝癌患者分期"和"AFP"选入右侧的分析窗口中。

在"Correlate Coefficients"列表中选择"Spearman"。

单击"OK"完成。

结果见表 11.11。

表 11.11 Correlations

			肝癌患者分期	AFP
Spearman's rho	肝癌患者分期	Correlation Coefficient	1.000	.919 **
		Sig. (2 - tailed)	.	.000
		N	10	10
	AFP	Correlation Coefficient	.919 **	1.000
		Sig. (2 - tailed)	.000	.
		N	10	10

** :Correlation is significant at the 0.01 level(2 - tailed).

表 11.11 列出两变量 Spearman 相关系数矩阵，第一行为秩相关系数 $r_s=0.919$，第二行为对总体等级相关系数 ρ_s 进行假设检验的 P 值，本例 $P<0.001$，说明两变量存在相关关系。第三行为进行秩相关计算的样本例数。

三、注意事项

1. 在判断两变量之间是否有线性相关关系时，按照理论要求，当资料满足双变量正态分布时，用 Pearson 相关系数 r 表示两变量相关的方向和密切程度。但在实际应用的过程中，资料满足的要求有所降低，只要 X 和 Y 分别满足正态分布，也可求 Pearson 相关系数。否则就用 Spearman 等级相关系数进行分析，但后者是非参数统计，对数据信息有一定的损失。

2. 在拒绝了 H_0 后，假设检验推断两变量有相关关系时，还需要根据 r 或 r_s 的大小判断两变量间相关的密切程度。

(1) 当$|r| \geq 0.7$时，两变量有高度相关关系。

(2) 当$0.4 \leq |r| < 0.7$时，两变量有中度相关关系。

(3) 当$|r| < 0.4$时，两变量有低度相关关系。

第四节　相关与回归的区别与联系

一、区别

1. 在资料要求上，回归分析要求因变量(Y变量)为服从正态分布的随机变量，自变量(X变量)可以是固定的非随机变量，一般称为Ⅰ型回归模型。

当两个变量X、Y为服从双变量正态分布的随机变量时，这种资料若要进行回归分析，一般称为Ⅱ型回归模型。两个回归方程的计算式如下。

由X推Y的回归方程　　$\hat{Y}=a_{Y,X}+b_{Y,X}X$

由Y推X的回归方程　　$\hat{X}=a_{X,Y}+b_{X,Y}Y$

2. 在应用上，说明两变量间依存变化的数量关系用回归分析，说明变量间的相互关系用相关分析。

二、联系

1. 对一组数据若同时计算r和b，它们的正负号是一致的。r为正，说明两变量间的相互关系是同向变化的；b为正，说明X增加一个单位，Y平均增加b个单位。

2. r和b的假设检验是等价的，即对同一样本，两者的t值相等。由于r的假设检验可直接查表，计算也比较方便，而b的假设检验计算较繁，故在实际应用中常以r的假设检验代替对Ⅱ型回归模型中b的假设检验。

3. 可用回归解释相关。

R^2称为决定系数(coefficient of determination)，其计算公式为

$$R^2=\frac{l_{XY}^2}{l_{XX}\cdot l_{YY}}=\frac{l_{XY}^2/l_{XX}}{l_{YY}}=\frac{SS_{回}}{SS_{总}} \tag{11.22}$$

此式说明当$SS_{总}$固定不变时，回归平方和$SS_{回}$的大小取决于R^2。$SS_{回}$是由于引入了自变量X而使Y的总平方和减少的部分。则R^2越接近1，说明由于自变量的变化引起Y的变化越大，两者的关系越大。

案例讨论

(何　倩　邓　伟　王　奕)

数字课程学习……

数据集 小结 专业术语 教学 PPT 思考与练习 自测题

第十二章　实验设计

学习目标

1. 能够掌握实验设计的三个基本要素。
2. 能够掌握实验设计的三个基本原则。
3. 能够熟悉常用的多因素实验设计，并能够应用常用的单因素设计。
4. 能够掌握临床试验的基本定义、基本原则、特点和意义。

科学研究按是否对研究对象施加干预，分为实验研究（experimental study）与观察研究（observational study）。实验研究是指研究者根据研究目的人为地对受试对象（人或动物）施加干预措施的研究。在确定实验研究的目的后，首先要考虑实验设计问题，也就是要对实验研究制定出一个详细的实验研究计划，使最终的研究结果有科学保证。实验设计包括专业设计和统计设计两部分。专业设计是从专业角度考虑设计的科学性，它包括选题、提出假设、确定受试对象和技术方法等。统计设计是从统计角度考虑设计的科学性，它包括资料如何获得、如何整理及如何分析等工作，需事先做好设想和安排，如确定设计类型、对照形式、受试对象分配方式、样本含量、统计分析指标和统计分析方法等。

第一节　实验设计的基本要素

实验研究的要素包括三个部分，即处理因素、受试对象和实验效应。例如观察某降血脂药对高脂血症患者的效果，以高脂血症患者为受试对象，某降血脂药是处理因素，其下降的血脂值是实验效应，这三者在实验研究中不可缺少。

一、处理因素

处理因素（treatment）是根据研究目的而确定欲施加或欲观察的，并能引起受试对象产生直接或间接效应的因素。从性质来分，处理因素既可以是生物的，也可以是化学的或物理的。生物因素有细菌、病毒、寄生虫、生物制品等；化学因素有药物、激素、食品添加剂、食品防腐剂、毒物等；物理因素有声、光、电、热、磁等。处理因素是实验者主动施加的某种外部干预（或措施），如在婴幼儿及少年中接种乙肝疫苗，观察其对乙肝发病率的影响（现场实验）。因素在实验中所处的状态称为因素的水平（level），亦称处理水平。根据处理因素的多少，实验研究可分为单因素实验和多因素实验。如比较不同剂量（2.4 g、4.8 g、7.2 g）某新降血脂药及安慰剂对 120 名高脂血症患者的降血脂效果的研究中，因素只是某新降血脂药一个处理因素，3 个剂量水平和 1 个安慰剂组是 4 个不同水平。处理因素不止一个的实验为多因素实验，如某研究人员为了解 A 药和 B 药对冠心病患者的影响及两者同时使用对冠心病患者的作用，此时处理因素有 A 药和 B 药两个因素，每个因素有两个水平(用与不用)。

与处理因素同时存在、能使受试对象产生效应的其他因素称为非处理因素。例如，在比较某新药与马来酸依那普利片两种降压药物治疗Ⅱ期高血压的疗效时，该新药组和马来酸依那普利片组高血压患者的年龄、性别、病情轻重、保健意识、生活方式等也影响血压值，它们属于实验中的非处理因素。

在确定处理因素时，需注意以下两点。

(1) 处理因素要标准化 处理因素在整个实验中应始终保持不变，如在新药临床试验中，药品采用固定生产厂家、同一药品成分、同一药品性质、同一批号的，剂量也应一致，保存方法应相同；在评价手术疗效中，要求手术操作者的熟练程度自始至终保持恒定，否则将会对实验结果产生影响。

(2) 明确处理因素和非处理因素 处理因素是根据研究目的而确定的。实验中的处理因素不宜过多，非处理因素在对比组中要保持均衡，找出重要的非处理因素，并加以控制，这样才能排除非处理因素可能的混杂干扰作用，突出处理因素的主要作用，使处理因素的效应得以分离出，进而保证医学实验研究的成功。

二、受试对象

受试对象(study subjects)是处理因素作用的客体，认真、严格、正确地选择受试对象将有利于实验结果。受试对象的选择需根据研究目的，受试对象可以是人、动物和植物，也可以是某个器官、组织、细胞、亚细胞或血清等生物材料。实验研究通常分为四类：①动物实验(animal experiment)，其受试对象是动物，这在分子生物学、免疫学、毒理学、环境卫生学、分子流行病学、遗传学、生理学等学科中已广泛应用；②临床试验(clinical trial)，其受试对象是患者和志愿者；③现场试验(field trial)，其受试对象是未患所研究疾病的个体(健康人)，如疫苗研究；④社区试验(community trial)，其受试对象是未患所研究疾病的整个社区的正常人群，如水中加氟对某疾病的预防研究。

在医学实验研究中，作为受试对象的前提是所选对象必须同时满足以下两个基本条件：①对处理因素敏感；②反应必须稳定。例如，临床上研究某药物对高血压的疗效试验，宜选用Ⅱ期高血压患者作为受试对象，因Ⅰ期高血压患者血压波动范围较大，而Ⅲ期高血压患者对药物又不够敏感。社区试验和现场试验的受试对象主要是正常人，研究者应注意其性别、年龄、民族、职业、文化程度、经济状况和生活方式等。动物实验中，动物的选择应注意种系、品系、年龄、性别、体重、窝别和营养状况等。临床试验受试对象主要是患者，应注意是否诊断正确，患者的依从性如何，有无其他并发症，还要注意其他可能的混杂因素，如性别、年龄、病情、病程等方面的一致性。

三、实验效应

处理因素作用于受试对象后的反应就是实验效应(experimental effect)。实验效应是研究结果的最终体现，也是实验研究的核心内容。实验效应主要通过各种指标来表达，因此要想使处理因素的作用得到准确反映，必须选择恰当的指标。指标分为客观指标和主观指标两大类，客观指标包括定量指标、定性指标及等级指标，主观指标是指受试者的感觉或研究者的主观判断结果，主观指标在不同患者所提供的反应可能被夸大或被缩减，临床研究者应作出合理和统一的判断。同时，在选择指标时，也应考虑指标的客观性、敏感性、特异性和精确性。

1. 客观性　指标有客观指标和主观指标，在选择时尽可能用客观指标，少用及慎用主观指标，如在评价某药对胃溃疡的疗效时，用胃镜检查结果作为观察指标比患者对疗效的评价作为观察指标更加客观。但有的主观指标也越来越得到重视和应用，如生存质量指标就在大量研究中得到广泛的应用。

2. 敏感性和特异性　指标的选择应具有较高的检出真阳性的能力（敏感性高），例如在研究某药治疗缺铁性贫血的效果时，血清铁蛋白就是一个敏感性高的指标；待选指标也要有较高的鉴别真阴性的能力（特异性高），例如甲胎蛋白（AFP）对于原发性肝癌就是特异性较高的指标。因此，在选择指标时，应同时考虑指标的特异性和敏感性问题。

3. 精确性　指标的精确性包括准确度和精密度两层含义。准确度是指观测值与真实值的接近程度，反映被测指标的效度；精密度是指重复观察时，观测值与其均数的接近程度，其差值属于随机误差，反映的是被测指标的信度。在选择指标时，应选择准确度与精密度皆优的指标，若两者存在矛盾，则优先考虑准确度。

此外，对指标的观察或测量应尽可能避免偏倚，指标的偏倚将会影响后续的结果比较和分析。为消除或最大限度地减少对指标的观察或测量的偏倚，在设计时常要考虑采用盲法（blind method）。

第二节　实验设计的基本原则

实验研究的目的是想了解处理因素对受试对象的某指标是否有作用，但实验效应是处理因素和非处理因素共同作用产生的。要想将处理因素的作用显现，正确评价处理因素的效应，就必须控制和排除非处理因素的干扰作用，这是实验设计的基本任务。为此在实验研究的设计中要考虑对照、随机和重复这三大原则。

一、对照原则

在实验研究中为显现处理因素的作用，应设置相应的对照（control），只有设立了对照组，才能消除非处理因素对实验结果的影响，从而使处理因素的效应得以体现。处理因素的效应大小，是通过与对照组对比所得到的差别来显现的。临床上有很多疾病和症状，如感冒、慢性支气管炎、腰背扭伤、关节酸痛和早期高血压等，不经药物治疗，也会自愈或随着季节变化而缓解。建立对照组的目的是消除其他因素的作用，因此设立对照组是必不可缺的。根据实验的目的和内容，实验研究的常见对照方式有以下 8 种。

1. 空白对照（blank control）　是指对照组不施加干预，即对照组的处理因素为“空白”。例如，在某种可疑致癌物的动物诱癌实验中，设立与实验组动物种属、窝别、性别和体重相同或相近的动物作为空白对照组，以排除动物本身可能自发肿瘤的影响。再例如，在观察某疫苗的预防效果时，要采取疫苗组与空白对照组的对比观察。临床试验中，在不涉及伦理道德问题时，才实施空白对照。因此，空白对照要慎用。

2. 实验对照（experimental control）　是指对照组不施加处理因素，但施加某种与处理因素有关的实验因素。例如，赖氨酸添加实验中，实验组儿童的课间餐为添加赖氨酸的面包，对照组为不加赖氨酸的面包。这里面包是与处理有关的实验因素，两组儿童除是否添加赖氨酸不同外，其他条件一致，这样才能显示和分析赖氨酸的作用。由此可见，当处理因素的施加需伴随其他因素（如赖氨酸添加入面包），而这些因素可能影响实验结果时，应设立实验对照，以保证组间的均衡性。

3. 标准对照（standard control） 是指对照组采用现有标准方法或常规方法，或不专门设立对照组，而以标准值或正常值作为对照。例如，在新药临床试验中，对照组采用目前疗效明确的某种药物（代表当时疗法的水平），试验组患者采用某种新药，目前疗效明确的某种药物组就是标准对照组。

4. 相互对照（mutual control） 是指不专门设立对照组，而以实验组之间互为对照。例如，几种药物或同一药物不同剂量间的比较，若研究的目的是比较不同药物的疗效差别或同一药物的不同剂量间的疗效差别，可不必另设对照组。

5. 历史对照（historical control） 又称文献对照或称潜在对照，是指不专门设立对照组，而以过去的研究结果作为对照。如某癌症过去无一例可治愈，若现研制出的某新药，临床医生用该药治愈了几例该癌症患者，在此药物试验中，未专门设立对照组，而以潜在的从前该癌症无数个不可治愈的病例作为对照。除了难以治疗的疾病外，一般不提倡该对照。因为随着时间的推移和医学科学技术的进步，以前不可治愈的疾病变得可治愈，历史资料与现存资料可能存在不可比问题。

6. 安慰剂对照（placebo control） 是对照组采用剂型、大小、颜色、重量、味道等特征与试验药物一样，但无药物活性成分的模拟药物。常用于临床试验，均衡除试验药物药理作用之外的所有潜在非处理因素的影响。由于安慰剂无药理作用，临床试验中使用安慰剂对照时需特别注意伦理问题。

7. 自身对照（self control） 是在同一个受试对象身上同时实施对照与实验。例如同一份血样用两种不同的方法检测，考察检测结果的差异；又如研究某烧伤新药，可选择双上肢烧伤，且两侧病情相似的患者，两侧分别使用对照药和新药，观察对比治疗效果。在采用自身对照时，需要注意的是自身前后对照的情况，例如考察同一受试对象在使用某种降压药物前后血压值的变化情况。这样的研究中，由于难以控制饮食、情绪、气候等其他非处理因素的影响，无法以指标的变化来说明药物的作用，因此，自身前后对照研究通常需要设立平行对照组，不建议单独采用。

8. 配对对照（matching control） 是按照配比条件，把条件相同的研究对象配成对子，分别给予不同的处理因素，对比两者之间的不同效应。

二、随机化原则

随机化（randomization）是在实验分组时，每个受试对象均有相同的概率或机会被分配到实验组和对照组。它是在大量未知或不可控制非处理因素存在的情况下，保证实验组和对照组的非处理因素分布尽量一致的一种统计学措施。随机化也是对资料进行统计推断的前提，各种统计分析方法均建立在随机化的基础之上。随机化原则是由 Fisher 在创建实验设计理论的过程中首先提出的，是实验研究中保证取得无偏估计的重要措施。随机化方法由最初的抽签、掷硬币和抓阄等方法发展到随机数字表、随机排列表和用计算机统计软件（如 SPSS、SAS、Stata、R）及其他办公软件（如 Excel）或计算器产生的伪随机数，目前还设计了可以进行动态随机化的应用软件。随机化的操作有：①随机抽样，总体中的每一个体都有同等机会进入样本，保证样本的代表性；②随机分组，每一个体都有同等的机会分配到各处理组，保证各处理组间的均衡性；③随机实验顺序，每一个体接受处理的先后顺序的机会均等，从而平衡实验顺序的影响。具体的随机化分组操作见本章第三节。

三、重复原则

重复(replication)是指研究的实验组和对照组应有一定数量的重复观测,即实验单位要有一定数量。从广义来讲,重复包括以下两种情形:①整个实验的重复,它可确保实验的重现性,从而提高实验的可靠性;②多个受试对象的重复,它可避免把个别情况误认为普遍情况,把偶然性或巧合的现象当成必然的规律,以致实验结果错误地推广到群体。样本含量的估计是重复原则的应用,实验研究的样本含量将在本章第五节中讨论。

第三节 常用实验设计方法

本节讨论的几种常用实验设计方法是随机化原则的具体体现,实验设计按处理因素多少可分为单因素实验设计和多因素实验设计。单因素实验设计考察单个因素的效应,可选用完全随机设计、配对设计、随机区组设计和交叉设计等,多因素实验设计考察多个因素的实验效应(各个因素的效应及因素间交互作用),可选用析因设计和正交设计等。

一、完全随机设计

完全随机设计(completely randomized design)是常见的一种考察单因素两水平或多水平的实验设计方法,包括两组完全随机设计和多组完全随机设计。它是将受试对象随机分配到各处理组进行实验观察。各组样本含量可以相等(平衡设计),也可以不相等(非平衡设计),样本含量相等时检验效率较高。

完全随机设计的优点:①设计简单;②易于实施;③出现缺失值时,仍可进行统计分析。缺点:①受试对象随机化后,因个体变异的客观存在,小样本完全随机分组后,可能会出现两组间不均衡;②实验检验效率不高(如与随机区组设计相比),且只能分析单因素。下面以例 12.1 为例介绍完全随机设计分组方法。

例 12.1 将 16 只同种系同性别大鼠随机分配到实验组和对照组。

先将 16 只大鼠按体重编号(见表 12.1 第一行),然后在随机数字表(附表 14)内选任一行任一列作为起点,连续取 16 个两位数随机数字。例如,从随机数字表第 6 行第 1 列开始向右连续取 16 个两位数随机数字(见表 12.1 第二行),将随机数字从小到大排序后取得序号 R,并规定 $R=1\sim8$ 者为实验组(A),$R=9\sim16$ 者为对照组(B)。分组的结果见表 12.1 第四行。

表 12.1 16 只大鼠完全随机分组结果

动物编号	1	2	3	4	5	6	7	8	9	10	11	12	13	14	15	16
随机数字	93	22	53	64	39	07	10	63	75	35	87	03	04	79	88	08
序号(R)	16	6	9	11	8	3	5	10	12	7	14	1	2	13	15	4
分组 *	B	A	B	B	A	A	A	B	B	A	B	A	A	B	B	A

*:表中 A 代表实验组,B 代表对照组。

两组大鼠分组的编号如下。

实验组(A):2、5、6、7、10、12、13、16

对照组(B):1、3、4、8、9、11、14、15

目前常用统计软件进行完全随机分组,如 SPSS 软件、R 软件、Stata 软件等。

二、配对设计

配对设计(paired design)是指将不同受试对象按一定条件配成对子,再将每对对子中的两个受试对象随机分配到不同处理组。该设计可做到严格控制非处理因素(混杂因素)对实验结果的影响,同时使受试对象间的均衡性增大,因而可提高实验效率。在动物实验中,常将窝别、种属、品系、性别和体重等作为配对条件;在临床试验中,常将病情轻重、性别、年龄和职业等作为配对条件。

配对设计和完全随机设计相比,其优点是实验误差较小,检验效率较高,所需样本含量也较小,其缺点是当配对条件未能严格控制造成配对失败或配对欠佳时,反而会降低效率。下面以例 12.2 为例介绍配对设计随机分组方法。

例 12.2 有 10 对患者,试将每对随机分配到甲、乙两种处理中。

按病情轻重、性别和年龄将受试对象组成 10 对,将每对受试对象分别编号,如第 1 对编号为 1.1 和 1.2,依此类推。在随机数字表任一行取 10 个随机数字或由软件生成 10 个随机数字。事先规定遇奇数定为甲、乙顺序,遇偶数定为乙、甲顺序,结果见表 12.2。

表 12.2 10 对患者随机分配到甲、乙两种处理的结果

对子号	1		2		3		4		5	
受试者	1.1	1.2	2.1	2.2	3.1	3.2	4.1	4.2	5.1	5.2
随机数字	7		6		0		1		4	
分组	甲	乙	乙	甲	乙	甲	甲	乙	乙	甲
对子号	6		7		8		9		10	
受试者	6.1	6.2	7.1	7.2	8.1	8.2	9.1	9.2	10.1	10.2
随机数字	5		3		8		9		2	
分组	甲	乙	甲	乙	乙	甲	甲	乙	乙	甲

从表 12.2 可知两组患者编号如下。

甲组:1.1,2.2,3.2,4.1,5.2, 6.1,7.1,8.2,9.1,10.2

乙组:1.2,2.1,3.1,4.2,5.1,6.2,7.2,8.1,9.2,10.1

当然,也可以采用统计软件进行每个对子中的随机分组。

三、随机区组设计

随机区组设计(randomized block design)也称配伍组设计,是配对设计的扩展。其设计方法是将几个条件相似的受试对象配成一个区组,然后在各区组内按随机化原则分组,每个区组对象分别接受不同处理。随机区组设计的检验效能高于完全随机设计。

随机区组设计的优点是把条件一致或相近的受试对象归为同一区组,并随机分配到各处理组中,区组间的均衡性好,可缩小实验的随机误差,可分析出处理因素和配伍因素对实验指标的作用大小,实验效率较高。缺点是每次随机分配都在同一区组中实现,要求区组内受试对象与处理数相同,若同一区组内有数据缺失,该区组的其他数据也就无法利用了。下面以例 12.3 为例介绍随机区组设计的随机分组方法。

例 12.3　将 12 只小鼠按窝别、性别和体重等特征组成 3 个区组，接受 A、B、C、D 四种不同的处理，试对每个区组对象进行随机化分组。

对每个区组的对象进行编号，从随机数字表中的第 10 行第 5 列开始，依次读取两位数作为一个随机数录于每个区组对象的编号下，见表 12.3 第三行，对各区组内对象根据随机数的大小进行排序(R)，各区组内序号为 1 的为 A 组，序号为 2 的为 B 组，序号为 3 的为 C 组，序号为 4 的为 D 组。

表 12.3　12 只小鼠随机区组设计的结果

区组编号	Ⅰ				Ⅱ				Ⅲ			
受试者编号	1	2	3	4	5	6	7	8	9	10	11	12
随机数	96	30	24	18	46	23	34	17	85	13	99	24
序号(R)	4	3	2	1	4	2	3	1	3	1	4	2
分组	D	C	B	A	D	B	C	A	C	A	D	B

随机区组分组的编号如下。

A：4、8、10

B：3、6、12

C：2、7、9

D：1、5、11

四、交叉设计

交叉设计(cross-over design)是一种特殊的自身对照设计，是按事先设计好的实验次序，在各个时期对受试对象逐步实施各种处理，比较各处理组间的差异。是将自身比较和组间比较设计思路综合应用的一种设计方法，能够控制个体差异和时间对处理因素的影响，故效率较高。以两种不同处理的比较为例，其设计思路是：设有两种处理 A 和 B，将受试对象随机分为两组，一组在第Ⅰ阶段接受 A 处理，第Ⅱ阶段接受 B 处理，实验顺序为 A、B，另一组受试对象在第Ⅰ阶段接受 B 处理，第Ⅱ阶段接受 A 处理，实验顺序为 B、A，这是最常见的 2×2 交叉设计。两因素两阶段交叉设计模式如表 12.4。

表 12.4　2×2 交叉设计模式

受试对象	阶段Ⅰ		洗脱阶段		阶段Ⅱ
1	处理 A	→	无处理	→	处理 B
2	…		…		…
⋮	⋮		⋮		⋮
n_1	处理 A	→	无处理	→	处理 B
1	处理 B	→	无处理	→	处理 A
2	…		…		…
⋮	⋮		⋮		⋮
n_2	处理 B	→	无处理	→	处理 A

在上述模式中，每个受试对象都接受 A、B 两种处理，同时 A 和 B 两种处理在两个时间段（Ⅰ和Ⅱ段）上都进行实验，这样使处理因素 A 和 B 先后实验的机会均等，平衡实验顺序的影响。

交叉设计的优点：①节约样本含量；②控制个体和时间对处理因素的影响，故检验效率较高；③每个受试对象都同等接受了实验和对照，因此均等地考虑了每个患者的利益。缺点：①处理时间要适中，时间过长，会使实验周期延长，可能会出现受试对象中断实验；②如果受试对象的状态改变（如死亡、痊愈），则后一阶段无法开展实验；③受试对象退出实验，将会造成该阶段和后续数据缺失，增加统计分析的困难。

交叉设计的注意事项：①各种处理方式不能相互影响，前一种处理不能有剩余效应（carry-out effects），两次处理间应有一个洗脱期（washout period）；②应采用盲法进行观察，提高受试者的依从性；③不适用于具有自愈倾向或病程较短的疾病；④适用于目前无特殊治疗而病情缓慢的慢性病患者（如稳定型高血压、支气管哮喘、良性心律失常）等。随机分组方法同完全随机设计。

五、析因设计

析因设计（factorial design）是一种多因素多水平交叉分组的全面实验设计，它是将两个或多个实验因素的各水平进行组合，对所有可能的组合都进行实验，从而探讨各实验因素不同水平间的差异，同时可以检验各因素间的交互作用（interaction effect）。两因素间的交互作用为一级交互作用，三因素间的交互作用称二级交互作用，依此类推。

在析因设计中，通常用数学表达式表示不同因素和水平数的设计，如 2×2（或 2^2）析因设计表示有 2 个因素，每个因素有 2 个水平。2×2 析因设计是最常用、最简单的析因设计，见表 12.5。

表 12.5 2×2 析因设计模式

处理因素 A	处理因素 B	
	b_1	b_2
a_1	a_1b_1	a_1b_2
a_2	a_2b_1	a_2b_2

析因设计的优点：①全面性、高效性和均衡性，可探讨各因素不同水平的效应，同时可获得各因素间的交互作用；②通过比较各种实验组合，寻求最佳组合。缺点：当因素个数多于 3 个时，组合数多，设计和统计分析复杂，众多交互作用效应的解释困难。

析因设计各处理组在均衡性方面的要求与完全随机设计一致，各处理组样本含量应尽可能相同。研究者在设计该方法时要注意考虑研究因素间的所有组合，不能任意遗漏。但当考虑的因素较多时，处理组数会很大，如 4 因素，每个因素 3 个水平，处理组数就是 81 种（3^4），因此，实验因素与水平数应少而精，否则，工作量过大。若确实需要考虑多个因素，此时最佳的设计选择是正交设计，而不是析因设计。析因设计随机分组方法同完全随机设计。

六、正交设计

正交设计（orthogonal design）是使用一套规范化的正交表和交互作用表，研究与处理多因素、多水平的实验设计方法，它具有高效、快速、经济的特点，常用于配方筛选的研究。

正交表是安排实验因素和水平的主要工具，每一正交表的表达为 $L_{实验数}$(水平数^{因素数})，例如 $L_8(2^7)$，L 为正交表，7 为最多能安排的因素个数，2 为每个因素的水平数(表 12.6)。

表 12.6　$L_8(2^7)$正交表

实验号	列号						
	1	2	3	4	5	6	7
1	1	1	1	1	1	1	1
2	1	1	1	2	2	2	2
3	1	2	2	1	1	2	2
4	1	2	2	2	2	1	1
5	2	1	2	1	2	1	2
6	2	1	2	2	1	2	1
7	2	2	1	1	2	2	1
8	2	2	1	2	1	1	2

从表 12.6 可以看出正交表的特点：①每直列都有 4 个"1"和 4 个"2"，表示水平 1 和 2 在各列出现的次数完全相同，表现了它的正交性；②表中任意两个直列，其横方向的 4 种组合(1,1)(1,2)(2,1)(2,2)各出现两次，说明对于任意两个直列水平 1 与水平 2 的搭配是均衡的；③在对比某列因素的各水平效果差异时，由于其他列因素的各水平出现的次数都是相同的，排除了其他因素的干扰，使对比条件具有齐同可比性；④当 A 与 B 两因素某水平同时存在时，实验效应出现协同作用或拮抗作用。

当因素的水平不同时，可以用混合型正交表。如 $L_{16}(4^3\times2^6)$，表示实验组数为 16，最多可以安排 9 个因素，其中 3 个因素 4 水平，6 个因素 2 水平。常用的正交表种类见表 12.7。

表 12.7　常用的正交表种类

水平	名称
2	$L_4(2^3)$　$L_8(2^7)$　$L_{12}(2^{11})$　$L_{16}(2^{15})$　$L_{20}(2^{19})$　$L_{32}(2^{31})$　$L_{64}(2^{63})$
3	$L_9(3^4)$　$L_{18}(3^7)$　$L_{27}(3^{13})$　$L_{30}(3^{13})$　$L_{31}(3^{40})$
4	$L_{16}(4^5)$　$L_{32}(4^9)$　$L_{64}(4^{21})$
5	$L_{25}(5^6)$　$L_{50}(5^{11})$
混合型	$L_8(4\times2^4)$　$L_{12}(3\times2^3)$　$L_{12}(6\times2^2)$　$L_{16}(4\times2^{12})$　$L_{16}(4^2\times2^9)$　$L_{16}(4^3\times2^6)$ $L_{16}(4^4\times2^3)$　$L_{16}(8\times2^8)$　$L_{18}(2\times3^7)$　$L_{18}(6\times3^6)$　$L_{20}(5\times2^8)$

选择正交表的方法：①根据研究目的，确定研究因素，选出其中几种主要因素；②确定每个因素的水平，各因素的水平可以相等，也可不等，主要因素的水平可以多些，次要因素的水平可以少些；③根据研究的主客观条件，决定实验次数，一般认为实验次数较多比较少的样本代表性好，前者更容易找到最优配方；④将正交表的每个实验号重复几次，重复可以减少实验误差，提高精密度。

正交设计适用范围及注意事项：正交设计是多因素各水平间所有或部分组合进行实验，正交设计较析因设计更灵活。采用正交设计时，需注意将主效应安排在主效应列，一般不安排在交互作用列，只有从专业上判断因素间无交互作用，才可以将主效应安排在交互作用列。正交设计之所以能成倍地减少实验次数，是以牺牲分析各因素的部分或大部分交互作用为代价的，因此，只有在有较充分理由认为只有部分或小部分因素间有交互作用时，才可以考虑用正交实验，否则，通过正交实验找出的各因素各水平的“最佳”组合不一定是真正的最佳组合。

七、重复测量设计

重复测量设计（repeated measures design）是指在给予一种或多种处理后，同一受试对象的同一观察指标在不同时间点上进行多次测量获得指标观测值。该设计所需例数较少，在生物和医学领域应用广泛，通常包括以下几种形式：①未设立平行对照的前后测量设计；②设立平行对照的前后测量设计；③多因素（因素≥2）重复测量设计。

通过重复测量设计资料的统计分析可获得：一个（或一个以上）处理因素的效应，时间因素的效应，处理因素和时间因素的交互作用等。

第四节 临床试验设计简介

临床试验是指任何在人体（患者或健康志愿者）进行药物的系统性研究，以证实或揭示试验药物的作用、不良反应和/或试验药物的吸收、分布、代谢和排泄规律，目的是确定试验药物的疗效与安全性。临床试验是以“人”为受试对象的干预性研究。干预大部分是指药物，也包括其他处理，如手术、治疗设备、护理手段、宣传教育等。

一、临床试验概况

（一）临床治疗与临床试验的区别

临床治疗是根据每一位患者的具体情况对症施治，无须统一的方案，目的只是将患者治好，无须考虑样木含量。临床试验的目的是探索某种药物或疗法是否安全、有效，所以必须有一个共同遵循的试验方案，对所有参与试验的受试对象均按同一方案进行治疗或处理，不得因人而异，需要考虑样本含量。如果需追踪后续效果，必须达到较大样本含量，因为大多后续效果是药物的不良反应，一般发生率都较低，只有在足够大的样本含量情况下才能观察到。

（二）新药临床试验的相关文件

很多国家均制定了药物临床试验管理规范（Good Clinical Practice，GCP）。为确定新药的安全性和有效性，针对临床试验的分期、方案设计、对象选择和多家研究单位的随机化分组等问题，我国自 1998 年正式成立了国家药品监督管理局（SDA），2003 年在国家药品监督管理局基础上成立了国家食品药品监督管理局（SFDA）。为加强药品监督管理，先后颁布了《中华人民共和国药品管理法》《中华人民共和国药品管理法实施条例》《新药审批办法》《药品临床研究的若干规定》《药物临床试验管理规范》《药品注册管理办法》和《临床试验中生物统计学指导原则》等一系列法规文件。

（三）新药临床试验的分期

新药的临床试验一般分为四期。

1. Ⅰ期临床试验　为新药临床研究的起始阶段，往往在志愿者身上进行，必要时可包括患者。目的是做初步的临床药理学及人体安全性评价试验，观察人体对于新药的耐受程度（tolerance）和药物代谢动力学(pharmacokinetics),为制订给药方案提供依据。该期试验组人数一般为20～30例。

2. Ⅱ期临床试验 为新药治疗作用初步评价阶段。目的是对新药的有效性和安全性作出初步评价,也可推荐Ⅲ期临床试验的给药剂量。可以根据具体的研究目的,采用多种形式,包括随机盲法对照临床试验。该期试验组人数一般不少于100例。

3. Ⅲ期临床试验 为新药治疗作用确证评价阶段。目的是进一步验证药物的有效性、安全性,最终为药物注册申请的审查提供充分的依据。一般采取足够样本含量的随机盲法对照临床试验。该期试验组人数一般不少于300例。

4. Ⅳ期临床试验 为药品上市后应用研究阶段。目的是在广泛使用的条件下,考查药品的远期疗效和罕见不良反应。该期试验组人数一般不少于2 000例。

(四) 病例报告表

临床试验中需把患者所接受的处理、患者的基础情况、患者对处理的反应及研究者的评定结果等内容清晰地登记在研究表格上,这种表格称为病例报告表(case report form,CRF)。

CRF的内容和格式应力求简明确切,并且要按照试验方案的要求来制定,应包括所有需要了解的信息,不要有遗漏,也不要保留无用信息。CRF应由经过事先培训,对效应的判定有统一认识、理解,并直接接触受试对象的研究者填写。临床试验中要对CRF填写进行核对、检查、修改和整理,以保证所得数据的正确、完整。CRF的内容不能任意涂改,如需更正,需由研究者将原始数据划掉(但要保证还可以识别),在旁边写上正确的数据并签名、注明日期。

CRF通常需要多份:数据管理部门要做数据管理,试验结束后研究者和申办者也都要保存。因此,一般至少要3份,使用无碳复写纸复写;数据管理需要清晰的数据,因此应当把最清晰的第一份交给数据管理部门。

二、临床试验设计的特殊问题

临床试验除要遵循对照、随机和重复的三原则外,还要遵循盲法和伦理的原则,同时要注意多中心、安慰剂和疗效评价等内容。

(一) 盲法

盲法(blinding)是纠正偏倚的一种重要措施,是避免研究者和受试对象的主观因素对试验结果评价的干扰的重要措施。临床试验根据设盲的程度分为双盲(double-blind)、单盲(single-blind)和非盲(亦即开放,open-label)试验。

1. 双盲试验 是指研究者和受试对象在整个试验过程中不知道受试对象接受的是何种处理。当观察指标是一个受主观因素影响较大的变量(例如神经功能缺损量表中的条目得分是由研究者主观判定后估计的)时,必须使用双盲试验。至于客观指标(如生化指标、血压测量值等),为了客观而准确地评价疗效也应该使用双盲临床试验设计。在双盲临床试验中,盲态应自始至终地贯穿于整个试验,从产生随机数、编制试验盲底、试验处理的随机分配、患者入组后的治疗、研究者记录试验结果并作出疗效评价、试验过程的监察、数据管理直至统计分析都必须保持盲态。

2. 单盲试验 是指受试对象处于盲态。有些临床试验无法进行双盲,如探讨不同剂量的瑞芬太尼对子宫切除患者全身麻醉的效果及血流动力学的影响时,若采用双盲试验,风险较大,则应采取单盲试验。

3. 非盲试验 即不设盲的试验，研究者和受试对象都知道具体治疗方案，如手术组与非手术组的比较。在非盲试验中，由于研究者或受试对象对试验的信赖，或受试对象对研究者的信任，在填写记录时某些受主观因素影响较大的指标值可能出现先入为主的情况。如当研究者知道受试对象所接受的是试验药物时，可能对受试对象的治疗情况备加关心，如增加检查的频度，甚至护理人员也会格外关心该受试对象，他们的这种行为很可能会影响受试对象的态度，从而不知不觉地影响观察指标的真实性。而当受试对象知道自己所用的是对照药或安慰剂后，也会产生心理影响，妨碍或干扰与研究者在临床研究上的配合，造成偏倚。因此，即使在非盲试验中，研究者和参与试验效应评价的研究人员也最好不是同一个人。如果使参与评价的人员在评判过程中始终处于盲态，就能将偏倚控制到最低限度。

4. 双盲双模拟技术 有时试验药物和对照药物在颜色、大小、外观甚至剂型和服用量上很难完全相同，此时可为试验药与对照药各准备一种安慰剂，以达到试验组与对照组在用药的外观与给药方法上的一致，这一技术称为双模拟技术。这样事实上就是试验组的受试对象服用试验药加对照药的安慰剂，对照组的受试对象则服用对照药加试验药的安慰剂，无论是患者还是疗效观察者皆不知道患者是在试验组还是对照组。

5. 胶囊技术 在临床试验中，有时需要将试验药与对照药分别装入一个外形相同的胶囊中以达到双盲目的，这一技术称为胶囊技术。因为将药物放入胶囊后相当于改变剂型，可能会改变药物代谢动力学或药物效应动力学的特性，故需有相应的技术资料支持。

（二）伦理

进行临床试验最为重要的是不能给参加试验的患者带来不必要的痛苦、不舒服，或使其失去自由。但在进行临床试验时总会给患者带来一些不便，这就需要在医学进步和保障患者得到最好的医疗之间找到一个平衡点，也就是必须考虑医学伦理的问题。临床试验必须符合《赫尔辛基宣言》和国际医学科学组织委员会颁布的《人体生物医学研究国际道德指南》的道德原则，即公正、尊重人格、力求使受试对象最大限度地获益和尽可能避免损害。参加临床试验的各方都必须充分了解和遵循这些原则，并遵守有关药品管理的法律法规。因此，临床试验必须得到有关药品监督管理部门或所在医疗单位伦理委员会的批准，同时得到受试对象或其亲属、监护人的知情同意（informed consent）。

（三）多中心临床试验

多中心临床试验是指由一个或几个组长单位（即牵头单位）的主要研究者总负责，多个单位的研究者合作，按同一试验方案同时进行的临床试验。通常情况下多中心临床试验的每个研究单位由一名研究者负责。其优点：①多中心临床试验由多个研究者合作，并在多个合作医疗单位完成，能集中多家单位专家的集体智慧；②试验规模大，病例分布广，样本代表性好；③可以在短时间内得到所需的样本含量。其缺点：①各单位的资料质量可能不一致，尤其是当主要变量可能受主观因素影响时，需进行一致性检验（consistency test）；②涉及的人员多，需事先统一培训，牵头单位需具有较高的科研业务管理水平。

（四）临床试验的统计分析集

对临床试验的结果进行统计分析时，哪些受试对象应当包括在内，哪些受试对象不应当包括在内，这就是统计分析集的问题。意向性分析（intention-to-treat analysis，ITT analysis）原则是指主要分析应包括所有经随机化分组的受试对象。全分析集（full analysis set，FAS）是意向性分析的最好接近，为最小和合理地剔除受试对象后的数据集。而符合方案集(per protocol set, PPS)是指全分析集中更加符合方案的受试对象子集，一般包括完成最小剂量的药物治疗、依从性好、完成主要疗效指标测量的受试对象。安全数据集(safety set, SS)是用于安全性评价的数据集，应包括所有随机化后至少接受一次治疗的受试对象。通常在进行疗效分析时，相对于符合方案集而言，全分析集的结论比较保守，若两者的结论一致，结果的可信性加强。

第五节 常用设计类型的样本含量估计

一、样本含量估计的意义

样本含量(sample size)是指在实验研究和调查研究中，每个样本所包含观察对象的数量。样本含量是研究设计的一个重要问题，它体现研究设计中重复性原则，其意义在于可估计研究中的实验误差，且抽样误差的大小也与样本含量有关。足够的样本含量也是实验研究保证组间均衡性的基础。总的来说，大样本得到的结论要比小样本得到的结论更为精确和可靠，但大样本意味着研究者要付出更多的时间、精力、人力和财力，有时还会导致浪费；样本例数太少，容易把偶然性或巧合的现象当作必然规律性现象，也不能正确地估计误差。因此，在实验研究中，首先要考虑样本含量(或样本大小)的问题。

样本含量的估计是指在保证研究结论具有一定可靠性的条件下，确定最少的实验单位数。所以，研究者在研究开始之前应事先估计出一个“够用”的样本含量，来保证研究结果的精确性和可靠性。合理的样本含量能使研究者用较少的人力、物力和财力获得较可靠的结果。

二、影响样本含量估计的因素

样本含量估计通常在估算前先确定以下四方面的因素。

1. 统计检验的Ⅰ型错误的概率 α　α 越小，所需要的样本含量越大。根据研究目的决定双侧检验或单侧检验，在 α 取 0.05 情况下，双侧检验比单侧检验所用样本例数多。

2. 统计检验的Ⅱ型错误的概率 β 或检验效能 $(1-\beta)$　β 越小，检验效能越大，所需样本含量也越大，一般要求检验效能不低于 0.80。β 一般只取单侧。在参数估计的样本含量估计中不涉及 β，在假设检验的样本含量估计中涉及 β。

3. 容许误差或差值 δ　是指研究者要求的或客观实际存在的样本统计量与总体参数间或样本统计量间的差值。容许误差既可以用绝对误差来表示($|\bar{x}-\mu|$, $|p-\pi|$)，也可用相对误差来表示($|\bar{x}-\mu|/\mu$, $|p-\pi|/\pi$)。容许误差值越小，所需样本含量越大。

4. 总体标准差 σ 或总体率 π　常根据预试验及前人研究结果进行估计，如为计量指标需对该指标的变异(标准差 σ)进行估计，如为计数指标需对率进行估计。

三、假设检验中样本含量的估计方法

1. 样本均数与总体均数比较(或配对设计均数比较)　用式(12.1)估计样本含量。

$$n=\left(\frac{u_\alpha+u_\beta}{\delta/\sigma}\right)^2+\frac{1}{2}{u_\alpha}^2 \tag{12.1}$$

式中 n 为所需样本含量，其中配对设计时 n 为对子数，σ 为研究指标的总体标准差，σ 未知，用样本标准差 S 来代替，δ 为研究者提出的差值，$\delta=\mu_1-\mu_0$，u_α 和 u_β 分别为Ⅰ型错误的概率 α 和Ⅱ型错误的概率 β 相对应的 u 值。

例 12.4 为比较两种方法对乳酸饮料中脂肪含量测定结果是否不同，若两法测定值平均相差≥0.15％认为两法测定含量不同，预试验结果差值的标准差 $S=0.2\%$，则在 $\alpha=0.05$，$\beta=0.20$ 条件下，能检验出平均变化为0.15％时，需要观察多少份乳酸饮料制品？

本例为双侧检验。已知 $\alpha=0.05$，$\beta=0.20$，$S=0.2\%$，$\delta=0.15\%$，查 t 临界值表(附表 2 最后一行自由度为$+\infty$)，双侧 $u_{0.05/2}=1.96$，单侧 $u_{0.2}=0.842$，代入式(12.1)中，得

$$n=\left(\frac{1.96+0.842}{0.15\%/0.20\%}\right)^2+\frac{1}{2}\times1.96^2=15.88\approx16$$

该研究在 $\alpha=0.05$，$\beta=0.20$ 的条件下，需要 16 份乳酸饮料制品测定，有 80％的概率发现两法测定乳酸饮料中脂肪含量的差异。

2. 两独立样本均数比较　用式(12.2)和式(12.3)估计样本含量。

两样本例数相等时

$$n_1=n_2=2\left[\frac{(u_\alpha+u_\beta)\sigma}{\delta}\right]^2+\frac{1}{4}u_\alpha^2 \tag{12.2}$$

两样本例数不相等时

$$N=\left[\frac{(u_\alpha+u_\varphi)\sigma}{\delta}\right]^2(Q_1^{-1}+Q_2^{-1}) \tag{12.3}$$

式中 σ 为研究指标的标准差，$\delta=\mu_1-\mu_2$，为研究指标两总体均数的差值，n_1 和 n_2 分别为两样本所需含量，N 为两样本含量总和，Q_1 和 Q_2 为两组样本所占比例(sample fraction)，u_α 和 u_β 分别为Ⅰ型错误的概率 α 和Ⅱ型错误的概率 β 相对应的 u 值。

例 12.5 研究用磷酸咯萘啶肌内注射治疗间日疟观察疟原虫消失时间，据文献报道，2 mg/kg 肌内注射组平均消失时间为 48.5 h，4 mg/kg 肌内注射组平均消失时间为 43.3 h。两组平均时间的标准差估计为 13 h。欲比较两剂量组的疟原虫消失时间是否有差异，在 $\alpha=0.05$，$\beta=0.20$ 的条件下至少需要观察多少例？

已知 $\alpha=0.05$，$\beta=0.20$，$\delta=48.5\text{ h}-43.3\text{ h}=5.2\text{ h}$，$S=13\text{ h}$，本例用双侧检验，双侧 $\mu_{0.05/2}=1.96$，单侧 $\mu_{0.2}=0.842$，代入式(12.2)，得

$$n=2\times\left[\frac{(1.96+0.842)\times13}{5.2}\right]^2+\frac{1}{4}\times1.96^2=99.10\approx100$$

该研究在 $\alpha=0.05$，$\beta=0.20$ 的条件下，至少每组需 100 例，可得出两剂量的疟原虫消失时间不同的结论。

若 2 mg/kg 肌内注射组样本例数占整个样本含量 N 的 60％，即 $Q_1=0.60$，$Q_2=1-Q_1=0.40$，则

$$n=\left[\frac{(1.96+0.842)\times13}{5.2}\right]^2\times(0.6^{-1}+0.4^{-1})=204.46\approx205$$

因此 2 mg/kg 肌内注射组需要 $n_1=Q_1N=0.6\times205=123$(例)，4 mg/kg 肌内注射组要 $n_2=Q_2N=0.4\times205=82$(例)。

3. 多个独立样本均数比较　用式(12.4)估计样本含量。

$$n=\frac{\varphi^2\left(\sum S_i^{\,2}/k\right)}{\sum(\overline{x}_i-x)^2/(k-1)} \tag{12.4}$$

式中 n 为各组需要的样本例数,k 为处理组数,$\overline{x}_i$ 和 S_i 分别为第 i 个样本均数和标准差的估计值,$\overline{x}$是 k 个 $\overline{x}_i$ 的均数值,$\overline{x}=\frac{\sum_{i=1}^{k}\overline{x}_i}{k}$,$\varphi_{\nu_1,\nu_2}$可查附表 15 得到自由度 $\nu_1=k-1$,$\nu_2=+\infty$时 φ 值,代入式(12.4),求出 $n_{(1)}$,然后再以 $\nu_1=k-1$,$\nu_2=k[n_{(1)}-1]$查表得 φ_{ν_1,ν_2} 值,依此类推,直至前后两次所求的结果十分接近为止。

例 12.6　某综合性医院用 3 种方法治疗贫血患者,预试验结论为治疗后三组血红蛋白(g/L)增加分别为 18、14、16,标准差分别为 9、8、7,设 $\alpha=0.05$,$\beta=0.10$,问按完全随机设计方案得出有差别的结论,每组需观察多少例?

本例 $\overline{x}_1=18$ g/L,$\overline{x}_2=14$ g/L,$\overline{x}_3=16$ g/L;$S_1=9$ g/L,$S_2=8$ g/L,$S_3=7$ g/L。

$$\overline{x}=\frac{18+14+16}{3}=16(\text{g/L})$$

$$\sum_{i=1}^{k}(\overline{x}_i-x)^2=(18-16)^2+(14-16)^2+(16-16)^2=4+4+0=8$$

$$\sum_{i=1}^{k}S_i^{\,2}=9^2+8^2+7^2=81+64+49=194$$

$\alpha=0.05$,$\beta=0.10$,$\nu_1=3-1=2$,$\nu_2=+\infty$时,$\varphi_{2,\infty}=2.52$,代入式(12.4),得

$$n_{(1)}=\frac{2.52^2\times194/3}{8/2}=102.66\approx103$$

$\alpha=0.05$,$\beta=0.10$,$\nu_1=3-1=2$,$\nu_2=k[n_{(1)}-1]=3\times(103-1)=306$ 时,查附表 15,表中无 306 值,故取 $\nu_2=240$,$\varphi_{2,240}=2.53$,代入式(12.4),可得

$$n_{(2)}=\frac{2.53^2\times194/3}{8/2}=103.48\approx104$$

两次的结果十分接近,故可认为每组需要 104 人进行临床试验。

4. 多个相关均数比较　用式(12.5)估计样本含量。

$$n=\frac{2\times MS_{\text{e}}\times(Q+u_\beta)^2}{D^2} \tag{12.5}$$

式中 MS_{e} 为误差均方,D 为处理组间差值(取差值最小值),在 $\alpha=0.05$ 水平时,Q 值查表 12.8。

表 12.8　随机区组设计样本含量估计的 Q 值表

组数	3	4	5	6	7	8	9	10
Q 值	3.4	3.8	4.0	4.2	4.4	4.5	4.6	4.7

例 12.7　某单位研究 4 种降低血清天冬氨酸转氨酶药物的疗效,由预试验得到误差均方为 30 U/dL,组间差值可达 12 U/dL,取 $\alpha=0.05$,$\beta=0.10$,问若用随机区组设计,每组需

观察多少病例？

本例已知 $MS_e=30$，$D=12$，查表 12.8 得 $Q=3.8$，$u_{0.1}=1.282$，代入式(12.5)，得

$$n=\frac{2\times30\times(3.8+1.282)^2}{12^2}=10.76\approx11$$

故每组需观察 11 例，四组共需 44 例。

5. 相关分析　用式(12.6)估计样本含量。

$$n=4\left\{\frac{(u_{\alpha/2}+u_\beta)}{\ln[(1+r)/(1-r)]}\right\}^2+3 \tag{12.6}$$

式中 n 为样本含量，r 为已知总体相关系数 ρ 的估计值，$u_{\alpha/2}$ 和 u_β 的意义同上。

例 12.8　某文献资料表明女大学生体重与肺活量相关系数为 0.749 5，若想在 $\alpha=0.05$，$\beta=0.10$ 的水平上得到相关系数有统计学意义的结论，至少应调查多少女大学生？

本例 $\alpha=0.05$，$\beta=0.10$，$u_{0.05/2}=1.96$，单侧 $u_{0.1}=1.282$，$r=0.7495$，代入式(12.6)，得

$$n=4\times\left\{\frac{1.96+1.282}{\ln[(1+0.7495)/(1-0.7495)]}\right\}^2+3=14.13\approx15$$

故至少需要调查 15 例女大学生，才能得出有统计学意义的结论。

6. 样本率与总体率比较　用式(12.7)估计样本含量。

$$n=\pi_0(1-\pi_0)\left(\frac{u_\alpha+u_\beta}{\delta}\right)^2 \tag{12.7}$$

式中 n 为样本含量，π_0 为已知总体率，u_α 和 u_β 分别为Ⅰ型错误的概率 α 和Ⅱ型错误的概率 β 相对应的 u 值。

例 12.9　已知某药厂生产 A 药治疗高血压的有效率为 85%，对 A 药改进后估计有效率为 95%，在 $\alpha=0.05$，$\beta=0.10$ 的条件下，需要观察多少个病例才能说明改进的疗效？

本例 $\pi_0=0.85$，采用双侧检验，$\alpha=0.05$，$u_{0.05/2}=1.96$，$\beta=0.10$，$u_{0.1}=1.282$，代入式(12.7)，得

$$n=0.85\times(1-0.85)\times\left(\frac{1.96+1.282}{0.1}\right)^2=134.009\approx135$$

故需观察 135 个病例。

7. 两独立样本率比较　用式(12.8)估计样本含量。

$$n_1=n_2=\frac{1}{2}\left(\frac{u_\alpha+u_\beta}{\arcsin\sqrt{p_1}-\arcsin\sqrt{p_2}}\right)^2 \tag{12.8}$$

式中 n_1 和 n_2 分别为两样本所需的样本含量，p_1 和 p_2 分别为两总体率的估计值，$\arcsin\sqrt{p}$ 以弧度为单位，u_α 和 u_β 分别为Ⅰ型错误的概率 α 和Ⅱ型错误的概率 β 相对应的 u 值。角度单位为度。

例 12.10　欲了解某地菜农钩虫感染率是否高于粮农，估计菜农钩虫感染率约为 20%，粮农感染率为 10%，如 $\alpha=0.05$，$\beta=0.10$，问需要调查多少人？

本例用双侧检验，$u_{0.05/2}=1.96$，$u_{0.1}=1.282$，$p_1=0.2$，$p_2=0.1$，代入式(12.8)，得

$$n_1=n_2=\frac{1}{2}\times\left(\frac{1.96+1.282}{\arcsin\sqrt{0.2}-\arcsin\sqrt{0.1}}\right)^2=261.01\approx262$$

故菜农、粮农各需要调查 262 名，共需调查 524 名。

8. 多个独立样本率比较　用式(12.9)估计样本含量。

$$n=\frac{\lambda}{2(\arcsin\sqrt{p_{\max}}-\arcsin\sqrt{p_{\min}})^2} \tag{12.9}$$

式中 n 为每个样本所需的观察例数，$\arcsin\sqrt{p}$ 以弧度为单位，$p_{\max}$ 和 $p_{\min}$ 分别为最大率和最小率，当仅知最大率和最小值差值 p_d 时，则取 $p_{max}=0.5+p_d/2$，$p_{min}=0.5-p_d/2$，λ 可根据 α、β、ν（即 $k-1$），查附表 16 得到。角度单位为度。

例 12.11　某单位欲研究 3 种疗法治疗胃溃疡的效果，预试验结果为：甲法有效率为 65%，乙法有效率为 50%，丙法有效率为 45%。设 $\alpha=0.05$，$\beta=0.10$，试估计所需样本含量。

本例 $\alpha=0.05$，$\beta=0.10$，$\nu=k-1=3-1=2$，查附表 16 可得 $\lambda=12.65$，代入式(12.9)，得

$$n=\frac{12.65}{2\times(\arcsin\sqrt{0.65}-\arcsin\sqrt{0.45})^2}=154.35\approx155$$

故每组需 155 例，三组共需要观察 465 例。

案例讨论

（艾自胜　赵艳芳）

数字课程学习……

数据集　小结　专业术语　教学 PPT　思考与练习　自测题

第十三章 调查设计

学习目标

1. 能够阐述调查研究的概念、特点和分类。
2. 能够理解调查设计的一般步骤。
3. 能够运用常用的抽样方法。
4. 能够运用调查表的设计方法设计问卷。

医学研究中有时不能对研究对象进行随机分组，例如研究吸烟与肺癌发病风险的关系，不能随机分配一组人吸烟，另一组人不吸烟，再观察两组肺癌的发病情况。研究的因素“吸烟与否”是在研究对象中客观存在的，研究者只能把研究对象的情况客观地记录下来，然后再分析推断吸烟与肺癌的关系。这种研究与实验研究的主要区别在于研究者对研究对象未施加或不能施加干预措施（处理因素），研究因素在自然环境状态下已经存在，不能被研究者控制和随机分配到各组，研究者只能客观地记录研究对象某些指标（如疾病的发生、转归）的情况，这种研究方法称为观察研究（observational study）。与实验研究相比，观察研究的特点是：①不能对研究对象人为施加处理因素，只能对研究对象进行“被动”的观察，客观记录观察结果；②也不能对研究对象进行随机分组；③研究对象主要为人，所以影响研究结果的因素较多。

调查研究（survey study）属于观察研究，本章主要介绍调查研究。

第一节 调查研究的特点与分类

根据研究目的，调查研究可分为描述性研究和分析性研究两大类。

一、描述性研究

描述性研究（descriptive study）是最基本、最常用的一类观察研究方法。描述性研究主要描述疾病或健康状态在不同地区、不同时间及不同人群的分布情况。其目的在于通过比较人群疾病或健康状态在不同地区、不同时间及不同人群的分布特征，形成病因假设，为探讨疾病的病因提供依据，还可提出初步防治对策和研究方向。描述性研究难以评价疾病与因素之间的时间先后关系，只能提出疾病的病因假设，不能确定疾病的病因。

描述性研究的基本方法是通过在特定人群中收集社会人口学特征资料、疾病或健康相关的资料，按照地区、时间、人群特征计算疾病或健康状态的相关指标，如患病率、发病率、死亡率等。应用最多的描述性研究是横断面研究。

横断面研究（cross-sectional study）也称现况研究，是按照事先设计的要求在某一人群中应用普查或抽样调查的方法收集特定时间内观察对象某现象（如疾病、健康状态等）存在的状况和相关因素的资料,用于描述观察对象某现象当时存在的状况(如疾病的患病率等)。横断面调查常用于事物研究的初级阶段,对研究事物的基本情况进行了解,同时也可了解研究对象某些特征(如年龄、性别等)与研究事物(如疾病、健康状态等)的联系,为发现问题和进一步深入研究打下基础。进行现况研究时,疾病或健康状况与发现的某些因素或特征是在调查中同时得到的,即因与果是并存的,因此在病因分析时不能得出有关因果关系的结论,只能提示因素与疾病之间是否存在关联,为病因研究提出初步线索或研究假设。

现况研究常用的调查方法有普查、典型调查和抽样调查。普查(census)又称全面调查(overall survey),是指在特定时间内对根据研究目的所确定的一定范围人群中的每一成员进行调查,如我国每10年一次的人口普查。特定时间期限应较短,否则失去横断面研究的意义。普查的目的主要是疾病的早期发现和诊断,如某单位女性的宫颈癌普查;普查也可用于寻找某病的全部病例,如甲型肝炎流行时,通过普查找出人群中该病的全部病例,以隔离传染源。

典型调查(typical survey)是指根据调查目的选定群体中有代表性的个人、部门或单位进行调查,如调查一个或几个先进个人或单位,用于总结好的经验以便推广。由于典型调查的样本没有遵循随机抽样的原则抽取,不具有代表性,结果不能用于估计总体参数。

抽样调查(sampling study)是指在总体中抽取有代表性的部分观察单位组成样本进行调查,根据样本结果估计总体人群的患病率或某些特征的情况。抽样必须遵循随机化的原则才能获得有较好代表性的样本,并通过样本信息推断总体特征。

二、分析性研究

若对疾病有了一定的了解,建立了初步的研究假设,在此基础上就可通过分析性研究(analytical study)确定致病的相关因素,并检验该病因假设。分析性研究的主要任务是探索和验证病因假设,主要用于证实疾病的各种危险因素,估计其对疾病作用的大小,并提出可能的干预策略。与描述性研究的区别在于,描述性研究关心的是人群疾病或健康状态的分布特征,而分析性研究关心的是什么原因导致疾病的分布差异。描述性研究不设立对照组也没有研究假设,而分析性研究一般设有对照组而且有研究假设。

常用的分析性研究方法有两种,即病例对照研究和队列研究。

(一) 病例对照研究

病例对照研究(case-control study)是选择一组患有某病的患者作为病例组,一组不患有该病但具有可比性的对象作为对照组,追溯过去某些暴露(exposure)情况,比较两组人群之间在疾病发生之前暴露水平有无差异,从而得出结局与暴露有无关联的推断。暴露是一个专业术语,指研究对象已接触某研究因素或具备某研究特征。病例对照研究是一种"由果推因"的观察研究,在研究疾病与暴露因素的先后关系时,是先有结果,即已知研究对象患有某病或未患有某病,再追溯其可能有关的病因因素,又称回顾性研究(retrospective study),主要用于探索疾病的危险因素和病因,对临床医疗及各种基础研究中形成的病因假设进行初步验证。

疾病病因研究中有很多应用病例对照研究的精彩范例,例如20世纪50年代末至60年代初期,西欧一些国家发现新生儿中海豹肢畸形的发生率较以前明显增高,故采用病例对照研究寻找可疑的危险因素。研究调查了海豹肢畸形儿的母亲在妊娠早期暴露于哪些因素(如饮酒、吸烟等),同时寻找条件相似但未生畸形儿的母亲作为对照,同样调查暴露于这些因素的情况,经分析最终找到真凶，即妊娠早期服用的一种药物沙利度胺（反应停）。

病例对照研究是流行病学研究方法中发展较快和应用广泛的方法，其优点是相对节省时间、人力、经费，容易组织实施；适用于罕见病（如肿瘤）或“潜伏期”较长疾病的病因研究，可同时获得与疾病有关的多个病因因素的资料，往往是探索不明因素的有效途径。但是该方法不适于研究在人群中暴露比例很低的因素，因为这样需要很大的样本含量，实际工作中不容易做到；也不能直接计算发病率。病例对照研究有时难以判断暴露和疾病之间的时间先后关系，不能确定因果关系，而且容易产生偏倚，如选择偏倚、回忆偏倚、混杂偏倚等，最常见的是回忆偏倚。

（二）队列研究

队列研究（cohort study）的队列一词在流行病学中指有共同经历或有共同状态的一群人。例如一组出生队列有相同的出生年代或时期，一组吸烟队列有共同的吸烟经历。队列研究是选定暴露于及未暴露于某因素的两组人群，随访观察一定时期，比较两组人群某种结局（一般指发病或死亡），从而判断该因素与发病或死亡有无关联及关联大小的一种观察研究方法。同时，研究中还应收集两组人群的人口学和社会经济状况等资料，以便分析这些因素对疾病发生的影响。

队列研究不同于横断面研究，因为后者从研究对象获取资料仅有一次，研究者在研究的开始没有（或无法）对总体或样本按暴露与否或有无疾病进行分组。队列研究亦不同于病例对照研究，前者在观察开始时将研究对象按是否暴露进行分组，研究结局此时还未发生，后者在研究开始时将研究对象按有无研究结局进行分组，追溯结局发生前的暴露情况。

队列研究是“由因到果”的研究，它所研究的暴露因素在研究开始前就已经存在，能明确提出暴露与疾病发生时间的先后关系。因此队列研究检验病因假说的能力强，可证实病因联系。

队列研究可分为两大类，即前瞻性队列研究（prospective cohort study）和回顾性队列研究（retrospective cohort study）。前瞻性队列研究的观察起点是“现在”，即研究对象的确定与分组是根据研究开始时的状态，研究的结局需随访观察一定时期得到。其最大的优点是可以直接获得研究因素的资料，包括混杂因素的资料，资料的偏性比较小。回顾性队列研究的观察起点是“过去”，即研究对象是在过去某个时点进入队列的，研究对象的确定和分组是根据进入队列时的暴露情况进行的，研究的结局在研究开始时已经发生，即研究的暴露与疾病均已发生。此时暴露到结局的方向仍然是前瞻性的，但是研究工作的性质是回顾性的。这种研究节省时间、人力和物力，但需要现成的记录，如果缺乏影响暴露与疾病关系的相关因素的资料，会影响暴露组与未暴露组的可比性。

第二节 调查设计的一般步骤

调查设计是对调查研究事先做一个周密计划，是调查研究取得真实可靠结果的重要保证，包括调查研究资料收集、整理和分析全过程的统计设想和科学安排。

调查设计的目的是用尽可能少的人力、物力、财力和时间，获得符合专业和统计学要求的调查资料，得到预期的结论。调查设计的要点是将调查研究的目的转化为拟分析的指标，再将分析指标转化为调查项目，并制订调查表和分析方案进行资料的收集、整理和分析。完整的调查设计包括调查计划、组织计划、整理计划和分析计划。

一、调查计划

(一) 明确调查目的和指标

调查研究的目的虽各不相同,但总体来说,调查研究的目的可分为两类:一是了解参数用以说明总体的特征,如了解某地成年人高血压的患病率;二是研究事物或现象之间的关系以探求人群健康的有关因素或探索病因,如研究高血压患病的相关因素和病因。

明确调查目的是调查研究各个环节中最核心的问题。调查目的需要通过具体指标来说明,所以一定要把调查目的具体化到指标。如调查目的是了解某地成年人高血压的年龄和性别分布,为防治工作提供依据,可以明确提出以下调查指标:该地某年不同性别、年龄、职业、文化程度、有无家族史等的各类人群高血压患病率。这里的年龄、职业、文化程度分组必须在设计中交代清楚。由此可见,调查目的是选定调查指标的依据,而调查指标则是调查目的的具体体现。调查指标要精选,尽量用客观性强、敏感性高、特异性好的指标,而且要突出重点,不要贪多求全。

(二) 确定调查对象和范围

根据调查目的和指标,确定调查对象及其范围。例如调查某市成年人高血压的患病情况,调查对象为调查期间该市 18 岁及以上的全部常住人口。确定调查对象应注意同质性,如上例中调查对象必须是常住人口,不应包括临时的外来人口。

(三) 确定调查方法

研究者可根据不同的调查目的、对象和具备的调查条件确定调查方法。如调查目的是了解总体特征,可用描述性研究方法,如用横断面研究;如调查目的在于研究疾病的病因,可采用分析性研究方法,如用病例对照研究或队列研究方法。

(四) 确定原始资料收集的方式

原始资料收集方式主要有观察法和访问法,可结合使用。

1. 观察法 指由调查员对调查对象进行直接观察、检查或测量来取得资料,如身高、体重的测量。观察法取得的资料结果较为真实可靠,但成本一般较高。

2. 访问法 指通过一定形式的访问,根据被调查者的回答来收集资料。访问法分为直接访问法和间接访问法。

(1) 直接访问法 指调查员对调查对象进行面对面访问,根据调查对象的回答收集资料。调查员向调查对象做口头询问并将答案填入调查表,称为“访问调查”。其优点是有利于调查对象对问题的理解,保证被调查者对问题的理解与设计要求一致,一般应答率较高。由调查对象本人填写问卷一般称为“自填式调查”,其优点是调查成本较低,保密性强,但是当调查对象对问题的理解和设计不一致时,影响调查质量,而且应答率相对较低。

(2) 间接访问法 指通过信件、电话或网上访问等方式对调查对象进行间接调查,这种调查方式的应答率通常较低,调查质量不易控制。

(五) 设计调查项目和调查表

根据调查指标确定调查项目,包括分析项目和备查项目。调查项目要精简,分析项目一个也不可少,备查项目则不宜多。项目的定义要明确,描述要通俗易懂。详见本章第四节。

(六) 估计样本含量

样本含量(sample size)的估计应充分反映科研设计中“重复”的基本原则,是在保证抽样调查一定精度和检验效能的前提下,确定最少的样本例数。在抽样设计中样本含量的估计是必须考虑的关键问题。样本含量过少,抽样误差大,所得研究指标不够稳定,用于推断总体的精度和准确度差,检验效能低,会使应有的差别不能显示出来;样本含量过多,虽然会降低抽样误差,但同时会造成不必要的人力、财力、物力的浪费,也给调查的质量控制带来更多的困难。

观察研究中估计总体参数所需样本含量的估计需具备的基本条件为:①置信度 $1-\alpha$,其值越大,置信区间估计的可靠性越好,所需的样本含量也越大。通常取 $\alpha=0.05$。②总体标准差 σ 或总体率 π,可以通过预调查、前人经验、文献查阅等做出估计,一般总体标准差 σ 越小,所需样本含量越小;反之,则较大的样本才能较好地代表总体。总体率越接近 0.5,所需样本含量越大。③允许误差(δ),研究者希望样本统计量(样本均数或样本率)与相应总体参数(总体均数或总体率)之差应控制在什么范围。

用上面的三个条件可对于样本含量做出估计,它表示用调查所得的样本统计量估计总体参数时,两者之差不超过 δ 的概率为 $1-\alpha$。

下面主要介绍简单随机抽样中估计总体率和总体均数时样本含量的计算。

1. 总体率的估计　无限总体抽样按式(13.1)求样本含量(n),有限总体抽样还需用式(13.2)对其进行校正。如果 n/N 很小,如小于 0.05,则可不做校正。

$$n=\frac{u_{\alpha/2}^2\pi(1-\pi)}{\delta^2} \tag{13.1}$$

$$n_c=\frac{n}{1+n/N} \tag{13.2}$$

式(13.1)中 π 为总体率。若对总体率一无所知,可设 $\pi=0.5$,因为此时 $\pi(1-\pi)=0.5^2=0.25$ 为最大,以免 n 过小。

例 13.1　为调查某地区儿童蛔虫感染情况,根据以往资料,该地儿童蛔虫感染率约为 30%,若要求本次调查所得样本率与未知总体率相差不超过 5%的可能性不小于 0.95,按照单纯随机抽样,估计需要调查该地多少名儿童?

本例 $\alpha=0.05$,故 $u_{0.05/2}=1.96$,$\delta=0.05$,$\pi=0.3$,代入式(13.1),得:

$$n=\frac{1.96^2\times0.3\times(1-0.3)}{0.05^2}=322.69\approx323(\text{名})$$

此值占该地儿童的比例(n/N)很小,不必校正,故至少需要调查 323 名儿童。

2. 总体均数估计　所需样本含量的公式为

$$n=\left(\frac{u_{\alpha/2}\sigma}{\delta}\right)^2 \tag{13.3}$$

实际工作中总体 σ 经常是未知的,可通过预调查或者根据以往资料进行估计。如果 σ 同时有几个估计值可供参考,应取其中较大者。

例 13.2　某厂有职工 10 000 人,现欲了解该厂职工血红蛋白平均水平。根据以往资料,该厂职工血红蛋白的标准差为 3 g/mL,希望控制误差不超过 0.30 g/mL,取 $\alpha=0.05$,如果采用单纯随机抽样,问需要调查多少人?

本例 $\alpha=0.05$，故 $u_{0.05/2}=1.96$，$\sigma=3$ g/mL，$\delta=0.30$ g/mL，代入式(13.3)，得

$$n=\left(\frac{1.96\times 3}{0.30}\right)^2=384.16\approx 385(人)$$

$$n_c=\frac{385}{1+385/10\,000}=370.7\approx 371(人)$$

因此，需要调查 371 人。

二、调查组织计划与质量控制

调查研究是一项社会性很强的研究工作，调查的组织计划是调查得以顺利实施并提高调查质量的重要保证。调查的组织计划包括组织领导、宣传动员、调查员的挑选和培训、时间进度、地域划分、分工协调、经费预算、调查表准备、器材的准备等。在正式调查前，应做小范围的预调查，以便检查和修改调查计划。

研究的质量控制应贯穿于研究设计、研究实施、结果分析与总结的各个环节。在研究过程中的各个环节产生误差或偏倚，均可影响研究的精确性与真实性。因此在设计中应根据已有知识，分析在每个环节产生误差或偏倚的可能性，充分估计可能出现的各种问题，制定详细的质量控制对策与措施。

三、资料整理与分析计划

原始资料收集到后，必须对其进行整理，资料整理是资料分析的首要步骤。资料整理是将原始资料进行科学加工，使其系统化、条理化，便于进一步分析。资料分析是根据调查目的与收集资料的类型选择合适的统计分析方法，分析及解决实际问题或发现事物的本质和规律性。计划的内容一般包括以下几个方面。

1. 调查表的回收与核查　调查表的回收是整理资料的第一步。对于收回的问卷要认真管理，做专门的记录，包括问卷完成日期、收回日期及每天收回的问卷数量。

调查表收回时或收回后，还未进行编码录入前，应先对调查表进行核查。调查表的核查主要包括完整性核查和逻辑核查。完整性核查主要是在调查现场由调查员对调查表的所有项目进行检查，核对填写是否有缺项，如有缺项，应立即补填或者重新访问被调查者以填补缺项。逻辑核查主要检查逻辑上的矛盾，如性别与生育年龄的矛盾。有些逻辑核查可在数据录入后进行。

2. 数据编码　是对每一个问题的所有可能的调查结果分配一个代码。调查表设计时确定的编码为事前编码，编码要方便调查员和被调查者对调查问题的理解和回答。数据收集后确定的编码为事后编码，主要针对调查表中的开放型调查项目及封闭型问题中的“其他”选项。不同类型的问题采用的编码方式不同，如单项选择问题、多项选择问题、开放型问题编码是有区别的。

3. 数据的录入与清理　数据的计算机录入是资料整理的一个重要环节，它是进一步定量分析调查资料的前提。如果数据录入发生错误，往往得出错误的结论。所以应采取有效措施提高计算机录入质量，保证资料的完整、准确和可靠。目前很多软件可用于录入数据并建立数据库，如 Epidata、FoxPro、Excel 等。数据录入时应对录入员进行必要的培训，并提供一份统一的录入说明书。通常由两个录入员分别录入同一资料，并对两人录入的结果进行比较，不一致的地方核

对原始调查表并进行纠正。数据录入后，根据调查项目间的逻辑关系进行逻辑查错。

4. 数据分组 根据研究目的和预期分析指标拟定整理表和数据分组，使调查目的和预期分析指标更加具体和明确。通常分组因素应是影响被调查对象最主要、最本质的特征，才能揭示出事物的内部规律。分组有两种，即类型分组和数量分组。类型分组是按分组因素的性质或类别进行分组，适用于定性资料，如按性别、地区、职业等分组。数量分组是按分组因素的数量大小来分组，如将观察单位按年龄、体重指数、吸烟量等分组。

5. 数据汇总及初步分析计划 数据汇总就是按拟定的整理表和分组要求，统计调查对象的分布情况。在分析计划中应说明指标的内涵和计算方法，预期做哪些统计描述和统计推断，采用什么统计方法控制混杂因素等，最好列出统计分析表。

第三节 常用的抽样方法

抽样调查是从总体中抽取一定数量有代表性的观察单位组成样本，然后用样本信息推断总体特征的调查方法。有代表性的样本人群，一是要根据总体的特征，将总体中的抽样单位以同等机会抽入样本；其次要有足够的样本含量，要按照能够保证调查研究的精度来计算规定条件的最小样本含量。抽样调查是医学科研中常用的方法，其优点在于节省人力、物力、经费和时间，若事先进行严密的设计，可获得深入、细致和准确的资料。

从总体中抽样有两种方式，分别为概率抽样（probability sampling）和非概率抽样（non-probability sampling）。

一、概率抽样方法

概率抽样是指总体中每个研究对象都有被抽中的可能，任何一个对象被抽中的概率是已知的或可计算的。概率抽样方法有统计学的理论依据，可计算抽样误差，并在抽样设计时能对调查误差加以控制。统计推断理论是建立在概率抽样方法基础上的。在概率抽样中，必须有确切的抽样框架，也就是一份完整的列有全部抽样单位的清单。

1. 简单随机抽样（simple random sampling） 也称单纯随机抽样，是指从总体中以完全随机的方法抽取部分观察单位组成样本，即总体中每个观察单位都有同等的机会被抽到样本中。具体做法是先将调查总体的全部观察单位（N）统一编号，再用随机的方法（如随机数字表、计算机或计算器产生随机数字等方法）从中随机抽取部分观察对象（n）组成调查的样本。

简单随机抽样是最简单、最基本的抽样方法，常作为其他复杂抽样的基础。实际工作中，当总体观察单位数量大且分布较分散时，对每一观察单位一一编号较困难，而且抽样和现场实施也较困难。

2. 系统抽样（systematic sampling） 又称机械抽样或等距抽样，是指在总体的抽样框架中按照研究对象已有的某种顺序（如证件号、门牌号等）机械地每隔若干对象抽取一个观察单位组成样本。

系统抽样的优点是操作简单，易得到一个按比例分配的样本，由于抽样的顺序号在总体分布中较均匀，一般情况下，其抽样误差小于简单随机抽样方法。但是当抽样对象的某种特征在总体中的分布呈现有序或周期性趋势，而抽样的间隔又恰好是其周期或周期的倍数时，则可能使样本产生明显的偏性。

3. 整群抽样(cluster sampling) 是将总体按某种与研究目的无关的特征(如班级、医院等)分成若干"群"组，每个"群"包含若干观察单位，然后随机抽取其中部分"群"，对抽中的"群"内的所有观察单位都进行调查。

整群抽样的优点是抽样和组织调查工作实施方便，省时、省力、省钱，能统一控制调查质量。缺点是抽样误差较大，特别是当抽样的"群"数太少，"群"间差异较大时，抽样误差较大。因此在进行整群抽样时，应尽可能缩小"群"之间的差异，适当地多抽取一些"群"。

4. 分层抽样(stratified sampling) 也称为分类抽样，它先按对研究指标影响较大的某个特征(如性别、城乡等)将总体分成若干个互不重叠的子总体，统计学上称之为层，然后从每一层内进行随机抽样，抽取一定数量的观察单位，由各层抽得的观察单位组成样本。例如，调查某市成年人某疾病患病率，已知年龄对患病率有影响，可以将该市成年人按年龄分为不同的层，如 18～30 岁，31～40 岁，41～49 岁等几个层，再按各层比例确定随机抽样的数量。

分层抽样的优点是：①减少抽样误差，分层后增加了层内的同质性，观察值的变异度减小，各层的抽样误差减小，在样本含量相同的情况下，它比简单随机抽样、系统抽样和整群抽样的抽样误差都小，对总体指标估计值的精确度高；②便于对不同层采用不同的抽样方法，如某研究将居民分为城、乡两层进行抽样，由于城市人口集中，有门牌号，可用系统抽样方法，而农村人口分散，可以以乡为单位采用整群抽样；③可对不同层独立进行分析，而且可做层间比较分析。

5. 多级抽样(multistage sampling) 前面介绍的四种基本抽样方法，各自具有不同的特点和适用范围，就抽样误差的大小而言，整群抽样＞简单随机抽样＞系统抽样＞分层抽样。实际工作中往往面临的总体非常大，情况复杂，观察单位很多，很难通过一次抽样产生完整的样本，所以可灵活运用这些抽样方法，将它们结合起来，取长补短。这种根据实际情况将整个抽样过程分为若干阶段进行的抽样方法称为多级抽样。多级抽样可以充分利用各种抽样方法的优势，克服各自的不足，并能节省人力、物力，但在抽样之前要掌握各级调查对象的人口学资料和特征。

二、非概率抽样方法

非概率抽样是指有意识地选择若干具有代表性的单位组成样本，由于每个个体被抽中的概率是未知的和无法计算的，往往产生较大的抽样误差，难以保证样本的代表性。

1. 偶遇抽样(accidental sampling) 也称便利抽样(convenient sampling)，指研究者根据实际情况，以自己方便的形式选取样本，可以是抽取偶然遇到的人作为调查对象，或者仅仅选择那些离得最近、最容易找到的人作为调查对象。例如在路边拦住来往行人进行调查。

2. 立意抽样(purposive sampling) 也称判断抽样(judgmental sampling)，是指研究者根据研究目标和自己主观的分析来选择和确定调查对象。例如调查吸毒者的吸毒原因，调查对象为吸毒者，由于吸毒是极其隐蔽的行为，不知道其总体有多大，不可能采用随机抽样的方法抽取调查对象，只能在找到符合条件的对象时就进行调查，在样本含量达到一定数量的时候进行分析。

3. 雪球抽样(snowball sampling) 是指在某些情况下无法了解总体情况,可以先调查能找到的少数个体,请他们介绍其他符合条件的人,扩大调查面,如此重复下去,如同滚雪球一样,可以找到越来越多具有相同性质的人,直到达到所需的样本含量,如调查吸毒者、性服务者,可采取此方法。

第四节 调查问卷的设计与考评

调查问卷(questionnaire)是指根据研究目的设计的、以提问的方式表达问题的表格,是定性研究中最常用的一种收集资料的调查工具,也称调查表。研究者利用设计科学、合理的调查问卷,对所研究的疾病或某种行为进行调查研究,可以为研究收集到丰富、可靠的资料。

一、调查问卷的设计

(一) 调查问卷的一般结构

调查问卷一般从结构上可以划分为以下几个部分。

1. 标题 调查问卷的标题概括说明调查问卷的主要内容,应简明扼要,易于引起回答者的兴趣。

2. 说明部分 在多数情况下,调查问卷是直接面对被调查者,由被调查者自己填写,所以非常有必要向被调查者说明调查的目的、意义,以引起被调查者的重视和兴趣,获得他们的合作和支持。一般包括调查者的身份、研究目的、研究重要性、研究内容、应答者回答问题的必要性和为应答者的回答保密等内容。

3. 分析项目 是直接用于计算调查指标,以及分析时排除混杂因素所必需的内容,是根据研究目的必须要进行调查的项目。一般包括调查对象的一般信息和调查研究项目。

(1) 调查对象的一般信息 包括调查对象的性别、年龄、受教育程度、婚姻状况、职业等,这些信息都是统计分析中必须要考虑的因素。

(2) 调查研究项目 本部分是调查问卷的核心内容,是研究中需要调查的一些关键指标,应尽量采用客观性强、敏感性高、特异性好的定量指标。设置的项目要精选,定义要明确,问题要简明易懂,尽量做到不加说明或少加说明也能达到统一的标准。

4. 备查项目 属于调查质量控制的内容,是为了保证分析项目填写的完整性和正确性,设置便于核查、补填和纠正错误的项目,通常不直接用于分析。例如被调查者编号、姓名、家庭住址、联系电话及调查日期、调查员姓名等。

(二) 调查问卷设计的一般步骤

调查问卷设计是根据调查目的,将所要调查的问题具体化,使调查者能顺利获取需要的信息资料,并便于统计分析。设计调查问卷的目的是更好地收集信息,因此在调查问卷设计过程中,首先要准确地理解调查目的和要求,同时力求调查问卷能够让被调查者充分理解和合作,以保证其能够提供准确有效的信息。调查问卷的设计步骤如下。

1. 确定研究目的 设计调查问卷是为了更好地收集调查者所需的信息,所以在设计调查问卷时首先应确定研究的目的,把握调查的目的和要求,以使调查问卷的内容和所要调查的目的一致。

2. 设立专题工作组 根据研究目的和对象设立由各方面有关人员组成的专题工作组负责制定调查问卷。

3. 确定调查项目　根据调查目的、调查时间、调查对象的特征及分析手段等，由专题工作组提出内容纲要，据此拟定出要收集资料的全部调查项目，对提出的调查项目进行分析及筛选，以便精简调查项目。

4. 确定每个调查项目的提问形式和类型

(1) 开放型问题　指不预先给定固定答案，让被调查者自由地说出自己的情况和想法。例如关于青少年吸烟的调查，开放型问题形式如下。

您对预防青少年吸烟有什么建议？________________________________

开放型问题的优点是作答方式是自由式的，被调查者有较大自由发挥的空间，能充分地表述自己的想法；调查的准确性高，能比较全面和深入地了解被调查者，有时可发现或者得到一些特殊的问题和宝贵的启示，使用灵活。然而，由于答案不集中，材料分散，结果难以量化，不易做统计分析，结果往往只能进行一些描述性分析；而且当有的问题比较难回答或需要较长的调查时间时，可能造成被调查者无应答。

(2) 封闭型问题　每个问题后都设有备选答案，研究对象根据自己的情况在规定的范围内选择填写，不能自由发挥。例如：您认为在公共场合可以吸烟吗？A. 不可以　B. 可以　C. 无所谓。

封闭型问题的优点是提供了设计好的标准答案以备选择，被调查者可以在最短的时间内回答完调查问卷，应答率高。此外，也便于调查资料的统计分析。缺点是设计过程复杂、填答方式受限，而且事先规定的备选答案对被调查者的创造性有所限制，不利于发现新问题；当被调查者不理解问题或觉得没有适合的答案时，可能盲目或随便填写，从而造成调查结果偏离真实情况。

在实际调查中，两种类型的问题常常结合使用。通常将研究者比较清楚、有把握的问题作为封闭型问题，而将那些尚不十分明确的问题作为开放型问题，但开放型问题数量不宜过多。一份调查问卷往往以封闭型问题为主，根据需要适当增加若干开放型问题。如在一个封闭型问题的基础上增加一个开放型问题。例如：您的民族？A. 汉族　B. 回族　C. 满族　D. 壮族　E. 其他________(请详细说明)。

5. 确定每个问题的编写形式　封闭型问题包括单项选择题、多项选择题、排列式选择题、量表式问题、尺度式问题等，而开放型问题包括自由式问题、填入式问题等。

(1) 单项选择题　每个问题后设有两个或多个备选答案，被调查者从中选择自己认为最合适的一个答案，这类问题便于资料的分类整理和统计分析。例如：您对下列哪些活动最感兴趣？A. 文体活动　B. 社会调查　C. 科普知识讲座　D. 参加兴趣小组　E. 其他。

(2) 多项选择题　每个问题后设有多个备选答案，被调查者从中选择几个最佳答案。有时由于被调查者的真实想法可能并没有包含在拟定的这些选项中，为了更好地反映被调查者的想法，在设计时可以添加一个灵活的选项，如“其他”。例如：您对下列哪些活动感兴趣(可多选)？A. 文体活动　B. 社会调查　C. 科普知识讲座　D. 参加兴趣小组　E. 其他(若选“其他”，请详细描述____________________)。

(3) 排列式选择题　按照某一标准或问题的重要性，要求被调查者对问题的备选答案排列出等级或序列。例如：您对下列活动的兴趣如何？请按兴趣由大到小将下列活动进行排序　A. 文体活动　B. 社会调查　C. 科普知识讲座　D. 参加兴趣小组。如果某人排列的顺序是 A,D,C,B,则表明该调查对象参加文体活动的兴趣最大，参加兴趣小组次之，对社会调查最不感兴趣。

(4) 量表式问题　当涉及被调查者的态度、意见等有关心理活动方面的问题时，通常采用表示程度大小的量表式问题，调查者根据自己的理解对问题做出选择。常用的有5点量表、7点量表和百分量表。例如：总的来说，您认为您目前的健康状况　A. 棒极了　B. 很好　C. 好　D. 过得去　E. 糟糕。

（5）尺度式问题　即以线段的长度来表示问题的尺度，一般其尺度表示0～10分（或100分），要求被调查者在其认为合适的分数或程度处打"×"，从而实现被调查者对该问题的量化。例如：您最近两周的食欲怎么样？

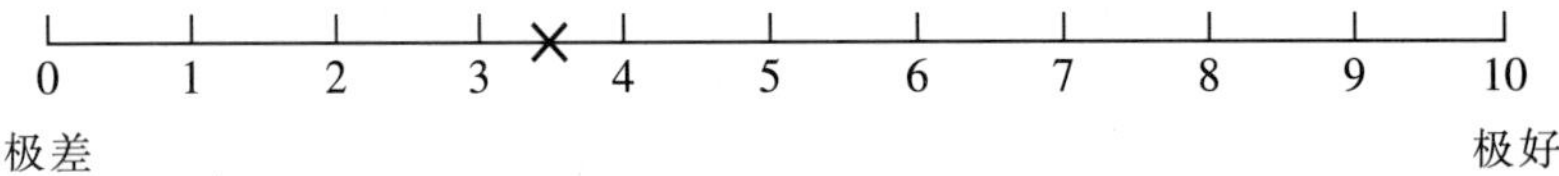

上述5种问题类型属于封闭型问题，一般主要用于特定的调查目的。另外，还有填入式、自由式等开放型问题，让被调查者自由回答提出的问题，不加任何的限制。在设计调查问卷时，可根据研究目的、调查对象的情况、希望结果的精确程度、调查组织实施的难易程度和可操作性等确定问题的编写形式。

6. 预调查及问卷的修订和定稿　在问卷应用于正式的调查之前，可选取一些被调查者进行小规模的预调查。通过预调查发现调查问卷中可能存在的问题，如是否包含了所有的调查内容，是否容易造成误解，是否语意不清楚等，同时也要对问卷的信度、效度、可接受性进行考察，对问卷进行进一步的修改和完善，形成最终的调查问卷后，才能进行正式调查。

（三）调查问卷设计中应注意的问题

1. 问题的数量要适度，通常以能在15 min以内回答完较好。问题太多，易造成被调查者厌倦回答的心理，造成随意选择答案，影响调查质量。

2. 尽量采用量化的指标，避免使用不确切的词句。

例如：您吸烟吗？A. 不吸烟　B. 很少吸　C. 经常吸

答案中"很少吸"和"经常吸"无定量的规定，被调查者不知如何选择，只好根据自己的理解去选择。如果改为"0支/天，1～5支/天，6～15支/天，15支以上/天"，则非常便于被调查者准确选择。

3. 一个问题中不要同时询问两件事，以免调查对象无法回答或者随意选择。例如，"您吸烟、喝酒吗？"该问题同时涉及吸烟和饮酒，对于仅吸烟不饮酒或者仅饮酒不吸烟的人来说就无法选择了，类似的问题在问卷设计时是必须避免的。

4. 避免带有暗示性或诱导性的问题，以防结果出现偏倚。例如，"肥胖会引起高血压和糖尿病，您同意这种观点吗？"这种提问形式就有诱导之嫌。

5. 每个调查项目都要用通俗的文字准确无误地表达出来，避免专业术语。

6. 问题排列要符合逻辑的次序，使被调查者在回答问题时有循序渐进的感觉，同时能引起被调查者回答问题的兴趣。例如引导性的问题应该是能引起被调查者兴趣的问题，敏感性问题或私密性问题及开放型问题一般放在问卷的后面，以免引起被调查者的警惕或抵制情绪。设计好各项单独问题后，应根据问题的类型、难易程度安排询问的顺序，通常易于回答的问题放在前面，较难回答的问题放在后面。

二、调查问卷的考评

(一) 信度考评

信度(reliability)即可靠性,它是指在相同的条件下,采用同样的方法对同一对象重复测量所得结果的稳定性和可靠性,也称精确度(precision)。信度本身与测量所得结果正确与否无关,主要用以检验问卷测量本身是否稳定。一个好的问卷必须是稳定可靠的,多次使用所获得的结果是前后一致的。信度分析就是对信度进行估计,统计分析上主要采用相关分析的方法来进行信度分析,即计算两列变量的相关系数,用相关系数的大小表示信度的高低。常用的信度分析方法主要有以下四种。

1. 重测信度(test-retest reliability) 又称再测信度,指用同样的问卷对同一组调查对象在尽可能相同的情况下重复进行测量,用两次测定结果间的相关分析或差异的显著性检验方法来评价该问卷信度的高低。间隔时间没有严格的规定,一般在 2～4 周之内为宜。若相关分析的结果是高度相关或者统计学检验发现两次测定结果的差异无统计学意义,则表明信度高。

2. 复本信度(alternate-form reliability) 是让同一组被调查者在最短的时距内填答两份问卷的复本,计算两次所得结果的相关系数。两个复本除表述方式不同外,在内容、格式、难度和对应题项的提问方向等方面要完全一致。该法不受记忆效用的影响,测量误差比重测法低,因此是检测信度的一种非常好的方法,但要设计出真正可互相替代的复本相当困难。

3. 折半信度(split-half reliability) 是将调查项目分为两半,例如将全部题项按题号的奇偶或前后等方法分为尽可能相等的两半,分别记分,计算两半得分的相关系数,进而估计整个量表的信度。折半信度属于内在一致性系数,测量的是两半题项得分间的一致性,所以两半问题的内容性质、难易程度、题数等必须尽可能相当或有一致性。这种方法一般不适用于事实式问卷(如年龄与性别无法相比),常用于态度、意见式问卷的信度分析。进行折半信度分析时,如果量表中含有反意题项,应先将反意题项的得分作逆向处理,以保证各题项得分方向的一致性,然后再将全部题项分为两半,计算两者的相关系数,即折半信度系数。

4. α 信度系数 是 1951 年由 Cronbach 提出的,故又称为 Cronbach α 系数(Cronbach's alpha coefficient),是目前最常用的信度系数。其计算公式为

$$\alpha=\frac{k}{k-1}\left(1-\frac{\sum S_i^2}{S_T^2}\right) \tag{13.4}$$

其中,k 为量表中题项的总数,S_i^2 为第 i 题得分的题内方差,S_T^2 为全部题项总得分的方差。α 信度系数值界于 0 与 1 之间,α 信度系数越接近 0 表示信度越低,越接近 1 表示信度越高。

α 信度系数评价的是量表中各题项得分间的一致性,属于内在一致性系数。这种方法适用于态度、意见式问卷的信度分析。

(二) 效度考评

效度(validity)是指测量的有效程度或测量的正确性,即测量工具测出其所要测量特征的正确性程度。效度越高,则测量结果越能显示其所要测量的特征。效度更直接地影响整个调查的价值,如果问卷的设计不能显示所研究的主题,那么调查也就失去了意义,所以进行效度分析十分重要。常用于调查问卷效度分析的方法主要有以下几种。

1. 表面效度(face validity) 是指测量方法或观测结果所要说明的问题符合专家和公众的

共识，即从题目表面是否容易看出出题人的意向和答案倾向。

2. 内容效度(content validity) 又称吻合效度或一致性效度，它是指所设计的题项能否代表所要测量的内容或主题。统计分析主要采用单项与总合相关分析法，即计算每个题项的得分与题项总分的相关系数，根据相关系数是否显著来判断其是否有效。相关系数的显著性越高，则量表的内容效度越高。

3. 校标效度(criterion validity) 又称校标关联效度(criterion-related validity)，是指用一个预选测量问卷和一个公认的效度高的问卷(标准问卷)同时测量同一对象，检验新问卷与标准问卷测量结果的相关性。统计分析主要采用两问卷测量得分的相关系数来表示。如果相关系数较大(如 $r>0.75$ 且 $P<0.05$)，则认为校标关联效果佳。在实际调查问卷的效度分析中，选择一个合适的公认问卷往往十分困难，使这种方法的应用受到一定限制。

4. 区分效度(differential validity) 是指测量结果区别已知的两类不同人群(例如患者和健康人)特征的能力，即分别调查两类不同人群，计算量表各因子得分和总得分，再进行这两类人群得分差异的显著性检验，了解测量结果是否具有区别不同人群的能力。

5. 结构效度(construct validity) 是指测量结果能够测量到理论上某种结构与测量值之间的对应程度。结构效度的评价通常没有“金标准”或专家意见可以参照，需要先收集一定数量的实际调查数据，采用统计学的因子分析方法进行评价。

案例讨论

(赵艳芳 张彦琦)

数字课程学习……

数据集 小结 专业术语 教学 PPT 思考与练习 自测题

第二部分

高　级　篇

第十四章　多因素资料的方差分析

学习目标

1. 能够理解多因素方差分析的基本思想。
2. 能够了解多因素方差分析的变异分解。
3. 能够掌握不同设计类型资料的多因素方差分析方法。
4. 能够运用统计软件对实际资料进行多因素方差分析。

完全随机设计和随机区组设计两种设计类型的共同之处是只安排一个处理因素，不同的是随机区组设计多了一个非处理因素，即区组因素。虽然随机区组设计资料的方差分析涉及两个因素，但不能分析因素之间的交互效应。

交互效应是反映两个或两个以上自变量相互依赖、相互制约，共同对因变量的变化产生的影响。也就是说，如果一个自变量对因变量的影响效应会因另一个自变量的水平不同而有所不同，则称这两个变量之间具有交互效应。在实际科研工作中，有很多情况需要分析因素间的交互效应，例如给药剂量与给药时间对血药浓度的影响，药物研制中几种化学物质按不同比例混合的最佳配方筛选，不同药物在不同器官中的分布等。上述实验涉及两个或两个以上的处理因素，称为多因素实验。多因素实验的常用设计方法有析因设计、交叉设计、正交设计等，设计方法不同，其资料分析方法也有所不同，本章重点介绍如何采用多因素方差分析方法来处理此类数据。

第一节　析因设计资料的方差分析

一、析因设计简介

析因设计（factorial design）是一种多因素设计，被广泛用于需要分析交互效应和选择最佳组合的实验研究中，它不仅可用于每个因素各水平间的比较，即各实验因素的单独效应（simple effect）、主效应（main effect），还可以进行因素间交互作用（interaction）的分析，即因素间的交互效应。析因设计与完全随机设计的区别在于析因设计的处理组是两个或两个以上处理因素不同水平的全面组合，即其处理组数等于因素数与水平数的乘积。

下面分别介绍两因素和三因素析因设计模型，类似这种设计思路，可推广到任意因素及任意水平的析因设计。

1. 2×2 析因设计　是最简单的析因设计方案，表示有 2 种因素，每个因素各有 2 个水平。2×2 设计的全部因素与水平的组合有 4 种，如果以 A、B 分别表示 2 种处理因素，A_1 和 A_2 表示 A 因素的 2 个水平，B_1 和 B_2 表示 B 因素的 2 个水平，则 4 种组合为 A_1B_1，A_1B_2，A_2B_1，A_2B_2，如例 14.1。每种组合需要安排一定的实验单位,即一定的重复例数 $r(r\geqslant 2)$。每种组合的 r 相同,称为平衡设计,效率较高;每种组合的 r 不同,称为非平衡设计,效率较低。本书主要介绍平衡设计。一般地,$I\times J$ 设计表示有 2 种处理因素,第一种处理因素有 I 个水平,第二种处理因素有 J 个水平,如 3×4 设计表示有 2 种处理因素,第一种处理因素有 3 个水平,第二种处理因素有 4 个水平。

析因设计的随机分组可按照完全随机设计的分组方法进行,把全部组合看作处理组,如把 2×2 设计看作 4 个处理组,将总共 $N(=2\times 2 * r)$个实验单位随机分配到 4 个处理组,每组有 r 例,见例 14.1。因此,把重复例数为 3 的 2×2 平衡设计写作 2×2 * 3 设计。

例 14.1 对 12 例缺铁性贫血患者,按甲、乙两药的使用情况随机分成 4 组,结果见表 14.1,问两种药物的治疗效果是否有差别,两种药物合用的效果如何(数据集:例 14-01.sav)?

表 14.1 两药治疗贫血患者红细胞增加数($\times 10^{12}$/L)

A 药	B 药	红细胞增加数			$\sum X$	$\sum X^2$	$\overline{X}$
用药	用药(a_1b_1)	2.1	2.2	2.0	6.3	13.25	2.1
	不用药(a_1b_2)	1.3	1.2	1.1	3.6	4.34	1.2
不用药	用药(a_2b_1)	0.9	1.1	1.0	3.0	3.02	1.0
	不用药(a_2b_2)	0.8	0.9	0.7	2.4	1.94	0.8
合计					15.3	22.55	1.3

2. 2×3×2 析因设计 该设计表示有 3 种处理因素,第一种因素 2 个水平,第二种因素 3 个水平,第三种因素 2 个水平,因素和水平数的组合有 12 种,见图 14.1。样本总例数为 $12\times r$,例如重复例数为 5 时,样本总例数为 60。

	A_1			A_2		
	B_1	B_2	B_3	B_1	B_2	B_3
C_1		$r=5$				
C_2						

图 14.1 2×3×2 * 5 析因设计模型

析因设计可分析各因素的单独效应、主效应和因素间的交互效应,为分别说明各效应的意义,现将表 14.1 中的四组均数整理成表 14.2 的形式。

表 14.2 例 14.1 数据均数及 A、B 因素的效应分析

A 因素	B 因素		b_1-b_2 (B 的单独效应)
	用 B 药(b_1)	不用 B 药(b_2)	
用 A 药(a_1)	2.1(a_1b_1)	1.2(a_1b_2)	0.9(固定 a_1)
不用 A 药(a_2)	1.0(a_2b_1)	0.8(a_2b_2)	0.2(固定 a_2)
a_1-a_2(A 的单独效应)	1.1(固定 b_1)	0.4(固定 b_2)	0.7

单独效应指其他因素的水平固定时，同一因素不同水平间的差别。

主效应指某一因素各水平间的平均差别。在 2×2 析因设计中，A 因素和 B 因素的主效应分别为

$$A=[(a_1b_1-a_2b_1)+(a_1b_2-a_2b_2)]/2=(1.1+0.4)/2=0.75$$

$$B=[(a_1b_1-a_1b_2)+(a_2b_1-a_2b_2)]/2=(0.9+0.2)/2=0.55$$

当某一因素的单独效应随另一因素水平的变化而变化，且相互间的差别超出随机波动范围时，则称这两个因素间存在交互效应或交互作用。在 2×2 析因设计中，A、B 两种因素的交互效应可表示为

$$AB=[(a_1b_1-a_2b_1)-(a_1b_2-a_2b_2)]/2=(1.1-0.4)/2=0.35$$

或

$$BA=[(a_1b_1-a_1b_2)-(a_2b_1-a_2b_2)]/2=(0.9-0.2)/2=0.35$$

析因分析中，若交互效应存在，需分别分析各因素的单独效应；若交互效应不存在，则可认为两个因素之间相互独立，分析某一因素的作用只需考察该因素的主效应。上述两因素的交互效应称为一级交互效应，当因素个数大于 2 时，也可计算二级交互效应、三级交互效应等。

二、变异的分解

（一）2×2 析因设计

同单因素方差分析相似，析因设计方差分析的基本思想也是将总变异分解成组间（处理间）变异和误差变异等，所不同的是，析因设计可将处理间变异进一步分解为主效应（A，B）和交互效应（AB），自由度也可作相应的分解，即

$$SS_{总}=SS_{处理}+SS_{误差}=(SS_A+SS_B+SS_{AB})+SS_E \tag{14.1}$$

$$\nu_{总}=\nu_{处理}+\nu_{误差}=(\nu_A+\nu_B+\nu_{AB})+\nu_E \tag{14.2}$$

具体计算公式见表 14.3。其中，$n_{i.}$ 为 a_i 水平的个体数目（i 为因素 A 的两个不同水平，如 $n_{1.}$ 和 $n_{2.}$ 为样本中属于 a_1 和 a_2 水平的个体数目），$n_{.j}$ 为 b_j 水平的个体数目（j 为因素 B 的两个不同水平，如 $n_{.1}$ 和 $n_{.2}$ 为样本中属于 b_1 和 b_2 水平的个体数目）；$\overline{X}_{i.}$ 为 a_i 水平的均数（i 为因素 A 的两个不同水平，如 $\overline{X}_{1.}$ 和 $\overline{X}_{2.}$ 分别为样本中对应于 a_1 和 a_2 水平的均数），$\overline{X}_{.j}$ 为 b_i 水平的均数（j 为因素 B 的两个不同水平，如 $\overline{X}_{.1}$ 和 $\overline{X}_{.2}$ 为样本中对应于 b_1 和 b_2 水平的均数）。a 和 b 分别为因素 A 和 B 的水平数。

表 14.3　两因素 2×2 析因设计方差分析表

变异来源	SS	df	MS	F
总变异	$SS_{总}=\sum_i\sum_j(X_{ij}-\overline{X})^2$	$N-1$		
处理	$SS_{处理}=\sum_i\sum_j n_{ij}(\overline{X}_{ij}-\overline{X})^2$	$ab-1$		
A	$SS_A=\sum_i n_{i.}(\overline{X}_{i.}-\overline{X})^2$	$a-1$	$SS_A/(a-1)$	MS_A/MS_E
B	$SS_B=\sum_j n_{.j}(\overline{X}_{.j}-\overline{X})^2$	$b-1$	$SS_B/(b-1)$	MS_B/MS_E
AB	$SS_{AB}=SS_{处理}-SS_A-SS_B$	$(a-1)(b-1)$	$SS_A/[(a-1)(b-1)]$	MS_{AB}/MS_E
误差	$SS_E=SS_{总}-SS_{处理}$	$N-ab$	$SS_E/(N-ab)$	

$$SS_{总}=\sum_i\sum_j(X_{ij}-\overline{X})^2=[(2.1-1.275)^2+\cdots+(2.0-1.275)^2]+$$
$$[(1.3-1.275)^2+\cdots+(1.1-1.275)^2]+$$
$$[(0.9-1.275)^2+\cdots+(1.0-1.275)^2]+$$
$$[(0.8-1.275)^2+\cdots+(0.7-1.275)^2]$$
$$=3.0425$$

$$SS_{处理}=\sum_i\sum_j n_{ij}(\overline{X}_{ij}-\overline{X})=3\times(2.1-1.275)^2+3\times(1.2-1.275)^2+$$
$$3\times(1.0-1.275)^2+3\times(2.1-1.275)^2$$
$$=2.9625$$

$$SS_{A}=\sum_i n_{i\cdot}(\overline{X}_{i\cdot}-\overline{X})^2=6\times(1.65-1.275)^2+6\times(0.9-1.275)^2=1.6875$$

$$SS_{B}=\sum_j n_{\cdot j}(\overline{X}_{\cdot j}-\overline{X})^2=6\times(1.55-1.275)^2+6\times(1.0-1.275)^2=0.9075$$

$$SS_{AB}=SS_{处理}-SS_{A}-SS_{B}=2.9625-1.6875-0.9075=0.3675$$

$$SS_{误差}=SS_{总}-SS_{处理}=3.0425-2.9625=0.0800$$

根据上述分析，可以完整写出例 14.1 的方差分析过程。

1. 建立检验假设，确定检验水准

对于因素 A(A 药)

H_0：给 A 药与不给 A 药的贫血患者红细胞增加的总体均数相等

H_1：给 A 药与不给 A 药的贫血患者红细胞增加的总体均数不相等

对于因素 B(B 药)

H_0：给 B 药与不给 B 药的贫血患者红细胞增加的总体均数相等

H_1：给 B 药与不给 B 药的贫血患者红细胞增加的总体均数不相等

对于交互作用 AB

H_0：因素 A 和因素 B 无交互作用

H_1：因素 A 和因素 B 有交互作用

$\alpha=0.05$

2. 计算各因素的变异，并列出方差分析结果　见表 14.4。

表 14.4　例 14.1 资料的方差分析结果

变异来源	SS	ν	MS	F	P
处理	2.962	3			
A	1.688	1	1.688	168.750	<0.001
B	0.907	1	0.907	90.750	<0.001
AB	0.367	1	0.367	36.750	<0.001
误差	0.080	8	0.010		
总变异	3.042	11			

注：$SS_{处理}=SS_A+SS_B+SS_{AB}$，$\nu_{处理}=\nu_A+\nu_B+\nu_{AB}$。

3. 确定 P 值，作出统计推断

(1) AB 交互效应的 $P<0.05$，提示按 $\alpha=0.05$ 的检验水准，拒绝 H_0，即可认为 A、B 两因素间存在交互作用。由表 14.2 知，最大的均值为 2.1，其对应的组合水平为 A_1B_1，即甲、乙两药合并使用时效果最佳，可认为两药有协同作用。

(2) 由于 AB 的交互效应有统计学意义，说明两因素的作用效果不独立，故不能分析各因素的主效应，须逐一分析各因素的单独效应。

(二) 2×2×2 析因设计

例 14.2　为研究血液滤过治疗中肿瘤坏死因子 TNF-α 筛选系数的影响因素，某研究者招募 48 例严重脓毒症患者，并将其随机均分到 8 组，行连续性静脉血液滤过治疗。采用 2×2×2 析因设计，研究 A 超滤速度[30 mL/(kg·h)、70 mL/(kg·h)]、B 血浆流量(100 mL/min、180 mL/min)及 C 治疗时间(6 h、12 h)三个因素的不同组合对 TNF-α 筛选系数的影响，结果见表 14.5。试进行方差分析(数据集：例 14-02.sav)。

表 14.5　不同超滤速度、血浆流量、治疗时间组合下的 TNF-α 筛选系数(ng/mL)

组别	TNF-α 筛选系数						$\overline{X}\pm S$
$A_1B_1C_1$	152	153	153	154	146	159	152.8±4.2
$A_1B_1C_2$	79	80	79	85	81	90	82.3±4.4
$A_1B_2C_1$	179	153	167	177	161	152	164.8±11.6
$A_1B_2C_2$	84	107	94	88	84	87	90.7±8.8
$A_2B_1C_1$	122	121	122	119	119	107	118.3±5.7
$A_2B_1C_2$	72	62	67	51	57	62	61.8±7.4
$A_2B_2C_1$	142	140	146	136	151	154	144.8±6.8
$A_2B_2C_2$	62	82	87	96	81	93	83.5±12.1

注：TNF-α，肿瘤坏死因子；超滤速度，A_1[30 mL/(kg·h)]和 A_2[70 mL/(kg·h)]；血浆流量，B_1(100 mL/min)和 B_2(180 mL/min)；治疗时间，C_1(6 h)和 C_2(12 h)。

根据表 14.3 中的公式可计算出方差分析结果，见表 14.6。若计算 3 种因素的交互项，即二级交互的离均差平方和，公式如下

$$SS_{ABC}=SS_{处理}-SS_A-SS_B-SS_C-SS_{AB}-SS_{AC}-SS_{BC}$$
$$=61\,438.650-5\,063.521-3\,519.188-51\,679.688-581.021-540.021-54.188$$
$$=1.021$$

表 14.6　例 14.2 的方差分析表

变异来源	SS	df	MS	F	P
处理	61 438.650	7			
A	5 063.521	1	5 063.521	76.754	<0.001
B	3 519.188	1	3 519.188	53.345	<0.001
C	51 679.688	1	51 679.688	783.372	<0.001

续表

变异来源	SS	df	MS	F	P
AB	581.021	1	581.021	8.807	0.005
AC	540.021	1	540.021	8.186	0.007
BC	54.188	1	54.188	0.821	0.370
ABC	1.021	1	1.021	0.015	0.902
误差	2 638.833	40	65.971		
总变异	64 077.483	47			

由表 14.6 可见，所有主效应各水平间差异都有统计学意义，超滤速度和血浆流量、治疗时间的交互效应有统计学意义，其余因素间的交互效应无统计学意义。无论治疗时间为何，低超滤速度和高血浆流量的 TNF－α 筛选系数都最大；增加血浆流量可提高 TNF－α 筛选系数；增加超滤速度和延长治疗时间，TNF－α 筛选系数下降。图 14.2 直观地反映了上述结论。

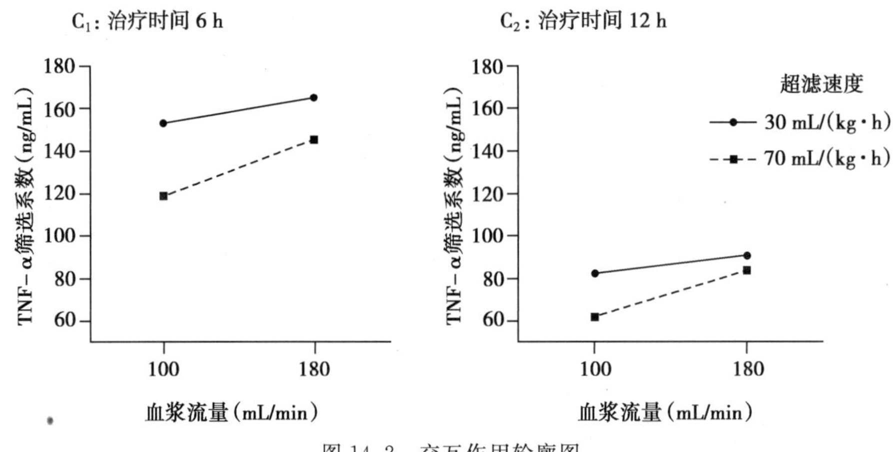

图 14.2 交互作用轮廓图

三、SPSS 软件实现

以 2×2 析因设计即例 14.1 为例，SPSS 进行两因素析因设计方差分析的操作为："Analyze"→"General Linear Model"→"Univariate..."。

在弹出对话框左侧的变量列表中单击选择分析变量，单击按钮"➡"，将变量选入"Dependent Variable"因变量列表中，本例为贫血患者红细胞增加量（X）。在变量列表中单击选择分组变量作为自变量，单击按钮"➡"，将变量选入"Fixed Factor(s)"固定因子列表中，本例为 A 药（A）和 B 药（B）。

单击右边"Model..."模型按钮，在弹出的对话框中选择"Full Factorial"全因子模型，然后单击"Continue"。

单击"Plots..."绘制按钮，在弹出的交互作用轮廓图中设置对话框"Horizontal Axis"，水平轴选择因素"A"，"Separate Lines"框中选择因素"B"，然后单击"Add"，再单击"Continue"。

单击"OK"完成。

结果见表 14.7、表 14.8 和图 14.3。

表 14.7　Between-Subjects Factors

		Value Label	N			Value Label	N
A 药	1.00	用药	6	B 药	1.00	用药	6
	2.00	不用药	6		2.00	不用药	6

表 14.8　Tests of Between-Subjects Effects

Dependent Variable:患者红细胞增加数

Source	Type Ⅲ Sum of Squares	df	Mean Square	F	Sig.
Corrected Model	2.962[a]	3	.987	98.750	.000
Intercept	19.508	1	19.508	1 950.750	.000
A	1.688	1	1.688	168.750	.000
B	.907	1	.907	90.750	.000
A * B	.367	1	.367	36.750	.000
Error	.080	8	.010		
Total	22.550	12			
Corrected Total	3.042	11			

a:R Squared=.974(Adjusted R Squared=0.964).

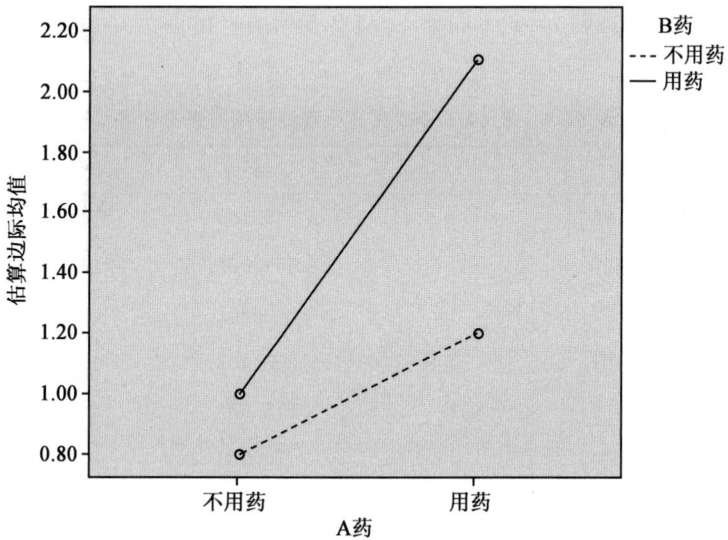

图 14.3　2×2 析因设计交互作用轮廓图

表 14.7 表示两个因素及其水平的情况，A 药和 B 药分别表示两个因素，“1.00”和“2.00”分别表示各因素的两个水平，其中“1.00”表示用药，“2.00”表示不用药，每个水平均有 6 例

患者。

表 14.8 为两因素析因设计方差分析的结果，表中包括方差分析中各部分变异的来源(Source)、离均差平方和(Type Ⅲ Sum of Squares)、自由度(df)、均方(Mean Square)、F 值(F)和 P 值(Sig.)。由表 14.8 可知，A 药主效应的 $P<0.001$，可认为 A 药可以升高贫血患者红细胞数；B 药主效应的 $P<0.001$，可认为给予 B 药也可以升高贫血患者红细胞数；AB 交互效应的 $P<0.001$，可认为 A、B 两因素间存在交互作用，说明联合使用 A 药和 B 药对升高贫血患者红细胞数的效果更好。

图 14.3 为 2×2 析因设计交互作用轮廓图。从图中可见，联合使用 A 药和 B 药后，升高患者红细胞数的效果更佳。

四、与析因分析有关的几个问题

1. 非平衡设计　本节主要介绍了平衡设计的析因分析，在实际资料中，非平衡的资料并不少见。有时虽然采用平衡设计，但在实验过程中由于某些实验失败而导致产生非平衡数据；有时由于某些因素和水平组合的花费较昂贵，重复次数可能会少一些；有时由于研究人员特别关注某些因素和水平组合，重复次数可能会多一些，等等。

对于非平衡的析因分析，仍然可以采用本节所介绍的方法，但要注意自由度的分解和计算。一般而言，如果所有的因素和水平的组合至少有 1 个观测值，则主效应和交互效应的自由度与平衡设计一样，但误差项的自由度要根据总的自由度而变化。如果某 1 个或几个因素和水平的组合缺如，则交互项的自由度要比平衡设计减少。例如，如果例 14.2 中 $A_2B_2C_2$ 组合少 3 例数据(在表 14.5 中用下划横线标记)，其方差分析结果见表 14.9，这里，总自由度和误差项自由度与表 14.6 不同。又如，例 14.2 中 $A_2B_2C_2$ 组合无任何数据，其方差分析结果见表 14.10，这里除了总自由度和误差项自由度与表 14.6 不同外，二级交互项的自由度为 0，此时，因缺少自由度而无法分析二级交互项。

表 14.9　表 14.5 中缺失 3 个观测值的方差分析表

变异来源	SS	df	MS	F	P
A	5 241.185	1	5 241.185	85.832	<0.001
B	2 562.667	1	2 562.667	41.968	<0.001
C	48 240.667	1	48 240.667	790.014	<0.001
AB	303.407	1	303.407	4.969	0.032
AC	275.630	1	275.630	4.514	0.040
BC	150.000	1	150.000	2.456	0.126
ABC	39.185	1	39.185	0.642	0.428
误差	2 259.333	37	61.063		
总变异	59 072.074	44			

表 14.10 表 14.5 中缺失 $A_2B_2C_2$ 组合的方差分析表

变异来源	*SS*	*df*	*MS*	*F*	*P*
A	4 446.750	1	4 446.750	81.513	<0.001
B	2 223.148	1	2 223.148	40.753	<0.001
C	36 704.454	1	36 704.454	672.830	<0.001
AB	315.375	1	315.375	5.781	0.022
AC	294.000	1	294.000	5.389	0.026
BC	20.167	1	20.167	0.370	0.547
ABC	0.000	0			
误差	1 909.333	35	54.552		
总变异	45 913.227	41			

2. 全因子模型与非全因子模型 全因子模型是指方差分析模型中包含所有的主效应和交互效应。有的情形下，当某个或某几个交互项的 F 值小于 1 时，可以考虑将这些交互项并入误差项，这样可以减小误差项的均方，同时还增大了误差项的自由度，使得分析的效率提高。例如，表 14.11 是一个 2×2×4＊6 设计的全因子模型，由于交互项 AC、BC、ABC 的 F 值小于 1，故可以考虑将这几项并入误差项，结果见表 14.12。合并后的误差项均方由原来的 0.353 减小为 0.325，而且自由度由 80 增大到 89。

表 14.11 2×2×4＊6 设计的方差分析表(全因子模型)

变异来源	*SS*	*df*	*MS*	*F*	*P*
A	97.808	1	97.808	277.258	<0.001
B	4.043	1	4.043	11.460	0.001
C	0.414	3	0.138	0.392	0.759
AB	2.013	1	2.013	5.705	0.019
AC	0.132	3	0.044	0.125	0.945
BC	0.081	3	0.027	0.077	0.972
ABC	0.491	3	0.164	0.464	0.708
误差	28.222	80	0.353		
总变异	133.204	95			

表 14.12 2×2×4＊6 设计的方差分析表(非全因子模型)

变异来源	*SS*	*df*	*MS*	*F*	*P*
A	97.808	1	97.808	300.939	<0.001
B	4.043	1	4.043	12.438	0.001
C	0.414	3	0.138	0.425	0.735
AB	2.013	1	2.013	6.192	0.015
误差	28.926	89	0.325		
总变异	133.204	95			

3. $I \times J$ 析因设计与随机区组设计的区别　两种设计都考虑两种因素，随机区组设计只有一个处理因素，另一个是区组因素，区组是可以控制的，虽然会对研究结果有影响，但不在研究范围之内。而析因设计考虑的都是处理因素，通过两个因素的共同作用对结果产生影响，可以分析单独效应和交互效应。

4. 析因设计的局限　析因设计不但可以分析主效应和交互效应，也可以分析单独效应，故效率较高。但是，当因素太多时，所需的样本含量会很大，例如，一个有 5 种因素且每个因素都只有 2 个水平，重复例数为 4 的析因设计，样本含量为 $2^5 \times 4$，即 $N=128$。如果水平数稍有增加，样本含量会成倍增加。此外，当因素较多时，因素间交互效应的分析和解释会变得越来越困难。因此，析因设计安排的处理因素一般不要超过 4 个。如果因素和水平数太多，可以考虑用正交设计。

第二节　正交设计资料的方差分析

一、正交设计简介

对于多因素和多水平的实验，当析因设计要求的样本含量太大时，一个自然的想法就是从析因设计的因素水平组合中，选择一部分有代表性的因素水平组合进行实验，这就是正交设计(orthogonal design)的方法。

正交设计又称田口方法(Taguchi method)，是研究多因素多水平的又一种设计方法，具有高效、快速、经济的特点，常用于配方筛选的研究。它根据正交性从全面实验中选出部分有代表性的点进行实验，以不失均衡。这种均衡可以从正交设计的两个原则体现出来：①各因素中不同水平出现的次数相同；②任意两个因素的不同水平组合出现的次数相同。依据上述原则，田口将正交实验选择的因素水平组合列成表格，称为正交表(orthogonal table)。

正交设计主要采用规范的正交表安排实验。正交表的形式可以用符号 $L_N(t^q)$ 表示，L 代表正交表，N 表示实验次数(样本含量)，t 表示每个因素的水平数，q 表示最多可以安排的处理数，这里的处理，可以安排某因素，可以安排交互作用，也可以留空作误差估计用。例如，$L_4(2^3)$ 表示实验次数为 4，可以安排 3 种处理，每种处理 2 个水平；$L_{18}(3^7)$ 表示安排 18 次实验，可以安排 7 种处理，每种处理 3 个水平。当因素的水平数不同时，可以用混合型正交表，如 $L_{16}(4^4 \times 2^3)$ 表示实验次数为 16，可以安排 7 种处理，4 种处理是 4 个水平，3 种处理是 2 个水平，余类推。常用的正交表类型见表 14.13。

表 14.13　常用正交表类型

水平数	正交表类型
2	$L_4(2^3)$　$L_8(2^7)$　$L_{12}(2^{11})$　$L_{16}(2^{15})$　$L_{20}(2^{19})$　$L_{32}(2^{31})$　$L_{64}(2^{63})$
3	$L_9(3^4)$　$L_{18}(3^7)$　$L_{27}(3^{13})$　$L_{30}(3^{13})$　$L_{31}(3^{40})$
4	$L_{16}(4^5)$　$L_{32}(4^9)$　$L_{64}(4^{21})$
5	$L_{25}(5^6)$　$L_{50}(5^{11})$
混合型	$L_8(4 \times 2^4)$　$L_{16}(4 \times 2^{12})$　$L_{16}(4^2 \times 2^9)$　$L_{16}(4^3 \times 2^6)$　$L_{16}(4^4 \times 2^3)$

根据正交表的类型，可以查统计工具表获得设计方案，也可以利用统计软件产生设计方案，例 14.3 就是利用 SPSS 软件的"Date/Orthogonal Design"过程产生的方案。

二、变异的分解

例 14.3　作为载药载体的纳米粒球体直径以 100 nm 最为理想。某研究为探索生产纳米粒的溶剂(A)、稳定剂浓度(B)和合成高分子材料的单体浓度(C)三种混合物质的性能，拟采用正交设计研究选择最佳配方。每个因素都有 3 个水平，溶剂(A)的 3 个水平为不加溶剂、二氯甲烷和丙酮，稳定剂浓度(B)的 3 个水平为 1%、2%和 3%，合成高分子材料的单体浓度(C)的 3 个水平为 1.5%、2%和 2.5%。

如果三种因素的一介交互作用都需要分析，则所需的自由度至少为 $\nu_A+\nu_B+\nu_C+\nu_{AB}+\nu_{AC}+\nu_{BC}=2+2+2+4+4+4=18$，样本含量至少要 19 例，因此该研究选用 $L_{27}(3^{13})$ 正交设计模型。可以采用规范的正交表头(参阅相关专著)安排实验，也可以借助于统计软件安排。本例正交表利用 SPSS 软件的"Date/Orthogonal Design"过程产生，连同实验结果见表 14.14(数据集：例 14－03.sav)。

为进一步求各分解项的离均差平方和，先产生表 14.15～表 14.17 三张过渡计算表，表中给出的是两种因素不同水平组合的 3 个观测值的合计及每种因素各个水平 9 个观测值的合计(见表 14.15～表 14.17 中"合计"项)。

根据本设计模型，可以分析 A、B、C 三种因素的主效应及一级交互效应，即 AB、AC、BC。从总实验例数 27 例可以判断不能分析二级交互效应 ABC，因为该项的自由度为 0，无法估计。

表 14.14　纳米粒生产的 $L_{27}(3^{13})$ 正交设计模型及实验结果

因素			纳米粒直径 (nm)	因素			纳米粒直径 (nm)
A	B	C		A	B	C	
1	1	2	131.3	2	1	2	178.3
1	2	1	85.1	2	2	3	187.4
1	2	3	148.7	2	2	1	151.4
1	2	2	104.1	2	3	1	21.3
1	3	3	38.1	3	1	1	180.8
1	1	1	115.4	3	2	1	162.6
1	3	1	86.8	3	3	2	29.6
1	1	3	137.0	3	2	2	191.2
1	3	2	29.8	3	2	3	191.4
2	2	2	170.1	3	3	3	28.7
2	1	3	147.3	3	1	3	214.7
2	1	1	142.9	3	3	1	36.2
2	3	2	22.4	3	1	2	183.0
2	3	3	30.6				

表 14.15 A、B 因素的交互项合计

	A_1	A_2	A_3	合计
B_1	383.7	468.5	578.5	1 430.7
B_2	337.9	508.9	545.2	1 392.0
B_3	154.7	74.3	94.5	323.5
合计	876.3	1 051.7	1 218.2	3 146.2

表 14.16 A、C 因素的交互项合计

	A_1	A_2	A_3	合计
C_1	287.3	315.6	379.6	982.5
C_2	265.2	370.8	403.8	1 039.8
C_3	323.8	365.3	434.8	1 123.9
合计	876.3	1 051.7	1 218.2	3 146.2

表 14.17 B、C 因素的交互项合计

	B_1	B_2	B_3	合计
C_1	439.1	399.1	144.3	982.5
C_2	492.6	465.4	81.8	1 039.8
C_3	499.0	527.5	97.4	1 123.9
合计	1 430.7	1 392.0	323.5	3 146.2

1. 各效应变异的计算 由表 14.14 求得

$$\sum X = 3\ 146.2, \sum X^2 = 477\ 079.56$$

$$C = \left(\sum X\right)^2 / n = 3\ 146.2^2 / 27 = 366\ 613.868\ 1$$

$$\sum X^2 = 477\ 079.56$$

总变异为

$$SS_{\mathrm{T}} = \sum X^2 - C = 477\ 079.56 - 366\ 613.868\ 1 = 110\ 465.691\ 9$$

$$\nu_{\mathrm{T}} = 27 - 1 = 26$$

A 因素变异为

$$SS_{\mathrm{A}} = \frac{876.3^2}{9} + \frac{1\ 051.7^2}{9} + \frac{1\ 218.2^2}{9} - C = 6\ 495.667\ 5$$

$$\nu_{\mathrm{A}} = 3 - 1 = 2$$

$$MS_{\mathrm{A}} = SS_{\mathrm{A}} / \nu_{\mathrm{A}} = 6\ 495.667\ 5/2 = 3\ 247.833\ 8$$

B 因素变异为

$$SS_B=\frac{1\ 430.7^2}{9}+\frac{1\ 392^2}{9}+\frac{323.5^2}{9}-C=87\ 743.769\ 7$$

$$\nu_B=3-1=2$$

$$MS_B=SS_B/\nu_B=87\ 743.769\ 6/2=43\ 871.884\ 9$$

C 因素变异为

$$SS_C=\frac{982.5^2}{9}+\frac{1\ 039.8^2}{9}+\frac{1\ 123.9^2}{9}-C=1\ 124.076\ 3$$

$$\nu_C=3-1=2$$

$$MS_C=SS_C/\nu_C=1\ 124.076\ 3/2=562.038\ 2$$

A、B 因素交互项变异为

$$SS_{AB}=SS_{处理AB}-SS_A-SS_B$$

$$=\left(\frac{383.7^2}{3}+\frac{337.9^2}{3}+\frac{154.7^2}{3}+\cdots+\frac{94.5^2}{3}-C\right)-SS_A-SS_B$$

$$=103\ 440.024\ 9-6\ 495.667\ 5-87\ 743.769\ 7=9\ 200.587\ 7$$

$$\nu_{AB}=\nu_A\times\nu_B=2\times2=4$$

$$MS_{AB}=SS_{AB}/\nu_{AB}=9\ 200.587\ 7/4=2\ 300.146\ 9$$

A、C 因素交互项变异为

$$SS_{AC}=SS_{处理AC}-SS_A-SS_C$$

$$=\left(\frac{287.3^2}{3}+\frac{265.2^2}{3}+\frac{323.8^2}{3}+\cdots+\frac{434.8^2}{3}-C\right)-SS_A-SS_C$$

$$=8\ 206.297\ 9-6\ 495.667\ 5-1\ 124.076\ 3=586.554\ 1$$

$$\nu_{AC}=\nu_A\times\nu_C=2\times2=4$$

$$MS_{AC}=SS_{AC}/\nu_{AC}=586.554\ 1/4=146.638\ 5$$

B、C 因素交互项变异为

$$SS_{BC}=SS_{处理BC}-SS_B-SS_C$$

$$=\left(\frac{439.1^2}{3}+\frac{492.6^2}{3}+\frac{499^2}{3}+\cdots+\frac{97.4^2}{3}-C\right)-SS_B-SS_C$$

$$=91\ 919.224\ 9-87\ 743.769\ 7-1\ 124.076\ 3=3\ 051.378\ 9$$

$$\nu_{BC}=\nu_B\times\nu_C=2\times2=4$$

$$MS_{BC}=SS_{BC}/\nu_{BC}=3\ 051.378\ 9/4=762.844\ 7$$

2. 计算 F 值，列出方差分析表　见表 14.18。

表 14.18　例 14.3 的方差分析表

变异来源	SS	df	MS	F	P
A	6 495.667	2	3 247.834	11.478	0.004
B	87 743.770	2	43 871.885	155.048	<0.001
C	1 124.076	2	562.038	1.986	0.199
AB	9 200.588	4	2 300.147	8.129	0.006

续表

变异来源	SS	df	MS	F	P
AC	586.554	4	146.639	0.518	0.725
BC	3 051.379	4	762.845	2.696	0.108
误差	2 263.656	8	282.957		
总变异	110 465.692	26			

由表 14.18 可知，因素 A 和因素 B 的水平间差异有统计学意义，A、B 间存在交互效应。根据题意，纳米粒球体直径以 100 nm 最为理想，由表 14.14 可见，最接近 100 nm 的组合是 $A_1B_2C_2$，即不加溶剂、2%的稳定剂和合成高分子材料的单体浓度为 2%的配方为最佳。

3. 正交设计的方差分析应注意的问题　对于正交设计资料的方差分析，通常不能像析因设计资料的方差分析一样，对所有的交互项进行分析。到底分析哪些交互效应，主要根据研究目的，通过统计软件的尝试，从而选择最佳的方差分析结果。

相对于因素和水平数而言，正交设计的样本含量较小，用于估计误差项的例数也较少，当实验数据的变异较大时，误差项的变异较大，不容易显现出因素间的差异。因此，正交设计通常不大适合实验数据变异较大的研究。

对正交实验数据的分析，有"直观分析"之说，即统计描述方法。一般而言，统计分析应包含统计描述和统计推断两部分内容，缺一不可，仅用直观分析，其可靠性会受到质疑。

三、SPSS 软件实现

（一）正交设计计划的产生

SPSS 产生 $L_{27}(3^{13})$ 正交设计计划的操作为："Data"→"Orthogonal Design"→"Generate…"。

在弹出的对话框"Generate Orthogonal Design"中输入因素名称及标签。例如，输入第一个因素，"Factor Name"中输入"A"，"Factor Label"中输入"溶剂"，点击"Add"，选中新产生的"A '溶剂'(?)"，点击"Define Values…"，在弹出的对话框中定义该因素的不同水平及相应的值。例如，A 因素有 3 个水平，在最右侧"Auto－Fill"框输入"3"，点击 Fill，再在左侧加上不同水平的标签"不加溶剂" "二氯甲烷"和"丙酮"，点击"Continue"。重复同样的步骤，定义因素 B 和 C 不同水平的值和相应的标签。点击"Options…"对话框，在"Minimum number of cases to generate"中输入"27"，点击"Continue"。最后在"Dataset name"框内输入新数据集名，单击"OK"完成。

产生的正交设计计划如表 14.19 所示，"CARD_"表示实验顺序。按照实验顺序，根据正交设计计划中 A、B、C 不同的水平组合安排实验，记录实验结果。

表 14.19　$L_{27}(3^{13})$ 正交设计计划

A	B	C	STATUS_	CARD_
1	1	2	0	1
2	1	3	0	2
1	3	2	0	3
3	1	3	0	4

续表

A	B	C	STATUS_	CARD_
3	3	1	0	5
2	1	1	0	6
1	1	1	0	7
1	2	1	0	8
3	3	2	0	9
1	3	1	0	10
3	1	1	0	11
2	2	1	0	12
1	3	3	0	13
1	1	3	0	14
2	3	3	0	15
3	2	2	0	16
3	2	3	0	17
1	2	3	0	18
2	1	2	0	19
2	3	1	0	20
2	3	2	0	21
3	3	3	0	22
3	1	2	0	23
2	2	2	0	24
1	2	2	0	25
3	2	1	0	26
2	2	3	0	27

（二）正交设计方差分析

SPSS进行 $L_{27}(3^{13})$ 正交设计方差分析的操作为："Analyze"→"General Linear Model"→"Univariate..."。

在弹出对话框左侧的变量列表中单击选择分析变量，单击按钮"➡"，将变量选入"Dependent Variable"因变量列表中，本例为纳米粒直径（X）。在变量列表中单击选择分组变量作为自变量，单击按钮"➡"，将变量选入"Fixed Factor(s)"固定因子列表中，本例为溶剂（因素A）、稳定剂浓度（因素B）和合成高分子材料的单体浓度（因素C）。

单击右边"Model..."模型按钮，在弹出的对话框中选择"Custom"模型，接着分别单击"Factors & Covariates"框中的A、B和C，依次单击按钮"➡"，将变量逐个选入"Model"框中。若要考虑交互项，需同时选中A、B，"Type"选择"Interaction"，点击按钮"➡"，将"A * B"选入"Model"框中，再依次选入"A * C"和"B * C"。然后单击"Continue"。

单击"OK"完成。

结果见表 14.20 和表 14.21。

表 14.20 Between-Subjects Factors

		Value Label	N
溶剂	1.00	不加溶剂	9
	2.00	二氯甲烷	9
	3.00	丙酮	9
稳定剂浓度	1.00	1%	9
	2.00	2%	9
	3.00	3%	9
合成高分子材料的单体浓度	1.00	1.5%	9
	2.00	2%	9
	3.00	2.5%	9

表 14.20 表示三个因素各水平的情况，溶剂、稳定剂浓度和合成高分子材料的单体浓度分别表示三个因素，“1.00”“2.00”和“3.00”分别表示三个水平，溶剂三水平分别为“不加溶剂”“二氯甲烷”和“丙酮”，稳定剂浓度三水平分别为“1%”“2%”和“3%”，合成高分子材料的单体浓度三水平分别为“1.5%”“2%”和“2.5%”。每个因素的每个水平均有 9 个纳米粒直径观测值。

表 14.21 为 $L_{27}(3^{13})$ 正交设计方差分析的结果。内容包括方差分析中各部分变异的来源(Source)、离均差平方和(Type Ⅲ Sum of Squares)、自由度(df)、均方(Mean Square)、F 值(F)和 P 值(Sig.)。由表 14.21 可知，溶剂和稳定剂浓度对纳米粒球体直径有影响(分别为 $P<0.05$ 和 $P<0.001$)，合成高分子材料的单体浓度对纳米粒球体直径没有影响($P>0.05$)，可见纳米粒球体直径主要受溶剂、稳定剂浓度的影响。

表 14.21 Tests of Between-Subjects Effects

Dependent Variable:纳米粒直径(nm)

Source	Type Ⅲ Sum of Squares	df	Mean Square	F	Sig.
Corrected Model	108 202.036[a]	18	6 011.224	21.244	.000
Intercept	366 613.868	1	366 613.868	1 295.652	.000
A	6 495.667	2	3 247.834	11.478	.004
B	87 743.770	2	43 871.885	155.048	.000
C	1 124.076	2	562.038	1.986	.199
A * B	9 200.588	4	2 300.147	8.129	.006
A * C	586.555	4	146.639	.518	.725
B * C	3 051.379	4	762.845	2.696	.108
Error	2 263.656	8	282.957		
Total	477 079.560	27			
Corrected Total	110 465.692	26			

a. R Squared = .980 (Adjusted R Squared = .933).

案例讨论

（许金芳　司可艺）

数字课程学习……

数据集　小结　专业术语　教学 PPT　思考与练习　自测题

第十五章　重复测量资料的方差分析

学习目标

1. 能够描述重复测量数据的主要特征。
2. 能够掌握重复测量设计、随机区组设计两者之间的区别与联系。
3. 能够理解并掌握重复测量方差分析的基本思想、步骤及适用条件。
4. 能够运用统计软件对实际资料进行重复测量方差分析。

例 15.1　为研究超声引导下对肝肿瘤进行射频毁损的早期疗效，将 16 名肝癌患者随机分为两组，其中，采用射频治疗的患者 8 名，采用常规化疗的患者 8 名，测量数字 CT 片下肝肿瘤的直径(cm)，见表 15.1。试探讨肝癌患者采用射频治疗前、后肝肿瘤的变化趋势与常规化疗相比，是否更为有效(数据集：例 15 - 01. sav)。

表 15.1　16 名肝癌患者肿瘤直径(cm)

治疗方法	编号	观测时间			与治疗前的差值(d)	
		治疗前	治疗后 3 个月	治疗后 6 个月	治疗后 3 个月	治疗后 6 个月
射频	1	3.3	2.7	1.5	0.6	1.8
	2	2.1	1.7	0.9	0.4	1.2
	3	2.9	1.9	1.7	1.0	1.2
	4	4.3	2.8	1.9	1.5	2.4
	5	2.9	2.7	2.5	0.2	0.4
	6	1.3	0.9	0.8	0.4	0.5
	7	2.3	1.6	1.5	0.7	0.8
	8	3.7	1.7	1.0	2.0	2.7
化疗	9	4.7	4.0	3.0	0.7	1.7
	10	3.7	3.0	1.9	0.7	1.8
	11	2.5	2.2	1.1	0.3	1.4
	12	3.4	3.1	2.3	0.3	1.1
	13	1.2	1.2	1.1	0.0	0.1
	14	2.0	1.8	1.0	0.2	1.0
	15	2.8	2.6	1.6	0.2	1.2
	16	1.9	1.6	0.9	0.3	1.0

根据表 15.1、表 15.2 和图 15.1，可以看出本例的研究数据大致呈现如下四个基本特点：①患者必须存活至某时间点后，才能检测下一个时间点时的肿瘤直径，因而，时间不能作为处理因素，进行随机分配。②如果患者在某时间点时肿瘤直径较大，则在其后的一个时间点时肿瘤直径也相对较大，具有一定的相关性，并不独立，并且时点间隔越近，肿瘤直径间的相关性就越大。③取治疗前、后肝肿瘤直径的差值，则差值与各治疗时点存在着比较复杂的相关关系。另外，取差值后，两组的方差通常并不齐同。例如，根据表 15.1，计算射频组与化疗组治疗后 3 个月与治疗前的差值，经 Levene 检验，P 值为 0.033，两组方差不齐。④治疗前、后每个患者的肝肿瘤直径变化趋势都不相同，而从整体上看，呈下降趋势，这正是本资料分析的重点内容，从而间接地反映肝癌的发展趋势。从数据整理格式来讲，本例似乎与随机区组设计相近。若采取随机区组方差分析，则本例数据的特性与随机区组方差分析的假设前提相违背，如观测个体的独立性，处理

表 15.2　治疗前、后三个时点及与治疗前差值的 Pearson 相关系数

治疗方法	时点	治疗前	治疗后 3 个月	治疗后 6 个月	差值 1	差值 2
射频	治疗前	1.000	0.760	0.460	0.706	0.803
	治疗后 3 个月	0.760	1.000	0.777	0.075	0.323
	治疗后 6 个月	0.460	0.777	1.000	−0.141	−0.159
	差值 1	0.706	0.075	−0.141	1.000	0.880
	差值 2	0.803	0.323	−0.159	0.880	1.000
化疗	治疗前	1.000	0.992	0.921	0.875	0.835
	治疗后 3 个月	0.992	1.000	0.943	0.806	0.786
	治疗后 6 个月	0.921	0.943	1.000	0.695	0.555
	差值 1	0.875	0.806	0.695	1.000	0.889
	差值 2	0.835	0.786	0.555	0.889	1.000

注：表中差值 1 为治疗前与治疗后 3 个月之差，差值 2 为治疗前与治疗后 6 个月之差。

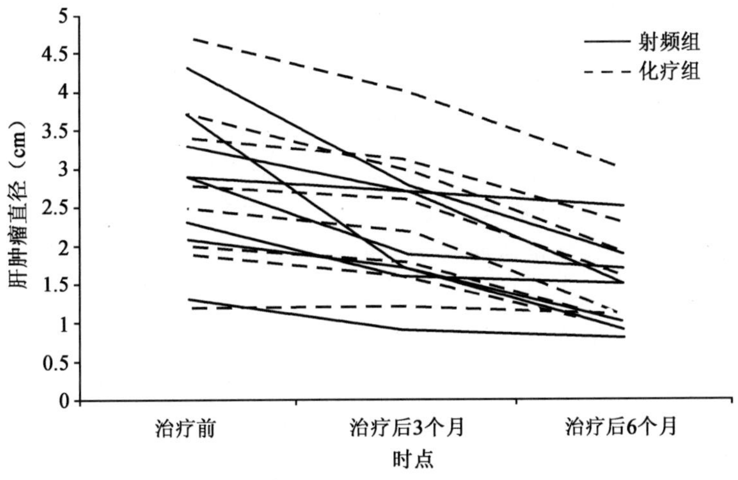

图 15.1　射频治疗与常规化疗的肝癌患者肝肿瘤直径的变化趋势

因素分配的随机性等。因此，本例不宜使用随机区组方差分析，而应使用本章所介绍的重复测量方差分析方法。

第一节 重复测量资料的特点

在医学研究中，重复测量主要包括以下三种情形：①在试验条件相同的情况下，对同一总体中抽取多个试验单位（或观察对象个体）进行多次测量，目的在于降低个体差异，如在相同操作人员、测量仪器等条件下连续两天上午进行神经电生理检测；②将一个试验单位（或观察对象个体）分成多份，在试验条件相同的情况下观察多次，目的是减少因操作所带来的误差，如在同一个时点对同一个患者采取两份尿样，用同一台仪器测量这两份尿样的尿肌酐浓度；③在部分试验条件变动下，对同一个试验单位（或观察对象个体）重复测量多次，目的是比较试验条件不同时的差异，如例 15.1 所示。通常将情形 3 所得到的数据称为重复测量资料（repeated measurement data）。在此限定下，所谓重复测量设计（repeated measurements design）是指针对同一试验单位（或观察对象个体）的同一测量性状（或观察指标）在不同时间点或不同场合时进行的多次测量。例 15.1 就是典型的重复测量设计。如果观测时间只有前、后两个水平，则称为前后测量设计（premeasure-postmeasure design）。如例 15.1 中射频组治疗前、治疗后 6 个月的数据，可以看成是前后测量设计；例 15.1 中射频组与化疗组治疗前、治疗后 6 个月的数据，可以看成是设立对照的前后测量设计。试验单位（或观察对象个体）统称为受试者（subject）。由于这些在不同时间（或场合）中的观测资料都是取自同一受试者，彼此间缺乏独立性，因此，对于重复测量资料而言，其分析重点在于如何分析观测指标在时间过程中的变化，以及这些变化与其他影响因素之间的相关性。

在重复测量资料中，同一个受试者重复参与一个重复测量因素各水平上的观测，此类因素称为受试者内因素（within-subject factor）。受试者内因素不能随机分配，如时间、空间等。部分受试者仅接受处理因素（如药物等）的某个水平，或仅具有某个特征（如性别等），此因素或特征称为受试者间因素（between-subject factor）。受试者间因素通常为感兴趣的研究因素。因而，重复测量资料的基本形式如表 15.3 所示。

表 15.3 中，观测指标为 y，受试者间因素有 g 个水平，$i=1,\cdots,g$，每个水平上有 n_i 受试者，受试者内因素有 p 个水平。

在医学研究实际中，这类测量资料相当常见，大多是在不同时间点上所收集的，故在以下行文中，除非特别声明，受试者内因素限定为时间。

重复测量资料具有以下五个基本特点：①从设计形式上来看，它属于单因素或平行设计在不同时间点上的扩展；②各受试者间有随时间点变动的变化趋势；③同一个受试者的不同观测值间通常存在着时间上的自相关性，一般而言，观测点间隔越近，观测值间的相关性就越大；④不同受试者的多次观测值之间相互独立；⑤重复测量的时间属于非处理因素，不能随机分配给受试者。

从形式上来看，重复测量设计与其他将时间作为处理因素的研究设计较为相似。为此，Yates 曾建议将重复测量一词改为逐次测量（successive measurements）。不过，迄今为止，此类研究仍多以重复测量来称呼，故而有必要对重复测量设计与随机区组设计加以区分。

表 15.3　重复测量资料基本形式

非随机分配

受试者间因素	受试者	受试者内因素：水平 1	水平 2	…	水平 p
水平 1	1	y_{11}	y_{12}	…	y_{1p}
	⋮	⋮	⋮	⋮	⋮
	n_1	$y_{n_1 1}$	$y_{n_1 2}$	…	$y_{n_1 p}$
水平 2	n_1+1	y_{n_1+11}	y_{n_1+12}	…	y_{n_1+1p}
	⋮	⋮	⋮	⋮	⋮
	$\sum_{i=1}^{2} n_i$	$y_{\sum_{i=1}^{2} n_i 1}$	$y_{\sum_{i=1}^{2} n_i 2}$	…	$y_{\sum_{i=1}^{2} n_i p}$
⋮	⋮	⋮	⋮	⋮	⋮
水平 g	$\sum_{i=1}^{g-1} n_i+1$	$y_{\sum_{i=1}^{g-1} n_i+11}$	$y_{\sum_{i=1}^{g-1} n_i+12}$	…	$y_{\sum_{i=1}^{g-1} n_i+1p}$
	⋮	⋮	⋮	⋮	⋮
	$\sum_{i=1}^{g} n_i$	$y_{\sum_{i=1}^{g} n_i 1}$	$y_{\sum_{i=1}^{g} n_i 2}$	…	$y_{\sum_{i=1}^{g} n_i p}$

随机分配

1. 研究目的　随机区组设计的目的主要是在控制主要的非处理因素的基础上，比较不同处理组间的效应，减少实验误差。重复测量设计的目的在于除了分析各处理之间的平均差异外，更需要研究各个处理组间观测指标随时间变动的变化趋势。

2. 设计原理　随机区组设计利用随机化方法，各区组中个体随机接受不同的处理，从而提高处理组间的均衡性与可比性，在各区组中，处理因素各水平必须能够随机分配。重复测量设计则是先使受试者随机接受不同的处理，再重复观测各受试者的某观测指标，以观察不同处理组间随着时间变动的变化趋势，时间作为非处理因素是不能随机分配的。

3. 数据特性　随机区组设计所获取的数据中，每一个受试者及各时间点间相互独立。一般而言，重复测量设计中，各受试者间相互独立，各时点间存在着相关性，无法满足随机区组方差分析的前提假设。

4. 模型设定　随机区组设计统计模型中的随机误差只有一层，即各受试者间的个体差异所引起的随机误差。而重复测量设计统计模型中的随机误差至少可分为两层：①由各受试者的个体差异引起受试者间的随机误差；②重复测量变异引起受试者内的随机误差。

5. 分析方法　随机区组资料主要采用随机区组设计的方差分析。重复测量资料应根据其数据的实际特性，选择不同的统计分析方法，如考虑重复测量效应的一元方差分析、多元方差分析及混合线性模型等。如若对重复测量资料采用随机区组方差分析，需要满足 Huynh-Feldt 条件，即其协方差矩阵为 H 型协方差矩阵（type H covariance）。这需要对其进行“球对称”（sphericity）

Mauchly 检验，即重复测量误差的协方差矩阵经正交对比变换后，与单位矩阵成比例。若不满足 H 型条件，采用随机区组方差分析会增大Ⅰ型错误的概率，需要计算自由度的校正系数予以校正。由于考虑重复测量效应的一元方差分析简单易行，容易理解，因此，第二节将介绍用于一个受试者内因素和一个受试者间因素情形时，考虑重复测量效应的一元方差分析的基本过程。

需要注意的是，虽然重复测量设计具有一系列的优点，如所需受试者数较少，实验误差较小，*F* 检验的统计效能较高，但是，不适用于以下三种主要情况：①存在滞留效应（carry-over effect），即前面的处理效应有可能滞留到下一次的处理；②存在潜隐效应（latent effect），即前面的处理效应有可能激活原本以前不活跃的效应；③存在练习效应（practice effect），即受试者逐步熟悉实验，其反应能力有可能逐步得到了加强。这三类情况都会导致难以从观测指标变异中剔除这些可能存在的系统性偏倚，因而，需要在医学实际研究中加以重视与注意。

第二节 重复测量资料的方差分析步骤

考虑重复测量效应的一元方差分析与不考虑重复测量效应的一元方差分析极为相似，其基本过程是，将总离均差平方和（*SS*）分解为组间平方和及组内平方和，组间及组内平方和分别除以其对应的自由度（*df*），得到均方（*MS*），最后进行相应的 *F* 检验。进行重复测量方差分析时，其随机误差至少可分为两层，故应使用合适的残差均方作为 *F* 检验的分母，用来检验原假设。如果重复测量数据符合“球对称”假设，那么 *F* 检验不需要进行自由度校正。否则，需要进行自由度校正，常用的校正方法有 Greenhouse-Geisser、Huynh-Feldt 和 lower-bound 三种。

一、单组重复测量资料的方差分析

单组重复测量是指对受试者间因素的同一个水平上多个受试者，在受试者内因素多个水平上的某观测指标进行测量，也称为单纯受试者内重复测量（within subject repeated measures）。处理（受试者间因素）只有一个水平（$g=1$），该水平中 n 个受试者为随机抽取；测量时间（受试者内因素）有 $p(\geqslant 2)$ 个水平，即有 p 个时间点，每个受试者有 p 个重复测量数据。如果不考虑单组重复测量数据是否满足“球对称”假设，可直接用 Hotelling T^2 检验分析各时间点的差别有无统计学意义。单组重复测量资料的格式如表 15.4。

表 15.4 单组重复测量资料分组合计值

受试者	观测时点				受试者合计
	时点 1	时点 2	…	时点 p	
1	y_{11}	y_{12}	…	y_{1p}	B_1
⋮	⋮	⋮	⋮	⋮	⋮
n	y_{n1}	y_{n2}	…	y_{np}	B_n
时点合计	T_1	T_2	…	T_p	$\sum y$
$\sum y_i^2$	$\sum y_1^2$	$\sum y_2^2$	…	$\sum y_p^2$	$\sum y^2$

单组重复测量资料的总离均差平方和可以分为3项

$$SS_{总}=SS_{受试者间}+SS_{受试者内}+SS_{误差}$$

令 $N=n\times p$，为观测值总数，$C=\left(\sum y\right)^2/N$，统计量 F 值可按表15.5中公式计算。

表15.5　单组重复测量资料的方差分析表

方差来源	SS	df	MS	F
受试者间	$SS_{受试者间}=\sum\frac{B_i^2}{p}-C$	$\nu_{受试者间}=n-1$	MS_1	
受试者内	$SS_{受试者内}=\sum\frac{T_j^2}{n}-C$	$\nu_{受试者内}=p-1$	MS_2	$F_2=MS_2/MS_3$
误差	$SS_{误差}=SS_{总}-SS_{受试者间}-SS_{受试者内}$	$\nu_{误差}=(n-1)(p-1)$	MS_3	
合计	$SS_{总}=\sum y^2-C$	$\nu_{总}=N-1$		

需要注意的是，由于单组重复测量资料主要关注各时间点的观测指标变化，无须考虑受试者间的变异，故只对受试者内均方进行 F 值计算。

例15.2　取例15.1接受射频治疗的肝癌患者数据。试分析射频治疗对肿瘤的早期影响趋势。

1. 根据表15.5列出的公式计算离均差平方和

$g=1,p=3,n=8,N=24,\ \sum y=50.6,\ \sum y^2=126.16,C=106.682$

$B_1=7.5,B_2=4.7,B_3=6.5,B_4=9.0,B_5=8.1,B_6=3.0,B_7=5.4,B_8=6.4$

$T_1=22.8,T_2=16.0,T_3=11.8$

总离均差平方和：$SS_{总}=\sum y^2-C=126.16-106.682=19.478$

受试者间：$SS_{受试者间}=\sum\frac{B_i^2}{p}-C=(7.5^2+4.7^2+\cdots+6.4^2)/3-106.682=8.758$

受试者内：$SS_{受试者内}=\sum\frac{T_j^2}{n}-C=(22.8^2+16.0^2+11.8^2)/8-106.682=7.703$

误差：$SS_{误差}=SS_{总}-SS_{受试者间}-SS_{受试者内}=19.478-8.758-7.703=3.017$

2. 列方差分析表　将以上结果代入表15.5，得方差分析表（表15.6）。

表15.6　例15.2的方差分析表

方差来源	SS	df	MS	F	P
受试者间	8.758	7	1.251		
受试者内	7.703	2	3.852	17.833	1.40×10^{-4}
误差	3.017	14	0.216		
合计	19.478	23			

3. 结论分析　由表15.6的 P 值，可作如下结论：射频治疗后3～6个月肝肿瘤直径较治疗前缩小了。各时间点的肿瘤直径均数分别为2.850 cm、2.000 cm、1.475 cm，呈下降趋势，如图15.2所示。

需要注意的是，单组重复测量资料的方差分析虽可以比较治疗前、后间的差异，但鉴于可能

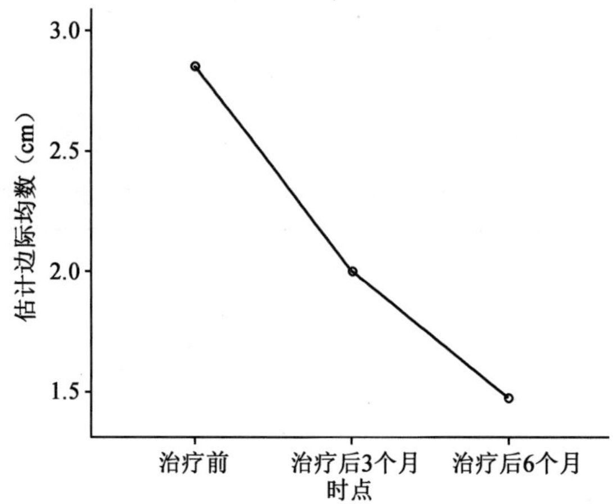

图 15.2 8 名肝癌患者接受射频治疗前、后肿瘤直径的变化趋势

存在时间效应，不能由此来说明处理是否有效。如若能根据专业知识假定测量时间对观测结果没有影响，才可以作出处理是否有效的推论。因此，例 15.2 在下结论时，只能说肝肿瘤经射频治疗有所变化，但不能说射频治疗有效，促使肝肿瘤变小了。

二、多组重复测量资料的方差分析

多组重复测量资料是指受试者按受试者间因素的不同水平分为几个组，对这些组内的每一个受试者，都按受试者内因素的不同水平对观测指标进行测量。处理（受试者间因素）有 $g(\geqslant 2)$ 个水平，每个水平中 n 个受试者为随机抽取；测量时间（受试者内因素）有 $p(\geqslant 2)$ 个水平，即有 p 个时间点，每个受试者有 p 个重复测量数据。多组重复测量资料的格式如表 15.7。

表 15.7 多组重复测量资料分组合计值

处理因素	受试者	观测时点				受试者合计	处理合计
		时点 1	时点 2	…	时点 p		
处理 1	1	y_{111}	y_{112}	…	y_{11p}	$B_{11.}$	$H_{1..}$
	⋮	⋮	⋮	⋮	⋮	⋮	
	n	y_{1n1}	y_{1n2}	…	y_{1np}	$B_{1n.}$	
处理 1 小计		$T_{1.1}$	$T_{1.2}$	…	$T_{1.p}$		
处理 2	$n+1$	y_{211}	y_{212}	…	y_{21p}	$B_{21.}$	$H_{2..}$
	⋮	⋮	⋮	⋮	⋮	⋮	
	$2n$	y_{2n1}	y_{2n2}	…	y_{2np}	$B_{2n.}$	
处理 2 小计		$T_{2.1}$	$T_{2.2}$	…	$T_{2.p}$		
⋮	⋮	⋮	⋮	⋮	⋮	⋮	
处理 g	…	…	…	…	…	…	$H_{g..}$
	⋮	⋮	⋮	⋮	⋮	⋮	
	gn	y_{gn1}	y_{gn2}	…	y_{gnp}	$B_{gn.}$	

续表

处理因素	受试者	观测时点				受试者合计	处理合计
		时点 1	时点 2	…	时点 p		
处理 g 小计		$T_{g.1}$	$T_{g.2}$	…	$T_{g.p}$		
时点合计		$M_{..1}$	$M_{..2}$	…	$M_{..p}$	$\sum y$	
$\sum y_i^2$		$\sum y_1^2$	$\sum y_2^2$	…	$\sum y_p^2$	$\sum y^2$	

多组重复测量资料的总离均差平方和可以分为 5 项

$$SS_{总}=SS_{处理}+SS_{时点}+SS_{处理\times时点}+SS_{受试者间误差}+SS_{受试者内误差}$$

令 $N=g\times n\times p$，为观测值总数，$C=\left(\sum y\right)^2/N$，统计量 F 值可按表 15.8 中公式计算。

表 15.8　多组重复测量资料的方差分析表

方差来源	SS	df	MS	F
处理	$SS_1=\sum_{i=1}^{g}\frac{H_{i..}^2}{np}-C$	$\nu_1=g-1$	MS_1	$F_1=MS_1/MS_4$
时点	$SS_2=\sum_{k=1}^{p}\frac{M_{..k}^2}{gn}-C$	$\nu_2=p-1$	MS_2	$F_2=MS_2/MS_5$
处理×时点	$SS_3=\sum_{i=1}^{g}\sum_{k=1}^{p}\frac{T_{i.k}^2}{n}-C-SS_1-SS_2$	$\nu_3=(g-1)(p-1)$	MS_3	$F_3=MS_3/MS_5$
受试者间误差	$SS_4=\sum_{i=1}^{g}\sum_{j=1}^{n}\frac{B_{ij.}^2}{p}-C-SS_1$	$\nu_4=g(n-1)$	MS_4	
受试者内误差	$SS_5=SS_T-SS_1-SS_2-SS_3-SS_4$	$\nu_5=g(n-1)(p-1)$	MS_5	
合计	$SS_T=\sum y^2-C$	$\nu_T=N-1$		

例 15.3　取例 15.1 的肝肿瘤患者数据。试分析与常规化疗相比，射频治疗对肝肿瘤的疗效。

1. 根据表 15.8 的公式计算离均差平方和

$g=2, p=3, n=8, N=48, \sum y=105.2, \sum y^2=274.78, C=230.563$

$M_1=45.0, M_2=35.5, M_3=24.7$

$H_1=50.6, H_2=54.6$

$B_{11.}=7.5, B_{12.}=4.7, B_{13.}=6.5, \cdots, B_{27.}=7.0, B_{28.}=4.4$

$T_{1.1}=22.8, T_{1.2}=16.0, T_{1.3}=11.8, T_{2.1}=22.2, T_{2.2}=19.5, T_{2.3}=12.9$

总离均差平方和：$SS_{总}=\sum y^2-C=274.78-230.563=44.217$

处理：$SS_1=\sum_{i=1}^{g}\frac{H_{i..}^2}{np}-C=(50.6^2+54.6^2)/(8\times3)-230.563=0.334$

时点：$SS_2=\sum_{k=1}^{p}\frac{M_{..k}^2}{gn}-C=(45.0^2+35.5^2+24.7^2)/(2\times8)-230.563=12.896$

处理×时点：$SS_3=\sum_{i=1}^{g}\sum_{k=1}^{p}\frac{T_{i.k}^2}{n}-C-SS_1-SS_2$

$=(22.8^2+\cdots+12.9^2)/8-230.563-0.334-12.896=0.530$

受试者间误差：$SS_4=\sum_{i=1}^{g}\sum_{j=1}^{n}\frac{B_{ij.}^2}{p}-C-SS_1$

$=(7.5^2+\cdots+4.4^2)/3-230.563-0.334=26.403$

受试者内误差：$SS_5=SS_T-SS_1-SS_2-SS_3-SS_4$

$=44.217-0.334-12.896-0.530-26.403=4.054$

2. 列方差分析表　将以上结果代入表 15.8，得方差分析表（表 15.9）。

表 15.9　例 15.3 的方差分析表

方差来源	SS	df	MS	F	P
处理	0.334	1	0.334	0.177	0.681
时点	12.896	2	6.448	44.469	<0.001
处理×时点	0.530	2	0.265	1.828	0.194
受试者间误差	26.403	14	1.886		
受试者内误差	4.054	28	0.145		
合计	44.217	47			

经 Mauchly 球对称检验，$P<0.05$，需采用自由度校正方法，本例采用 Greenhouse-Geisser 校正法，经自由度校正，时点及处理与时点的交互项的 P 值分别为<0.001、0.194。

3. 结论分析　由表 15.9 的 P 值，可认为射频治疗与化疗后 3～6 个月肝肿瘤直径较治疗前缩小了，射频治疗组各时间点的肿瘤直径均数分别为 2.850 cm、2.000 cm、1.475 cm，化疗组各时间点的肿瘤直径均数分别为 2.775 cm、2.438 cm、1.613 cm，此两组均呈下降趋势，如图 15.3 所示。但两组处理因素 $P>0.05$，差别无统计学意义，还不能认为射频治疗与常规化疗对肝肿瘤的早期疗效不同。

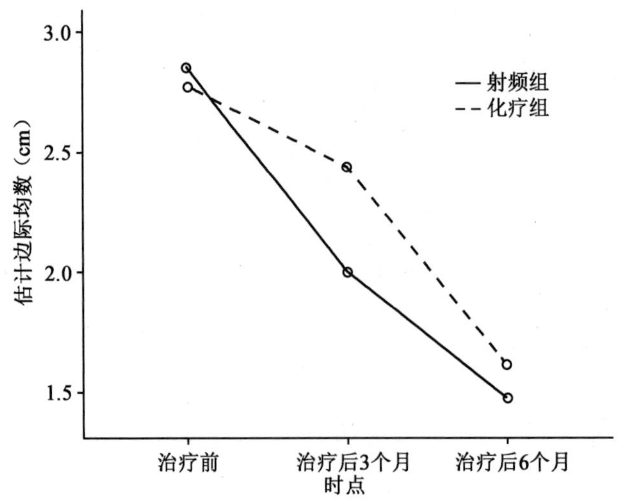

图 15.3　16 名肝癌患者接受射频治疗与化疗前、后肿瘤直径的变化趋势

三、SPSS 软件实现

按照重复测量数据形式录入至 SPSS，变量名分别为治疗、受试者、治疗前、治疗后 3 个月、治疗后 6 个月（数据集：例 15－01. sav）。

SPSS 进行重复测量方差分析的操作为："Analyze"→"General Linear Model"→"Repeated Measusres..."。

在弹出的"Repeated Measures Define Factor(s)"对话框中，"Within-Subject Factor Name"文本框中填入名称"时点"，"Number of Levels"文本框中填入数字"3"，表示有 3 个时间点的数据；单击"Add"按钮，在"Add"按钮右侧变量列表会出现"时点(3)"，点击"Define"按钮。

在弹出的"Repeated Measures"对话框中，在左侧的变量列表中单击选择分析变量"治疗前"，单击按钮"➡"，将变量"治疗前"选入"Within-Subjects Variables(时点)："变量列表中。对变量"治疗后 3 个月""治疗后 6 个月"重复类似于变量"治疗前"的操作。此时，"Within-Subjects Variables(时点)："变量列表中会出现"治疗前(1)""治疗后 3 个月(2)""治疗后 6 个月(3)"。

若为单组重复测量方差分析，在"Between-Subjects Factors(s)："变量列表中无须填入任何变量；若为多组重复测量方差分析，在"Between-Subjects Factors(s)："变量列表中填入变量"治疗方法"。

单击"OK"完成。

结果见表 15.10～表 15.14。

表 15.10　Within-Subjects Factors

Measure：MEASURE_1

时点	Dependent Variable
1	治疗前
2	治疗后 3 个月
3	治疗后 6 个月

表 15.10 表示受试者内因素为时点，有三个水平，即治疗前、治疗后 3 个月、治疗后 6 个月。

表 15.11　Between-Subjects Factors

		N
治疗方法	1.00	8
	2.00	8

表 15.11 表示受试者间因素为治疗方法，有两个水平，即射频治疗与常规化疗。

表 15.12 表示时点协方差矩阵 Mauchly 球对称检验，表中依次为受试者内效应（Within Subjects Effect）、Mauchly's W 检验统计量（Mauchly's W）、近似 χ^2 值（Approx. Chi-Square）、自由度（df）、P 值（Sig.），以及三种校正方法（Greenhouse-Geisser，Huynh-Feldt，lower-bound）的校正系数（Epsilon）。本例 Mauchly 球对称检验 $P=0.005$，说明不满足球对称假定。

表 15.12 **Mauchly's Test of Sphericity[b]**

Measure：MEASURE_1

Within Subjects Effect	Mauchly's W	Approx. Chi-Square	df	Sig.	Epsilon[a]		
					Greenhouse-Geisser	Huynh-Feldt	Lower-bound
时点	.437	10.771	2	.005	.640	.726	.500

Tests the null hypothesis that the error covariance matrix of the orthonormalized transformed dependent variables is proportional to an identity matrix.

a：May be used to adjust the degrees of freedom for the averaged tests of significance. Corrected tests are displayed in the Tests of Within-Subjects Effects table.

b：Design：Intercept + 治疗方法.

Within Subjects Design：时点.

表 15.13 **Tests of Within-Subjects Effects**

Measure：MEASURE_1

Source		Type Ⅲ Sum of Squares	df	Mean Square	F	Sig.
时点	Sphericity Assumed	12.895	2	6.448	44.531	.000
	Greenhouse-Geisser	12.895	1.279	10.080	44.531	.000
	Huynh-Feldt	12.895	1.452	8.882	44.531	.000
	Lower-bound	12.895	1.000	12.895	44.531	.000
时点 * 治疗方法	Sphericity Assumed	.530	2	.265	1.832	.179
	Greenhouse-Gcisser	.530	1.279	.415	1.832	.194
	Huynh-Feldt	.530	1.452	.365	1.832	.191
	Lower-bound	.530	1.000	.530	1.832	.197
Error(时点)	Sphericity Assumed	4.054	28	.145		
	Greenhouse-Geisser	4.054	17.911	.226		
	Huynh-Feldt	4.054	20.327	.199		
	Lower-bound	4.054	14.000	.290		

表 15.13 为受试者内效应的方差分析，表中各列分别为变异来源(Source)、离均差平方和(Type Ⅲ Sum of Squares)、自由度(df)、均方(Mean Square)、F 值(F)、P 值(Sig.)。表中列出了各变异来源(时点、时点与治疗方法的交互项、受试者内误差)满足球形假定时与不满足球形假定时三种校正方法的离均差平方和、自由度、均方、F 值及相应 P 值。按检验水准为 $\alpha=0.05$，由此表可见，时点与治疗方法的交互项 $P>0.05$，无交互作用，时点间的 $P<0.05$，时点间差异有统计学意义。

表 15.14 为受试者间效应的方差分析，表中各列分别为变异来源(Source)、离均差平方和

(Type Ⅲ Sum of Squares)、自由度(df)、均方(Mean Square)、F 值(F)、P 值(Sig.)。表中列出了各变异来源(截距、治疗方法、受试者间误差)的离均差平方和、自由度、均方、F 值及相应 P 值。按检验水准为 $\alpha=0.05$，由此表可见，治疗方法的 $P=0.681$，差别无统计学意义。

表 15.14　Tests of Between-Subjects Effects

Measure: MEASURE_1

Transformed Variable: Average

Source	Type Ⅲ Sum of Squares	df	Mean Square	F	Sig.
Intercept	230.563	1	230.563	122.253	.000
治疗方法	.333	1	.333	.177	.681
Error	26.403	14	1.886		

综合以上分析可见，射频治疗与化疗后 3～6 个月肝肿瘤直径较治疗前缩小，但还不能认为射频治疗与常规化疗对肝肿瘤的早期疗效有差异。

第三节　常见的重复测量资料分析方法误用

重复测量数据在医学研究中十分常见，但其统计表达与分析误用较多。主要有以下几种误用情况。

1. 对各时间点的差别反复使用 t 检验，以代替重复测量方差分析，将明显增加假阳性错误(Ⅰ型错误)。

2. 重复测量数据的个体差异是每个观察对象的 p 次测量结果，如果用均数曲线描述各时间点的变化特征，有时反而看不出个体差异的特征。例如青少年身高发育的追踪观察，如按观察时间将多个观察对象身高值平均后绘制“平均”生长曲线，将看不到青少年身高发育的个体差异和不同对象生长加速期、平缓期出现的时间(年龄)。另外，重复测量数据不满足常规曲线拟合方法所要求的独立性假定。常规的曲线拟合回归分析要求各个观察点相互独立，但重复测量数据各个观察点相互不独立。

3. 设立对照的前后测量设计能否用前、后差值作组间比较，关键要考察差值是否符合正态性和方差齐性的条件。如例 15.1 中射频治疗组与常规化疗组治疗前、后肝肿瘤直径差值(d)的方差不齐，不符合两均数比较 t 检验的前提条件。所以用差值作组间比较要十分谨慎。

4. 协方差分析也是设立对照的前后测量设计供选择的一种方法，但必须检验作为反应变量的测量结果是否满足协方差分析的前提条件，如总体斜率相等、正态性、方差齐等。

案例讨论

(许金芳　蒋红卫)

数字课程学习……

数据集 小结 专业术语 教学 PPT 思考与练习 自测题

第十六章　协方差分析

学习目标

1. 能够描述协方差分析的基本思想与步骤。
2. 能够理解协方差分析的基本原理和方法。
3. 能够掌握完全随机设计资料的协方差分析方法。
4. 能够理解协方差分析的注意事项。
5. 能够运用统计软件对实际资料进行协方差分析。

例 16.1　为研究某新型抗高血压药治疗高血压的有效性，将高血压患者随机分为 A、B 两个组，两组的基线收缩压值平衡，A 组采用新药，B 组采用传统药物，服用药物后观察收缩压值(mmHg)，并比较两组间的差别。已知年龄(岁)为影响血压的因素，试分析两种治疗的效果是否不同(数据集：例 16-01.sav)。

表 16.1　两组患者治疗后的收缩压值(mmHg)

编号	A 组		B 组	
	年龄(X)	收缩压(Y)	年龄(X)	收缩压(Y)
1	26	120	33	109
2	37	114	62	145
3	31	132	54	131
4	48	130	44	129
5	55	146	31	101
6	35	122	39	115
7	40	136	60	133
8	29	118	38	105
9	26	125	43	103
10	38	121	45	108
11	32	128	47	122
12	40	130	40	123
13	37	126	48	143
14	35	125	43	116
15	34	119	49	130
16	41	118	45	104
17	40	120	39	132

续表

编号	A组		B组		合计	
	年龄(X)	收缩压(Y)	年龄(X)	收缩压(Y)	X	Y
18	36	123	43	108		
19	52	127	38	121		
20	29	119	47	143		
n_j	20		20		40	
$\sum X_j$ $\sum Y_j$	741	2 499	888	2 421	1 629	4 920
$\sum X_j^2$ $\sum Y_j^2$	28 617	313 295	40 596	296 933	69 213	610 228
$\sum X_j Y_j$	93 180		108 879		202 059	
$\overline{X}_j$ $\overline{Y}_j$	37.05	124.95	44.40	121.05	40.73	123

前面学习过的方差分析可用于比较两组或多组间均数的差别，但要求非处理因素在组间均衡，才能得到正确的结果。但在实际问题中，有些因素在目前还不能控制或难以控制，如上例的高血压治疗中，患者的年龄对治疗一段时间后收缩压值的影响会相当大，但年龄却是难以控制的因素。如果不考虑年龄的差异，直接用单因素方差分析的方法来比较两组患者经不同治疗后的收缩压情况，并以此来评价治疗效果显然是不恰当的，可能会因为年龄的影响而无法得到正确结论。

第一节 协方差分析的基本思想

一、基本思想

协方差分析(analysis of covariance)是将回归分析与方差分析相结合的一种分析方法。它用于比较一个变量 Y 在一个或几个因素不同水平上的差异，但 Y 在受这些因素影响的同时，还可能受到另一个定量变量 X 的影响，而且 X 的取值难以人为控制，不能作为方差分析中的一个因素处理。此时，如果 X 与 Y 之间可以建立回归关系，则可用协方差分析的方法排除 X 对 Y 的影响。其基本思想是利用回归方程把因变量 Y 的变化中受难以控制的定量因素 X 影响的部分扣除掉，从而能够较合理地比较在定性因素的不同水平下，经过回归分析修正后的因变量 Y 的总体均数之间差异是否有统计学意义。协方差分析中，观测变量 Y 称为因变量，难以控制的定量因素 X 称为协变量(covariate)。

根据设计类型，方差分析包括单因素方差分析(用于完全随机设计)、两因素方差分析(用于随机区组设计)和多因素方差分析(用于析因设计等)。协方差分析与方差分析一样，也可分为完全随机设计、随机区组设计及析因设计等类型的协方差分析，可以有一个或多个协变量，分析方法略有不同，但其基本思想相同。

二、协方差分析的原理

协方差分析将难以控制的影响因素作为协变量，并在排除协变量对观测变量影响的条件下，分析研究变量（控制变量）对观测变量的作用，从而更加准确地对控制变量进行评价。

协方差分析沿承方差分析的基本思想，在分析观测变量的变异时，考虑了协变量的影响，认为观测变量的变异受四个方面的影响，即控制变量的独立作用、控制变量与协变量的交互作用、协变量的作用和随机因素的作用，并在扣除协变量的影响后，再分析控制变量对观测变量的影响。

协方差分析的检验假设是：协变量对观测变量的线性影响无统计学意义；在扣除协变量影响的条件下，控制变量各水平下观测变量的总体均值间的差别无统计学意义，控制变量各水平对观测变量的效应同时为零。检验统计量仍为 F 统计量，它是各因素的均方与随机因素的均方之比。

第二节　多个独立样本资料比较的协方差分析

一、协方差分析的模型

假定有 G 组独立样本，n 次测量的双变量资料，每个组内皆有 n 对观测值 X、Y，则该资料为有 Gn 对 X、Y 观测值的单向分组资料，也就是多个独立样本的资料，其基础数据格式如表 16.2，其中 X 为协变量，Y 为因变量。

表 16.2　多个独立样本资料协方差分析的基础数据格式

1 组		2 组		…	G 组	
X_1	Y_1	X_2	Y_2	…	X_G	Y_G
X_{11}	Y_{11}	X_{21}	Y_{21}	…	X_{G1}	Y_{G1}
X_{12}	Y_{12}	X_{22}	Y_{22}	…	X_{G2}	Y_{G2}
X_{13}	Y_{13}	X_{23}	Y_{23}	…	X_{G3}	Y_{G3}
⋮	⋮	⋮	⋮	⋮	⋮	⋮
X_{1n}	Y_{1n}	X_{2n}	Y_{2n}	…	X_{Gn}	Y_{Gn}
$\sum X_1$	$\sum Y_1$	$\sum X_2$	$\sum Y_2$	…	$\sum X_G$	$\sum Y_G$
$\overline{X}_1$	$\overline{Y}_1$	$\overline{X}_2$	$\overline{Y}_2$	…	$\overline{X}_G$	$\overline{Y}_G$

二、协方差分析的步骤

以例 16.1 为例说明协方差分析的步骤。

例 16.1 中治疗方法是人为可以控制的定性因素，为控制变量；患者年龄是难以控制的定量因素，为协变量 X；本研究的观测指标为患者的收缩压，为因变量 Y。

如果不考虑年龄对收缩压的影响，则此例可用完全随机设计资料的方差分析来解决，此时，得到两组收缩压差别无统计学意义的结论。但是这样得出的结论并不恰当，由表 16.1 可见，两个处理组的年龄不同，而年龄对收缩压的影响是比较大的，因此应该扣除年龄对收缩压值的影响后再作分析，即将年龄作为协变量，将两组的年龄化为相等，再比较两组治疗后的收缩压。

本例中，$G=2$，$n=20$，年龄为协变量 X，治疗后收缩压值为因变量 Y。多组独立样本资料协方差分析的主要步骤如下。

（一）求协变量 X 的各项平方和与自由度

1. 总平方和与自由度

$$l_{T(XX)}=\sum_{j}^{G}\sum_{i=1}^{n}(X_{ij}-\overline{X})^2=\sum\sum X_{ij}^2-\frac{\left(\sum\sum X_{ij}\right)^2}{Gn}$$

$$=26^2+37^2+\cdots+47^2-\frac{(26+37+\cdots+47)^2}{2\times 20}$$

$$=2\ 871.98$$

$$\nu_{T(X)}=N-1=40-1=39$$

2. 处理组间平方和与自由度

$$l_{t(XX)}=\sum_{j=1}^{G}n_j(\overline{X}_j-\overline{X})^2$$

$$=20\times(37.05-40.73)^2+20\times(44.40-40.73)^2$$

$$=540.23$$

$$\nu_{t(X)}=G-1=2-1=1$$

3. 处理组内平方和与自由度（误差平方和与自由度）

$$l_{e(XX)}=l_{T(XX)}-l_{t(XX)}=2\ 871.98-540.23=2\ 331.75$$

$$\nu_{e(X)}=\nu_{T(X)}-\nu_{t(X)}=39-1=38$$

（二）求因变量 Y 的各项平方和与自由度

1. 总平方和与自由度

$$l_{T(YY)}=\sum_{j}^{G}\sum_{i=1}^{n}(Y_{ij}-\overline{Y})^2=\sum\sum Y_{ij}^2-\frac{\left(\sum\sum Y_{ij}\right)^2}{Gn}$$

$$=120^2+114^2+\cdots+143^2-\frac{(120+114+\cdots+143)^2}{2\times 20}$$

$$=5\ 068.00$$

$$\nu_{T(Y)}=N-1=40-1=39$$

2. 处理组间平方和与自由度

$$l_{t(YY)}=\sum_{j=1}^{G}n_j(\overline{Y}_j-\overline{Y})^2$$

$$=20\times(124.95-123)^2+20\times(121.05-123)^2$$

$$=152.10$$

$$\nu_{t(Y)}=G-1=2-1=1$$

3. 处理组内平方和与自由度（误差平方和与自由度）

$$l_{e(YY)}=l_{T(YY)}-l_{t(YY)}=5\ 068.00-152.10=4\ 915.90$$

$$\nu_{e(Y)}=\nu_{T(Y)}-\nu_{t(Y)}=39-1=38$$

(三) 求 X 和 Y 两变量的各项离均差乘积和与自由度

1. 总乘积和与自由度

$$l_{T(XY)}=\sum_{j=1}^{G}\sum_{i=1}^{n}(Y_{ij}-\overline{Y})(X_{ij}-\overline{X})$$

$$=\sum\sum X_{ij}Y_{ij}-\frac{\sum X_{ij}\sum Y_{ij}}{Gn}$$

$$=(26\times120+37\times114+\cdots+47\times143)-\frac{(26+37+\cdots+47)\times(120+114+\cdots+143)}{2\times20}$$

$$=202\ 059-\frac{1\ 629\times4\ 920}{2\times20}$$

$$=1\ 692.00$$

$$\nu_{T(XY)}=N-1=40-1=39$$

2. 处理组间乘积和与自由度

$$l_{t(XY)}=\sum_{j=1}^{G}n_j(\overline{Y}_j-\overline{Y})(\overline{X}_j-\overline{X})$$

$$=20\times(124.95-123)\times(37.05-40.73)+20\times(121.05-123)\times(44.40-40.73)$$

$$=-286.65$$

$$\nu_{t(XY)}=G-1=2-1=1$$

3. 处理组内乘积和与自由度(误差乘积和与自由度)

$$l_{e(XY)}=l_{T(XY)}-l_{t(XY)}=1\ 692.00-(-286.65)=1\ 978.65$$

$$\nu_{e(XY)}=\nu_{T(XY)}-\nu_{t(XY)}=39-1=38$$

平方和、乘积和与自由度的计算结果列于表 16.3。

表 16.3　X 与 Y 的平方和与乘积和

变异来源	df	l_{XX}	l_{YY}	l_{XY}
处理组间(t)	1	540.23	152.10	−286.65
处理组内(误差)(e)	38	2 331.75	4 915.90	1 978.65
总变异(T)	39	2 871.98	5 068.00	1 692.00

(四) 协方差分析

1. 误差项回归关系的分析　意义是要从剔除了处理因素影响的误差变异中找出收缩压(Y)与年龄(X)之间是否存在线性回归关系。计算出误差项的回归系数并对线性回归关系进行假设检验,若有统计学意义,则说明两者间存在回归关系,这时就可应用线性回归关系来校正收缩压(Y)以消除年龄(X)对收缩压的影响,然后根据校正后的 Y 值(校正收缩压)来进行方差分析。如线性回归关系无统计学意义,则无须继续进行分析。

回归分析的步骤如下。

(1) 计算误差项回归系数,误差项回归平方和、残差平方和与相应的自由度　误差项回归系数又称公共回归系数(common regression coefficient),计算方法是处理组内误差项的乘积和与处理组内协变量误差项的平方和相除。

1）误差项回归系数

$$b_{e(XY)}=\frac{SS_{e(XY)}}{SS_{e(X)}}=\frac{1\ 978.65}{2\ 331.75}=0.85 \tag{16.1}$$

2）误差项回归平方和与自由度

$$SS_{e(R)}=\frac{SS_{e(XY)}^2}{SS_{e(X)}}=\frac{1\ 978.65^2}{2\ 331.75}=1\ 679.02 \tag{16.2}$$

$$\nu_{e(R)}=1$$

3）残差平方和与自由度

$$SS_{残}=SS_{总}-SS_{回}=SS_{e(Y)}-SS_{e(R)}$$
$$=4\ 915.90-1\ 679.02=3\ 236.88$$
$$\nu_{残}=\nu_{总}-\nu_{回}=\nu_{e(Y)}-\nu_{e(R)}=38-1=37$$

（2）对回归关系的检验　根据上面的计算，列出误差项回归关系方差分析表，如表16.4。

表16.4　治疗后收缩压与年龄的回归关系方差分析表

变异来源	SS	df	MS	F	P
误差回归	1 679.02	1	1 679.02	19.19	<0.001
误差残差	3 236.88	37	87.48		
误差总和	4 915.90	38			

F 检验表明，误差项回归关系有统计学意义，表明治疗后的收缩压与年龄间存在线性回归关系。因此，可利用线性回归关系来校正 Y，并对校正后的 Y 进行方差分析。

2. 对校正后的收缩压值作方差分析

（1）求校正后收缩压值的各项平方和与自由度　利用线性回归关系对收缩压值作校正，并由校正后的收缩压值计算各项平方和较为繁琐，统计学已证明，校正后的总平方和、误差平方和及自由度等于其相应变异项的离回归平方和及自由度，因此，其各项平方和及自由度可直接由下述公式计算。

1）校正收缩压值的总平方和与自由度，即总离回归平方和与自由度

$$SS'_T=\sum_{总}(Y-\hat{Y})^2=SS_{T(Y)}-SS_{Y(R)}=SS_{T(Y)}-\frac{SS_{T(XY)}{}^2}{SS_{T(X)}} \tag{16.3}$$
$$=5\ 068.00-\frac{1\ 692.00^2}{2\ 871.98}=4\ 071.17$$
$$\nu'_T=\nu_{T(Y)}-\nu_{Y(R)}=39-1=38$$

2）校正收缩压值的误差项平方和与自由度，即误差离回归平方和与自由度

$$SS'_e=SS_{e(Y)}-SS_{e(R)}=SS_{e(Y)}-\frac{SS_{e(XY)}{}^2}{SS_{e(X)}} \tag{16.4}$$
$$=4\ 915.90-\frac{1\ 978.65^2}{2\ 331.75}=3\ 236.88$$
$$\nu'_e=\nu_{e(Y)}-\nu_{e(R)}=38-1=37$$
$$MS'_e=\frac{SS'_e}{\nu'_e}=\frac{3\ 236.88}{37}=87.48$$

上述回归自由度均为1，因仅有一个自变量 X。

3）校正收缩压值的处理间平方和与自由度

$$SS'_t = SS'_T - SS'_e = 4\ 071.17 - 3\ 236.88 = 834.29 \tag{16.5}$$

$$\nu'_t = \nu'_T - \nu'_e = 38 - 37 = 1$$

$$MS'_t = \frac{SS'_t}{\nu'_t} = \frac{834.29}{1} = 834.29$$

$$F = \frac{MS'_t}{MS'_e} = \frac{834.29}{87.84} = 9.54$$

（2）列出协方差分析表，对校正后的收缩压值进行方差分析　查 F 临界值表（附表 4），$F_{0.01,(1,38)} = 7.31$，本例 $F = 9.54 > 7.31$，故 $P < 0.01$，表明对于校正后的收缩压值不同组间的差别有统计学意义（表 16.5）。

表 16.5　例 16.1 资料的协方差分析表

变异来源	df	SS_X	SS_Y	SS_{XY}	$b_{e(XY)}$	校正收缩压值的方差分析			F	P
						df'	SS'	MS'		
总和(T)	39	2 871.98	5 068.00	1 692.00		38	4 071.17			
处理(t)	1	540.23	152.10	−286.65						
误差(e)	38	2 331.75	4 915.90	1 978.65	0.85	37	3 236.88	87.48		
校正处理间						1	834.29	834.29	9.54	<0.01

3. 根据线性回归关系计算各处理的校正的收缩压值　误差项的回归系数 $b_{e(XY)}$ 表示年龄对收缩压值影响的性质和程度，且不包含处理组间差异的影响，因此可用 $b_{e(XY)}$ 根据平均年龄的不同来校正每一处理的收缩压平均值。收缩压值的校正平均值（即修正均数）的计算公式为

$$\overline{Y}'_j = \overline{Y}_j - b_{e(XY)}(\overline{X}_j - \overline{X}) \tag{16.6}$$

公式中 $\overline{Y}'_j$ 为第 j 处理的修正均数，$\overline{Y}_j$ 为第 j 处理实际收缩压平均值（表 16.2），$\overline{X}_j$ 为第 j 处理实际年龄平均值（表 16.2），$\overline{X}$ 为两组总的年龄平均数，$b_{e(XY)}$ 为误差回归系数。

将所需要的各数值代入式（16.6）中，即可计算出各处理的修正均数，见表 16.6。

表 16.6　各处理的校正收缩压平均值计算表

处理	$(\overline{X}_j - \overline{X})$	$b_{e(XY)}(\overline{X}_j - \overline{X})$	实际收缩压平均值	校正收缩压平均值
A 组	37.05−40.73=−3.68	0.85×(−3.68)=−3.13	124.95	124.85−(−3.13)=128.08
B 组	44.40−40.73=3.67	0.85×3.67=−3.12	121.05	121.05−3.12=117.93

4. 各处理组修正均数的多重比较　在协方差分析中如果有多个处理组，并且得出的结论为各组间修正均数的差别有统计学意义，应该对修正均数继续作两两比较，常采用两两比较的 t 检验，公式为

$$t=\frac{\overline{Y}_1'-\overline{Y}_2'}{S_D} \tag{16.7}$$

$$其中，S_D=\sqrt{MS_e'\left[\frac{1}{n_1}+\frac{1}{n_2}+\frac{(\overline{X}_1-\overline{X}_2)^2}{SS_{e(X)}}\right]} \tag{16.8}$$

式(16.7)中，$\overline{Y}_1'-\overline{Y}_2'$为两个处理组修正均数间的差异，$S_D$ 为两个处理组修正均数差值的标准误。式(16.8)中，MS_e'为误差离回归均方，n_1、n_2 分别为两组的样本含量，$\overline{X}_1$、$\overline{X}_2$ 分别为比较组 1 和比较组 2 中变量 X 的均值，$SS_{e(X)}$ 为变量 X 的误差平方和。

根据式(16.7)和式(16.8)求出 t 值后，查 t 临界值表(附表 2)，再按照所设立的检验水准作出推断结论。

三、SPSS 软件实现

以例 16.1 为例，SPSS 进行完全随机设计资料协方差分析的操作为："Analyze"→"General Linear Model"→"Univariate..."。

在弹出对话框左侧的变量列表中单击因变量，单击按钮"➧"，将变量选入"Dependent Variable"框中，本例选择收缩压值(Y)为因变量；在弹出对话框左侧的变量列表中单击分组变量，单击按钮"➧"，将变量选入"Fixed Factor(s)"框中，本例选择组别(group)为分组变量；在弹出对话框左侧的变量列表中单击协变量，单击按钮"➧"，将变量选入"Covariate(s)"框中，本例选择年龄(X)为协变量。

单击"Options..."，在"Estimated Marginal Means"框中，在左侧的"Factor(s) and Factor Interactions"下框中单击分组变量，单击按钮"➧"，将分组变量选入"Display Means for"框中，本例选择分组变量(group)。单击"OK"完成。

结果见表 16.7 和表 16.8。

表 16.7 Tests of Between-Subjects Effects

Dependent Variable：收缩压值

Source	Type Ⅲ Sum of Squares	df	Mean Square	F	Sig.
Corrected Model	1 831.120[a]	2	915.560	10.466	.000
Intercept	10 623.678	1	10 623.678	121.437	.000
X	1 679.020	1	1 679.020	19.192	.000
group	834.293	1	834.293	9.537	.004
Error	3 236.880	37	87.483		
Total	610 228.000	40			
Corrected Total	5 068.000	39			

a：R Squared=.361(Adjusted R Squared=.327).

表 16.7 为协方差分析的结果，左边第一栏为协方差分析中各部分变异的来源(Source)，第二至第六列依次为离均差平方和(Type Ⅲ Sum of Squares)、自由度(df)、均方(Mean Square)、F 值和 P 值(Sig.)。可以看出，协方差分析的模型有统计学意义($P<0.001$)，即组别(group)和

年龄(X)都对收缩压值有影响,P 值分别为 0.004 和<0.001,即排除了年龄的影响后,两个不同处理组的收缩压值总体均数不等。由于计算过程中保留的有效小数位数不同,软件计算结果与正文中公式计算结果略有不同,下同。

表 16.8　Estimates

Dependent Variable:收缩压值

组别	Mean	Std. Error	95% Confidence Interval	
			Lower Bound	Upper Bound
A 组	128.068[a]	2.209	123.592	132.545
B 组	117.932[a]	2.209	113.455	122.408

a:Covariates appearing in the model are evaluated at the following values:年龄=40.725 0.

表 16.8 为两组收缩压值的修正均数(Mean)、标准误(Std. Error)及修正均数的 95%置信区间(95% Confidence Interval)。

第三节　应用协方差分析的注意事项

协方差分析有两个重要的应用条件,一是与方差分析的应用条件相同,包括:①各样本必须是相互独立的随机样本;②各样本来自正态分布总体;③各总体方差相等,即方差齐。二是各组样本所来自总体的协变量与主要变量存在线性回归关系,即回归系数有统计学意义且回归系数相同(即各组回归线平行)。因此,严格地说,在对资料作协方差分析之前,应先对这两个前提条件作假设检验,若资料符合上述两个条件,或经变量变换后符合上述条件,方可进行协方差分析。

此外,协方差分析要求协变量是连续变量,且不能影响处理因素,其取值应该在研究之前被观察到,或者虽然在研究中观察到,但是不受处理因素的影响。协方差分析比较的是修正均数,修正均数即假定协变量取值固定在其总均数水平时的观察变量的均数。修正均数间的差别与实际均数间的差别并不相同,修正均数只是用作合理的比较。因此,协方差分析时最好先对各组协变量均数间的差别作假设检验,协方差分析主要适用于各组间协变量差别不大的资料,以利于对分析的结果做出合理的解释。

如果在多因素研究中有一个或多个因素(协变量)不能或难以控制,而这个或这些变量对观测值可能有影响,则此类问题的解决最好采用多元协方差分析(analysis of multiple covariance),也可用多元回归分析(multiple regression analysis)。

在日常的数据分析中,若要了解资料是否符合协方差分析的条件,最重要的一点就是看协变量的影响在各组中是否相同,这可以用协变量与分组变量是否存在交互作用来体现。对该问题,简单的判断方法是按照不同的处理组做因变量与协变量间的散点图,若各组间的直线接近平行,即各个直线斜率相同,就表明协变量与分组变量间无交互作用。也可以用 SPSS 进行预分析,看交互作用有无统计学意义,以例 16.1 为例,方法如下。

SPSS 分析协变量与分组变量间有无交互作用的操作为:"Analyze"→"General Lineal Model"→"Univariate..."。

在弹出对话框左侧的变量列表中单击因变量,单击按钮"➡",将变量选入"Dependent Variable”框中，本例选择收缩压值(Y)为因变量；在弹出对话框左侧的变量列表中单击分组变量，单击按钮“➡”，将变量选入“Fixed Factor(s)”框中，本例选择组别(group)为分组变量；在弹出对话框左侧的变量列表中单击协变量，单击按钮“➡”，将变量选入“Covariate(s)”框中，本例选择年龄(*X*)为协变量。

单击“Model”，在“Specify Model”框中选择“Custom”，依次将分组变量“group”和协变量“*X*”选入右侧的“Model”框中，可分析主效应；再同时将“group”和“*X*”选中到“Model”框中，则右侧框中出现 group * *X*，表示将分析 group 和 *X* 两个变量的交互作用；再将“Sum of Squares”列表框改为“Type Ⅰ”。

单击“OK”完成。

结果见表 16.9。

表 16.9 Tests of Between-Subjects Effects

Dependent Variable：收缩压值

Source	Type Ⅰ Sum of Squares	df	Mean Square	F	Sig.
Corrected Model	2 098.495[a]	3	699.498	8.480	.000
Intercept	605 160.000	1	605 160.000	7 336.494	.000
group	152.100	1	152.100	1.844	.183
X	1 679.020	1	1 679.020	20.355	.000
group * X	267.374	1	267.374	3.241	.080
Error	2 969.505	36	82.486		
Total	610 228.000	40			
Corrected Total	5 068.000	39			

a：R Squared＝.414(Adjusted R Squared＝.365).

表 16.9 中各项的含义与表 16.7 大致相同，此处结果中的 group * *X* 就是交互作用选项，可以看出，该项的 *P* 值为 0.080，因此 group 和 *X* 的交互作用无统计学意义，可进行下一步的协方差分析。

案例讨论

(王素珍 任艳峰 崔 壮)

数字课程学习……

数据集 小结 专业术语 教学 PPT 思考与练习 自测题

第十七章　多重线性回归

学习目标

1. 能够描述多重线性回归分析的应用条件及分析步骤。
2. 能够运用适当的方法和指标对回归模型进行检验及评价。
3. 能够运用适当的方法和指标对各自变量进行检验及评价。
4. 能够运用统计软件对实际资料进行自变量的筛选。
5. 能够解释多重线性回归分析的各种结果。
6. 能够说出多重线性回归分析的应用及其注意事项。

简单线性回归是研究一个因变量与一个自变量之间线性趋势的数量关系。但由于事物之间的关系是多方面的，一个因变量的变化可能受到其他多个自变量的影响，如血压值可能与年龄、性别、劳动强度、饮食习惯、吸烟状况、家族史等有关，糖尿病患者的脂联素水平可能受体重指数、病程、瘦素、空腹血糖等多种指标的影响，等等。用回归方程定量地刻画一个因变量 Y 与多个自变量 $X_1, X_2, \cdots, X_n$ 之间的线性依存关系，称为多重线性回归(multiple linear regression)，简称多重回归(multiple regression)。

第一节　多重线性回归模型构建及评价

一、基本模型

设对 n 例观察对象测定了因变量 Y 及 m 个自变量 $X_1, X_2, \cdots, X_m$，其数据如表 17.1 所示。

表 17.1　多重线性回归分析数据

编号	X_1	X_2	…	X_m	Y
1	X_{11}	X_{12}	…	X_{1m}	Y_1
2	X_{21}	X_{22}	…	X_{2m}	Y_2
⋮	⋮	⋮	⋮	⋮	⋮
n	X_{n1}	X_{n2}	…	X_{nm}	Y_n

在一定的假设条件下，因变量 Y 与自变量 $X_1, X_2, \cdots, X_m$ 之间存在如下线性函数关系

$$Y=\beta_0+\beta_1 X_1+\beta_2 X_2+\cdots+\beta_m X_m+\varepsilon \tag{17.1}$$

此线性函数即为多重线性回归模型的一般形式，其中 β_0 为常数项，也称为截距，$\beta_1, \beta_2, \cdots, \beta_m$ 称为偏回归系数(partial regression coefficient)，ε 为残差(residual)，即去除 m 个自变量对 Y

的影响后的随机误差。偏回归系数 $\beta_j(j=1,2,3,\cdots,m)$ 的含义为：在其他自变量保持不变的条件下，自变量 X_i 每改变一个单位，因变量 Y 的平均改变量。

(一) 多重线性回归模型的应用条件

应用条件包括：①Y 与 $X_1,X_2,\cdots,X_m$ 之间具有线性关系；②各观测值 $Y_i(i=1,2,3,\cdots,n)$ 之间相互独立；③残差 ε 服从均数为 0、方差为 σ^2 的正态分布，等价于对于任意一组自变量 $X_1,X_2,\cdots,X_m$ 值，因变量 Y 均服从正态分布且具有相同方差。

(二) 多重线性回归分析的基本步骤

1. 根据样本数据建立多重线性回归方程

$$\hat{Y}=b_0+b_1X_1+b_2X_2+\cdots+b_mX_m \tag{17.2}$$

其中，$b_0,b_1,b_2,\cdots,b_m$ 为模型参数 $\beta_0,\beta_1,\beta_2,\cdots,\beta_m$ 的样本估计值，称为偏回归系数的估计值。$\hat{Y}$为 Y 的估计值。

与简单线性回归相同，多重线性回归模型的参数估计可用最小二乘法得到，即估计值$\hat{Y}$和实际观测值 Y 的误差平方和 Q 达到最小。

$$Q=\sum_{i=1}^{n}(Y_i-\hat{Y})^2=\sum_{i=1}^{n}[Y_i-(b_0+b_1X_1+b_2X_2+\cdots+b_mX_m)]^2$$

对多重线性回归方程中的每个待估参数求导并设导数为零，得到一组线性正规方程组(normal equations)

$$\begin{cases} b_1l_{11}+b_2l_{12}+\cdots+b_ml_{1m}=l_{1Y} \\ b_1l_{21}+b_2l_{22}+\cdots+b_ml_{2m}=l_{2Y} \\ \cdots\cdots\cdots\cdots \\ b_1l_{m1}+b_2l_{m2}+\cdots+b_ml_{mm}=l_{mY} \end{cases} \tag{17.3}$$

方程组(17.3)中 l_{ij} 为两个自变量的离均差积和，l_{iY} 为自变量 X_i 与因变量 Y 的离均差积和。

$$l_{ij}=l_{ji}=\sum(X_i-\overline{X}_i)(X_j-\overline{X}_j)=\sum X_iX_j-\frac{\sum X_i\sum X_j}{n},i,j=1,2,\cdots,m \tag{17.4}$$

$$l_{iy}=\sum(X_i-\overline{X}_i)(Y-\overline{Y})=\sum X_iY-\frac{\sum X_i\sum Y}{n},i=1,2,\cdots,m \tag{17.5}$$

解方程组，可求出回归系数。具体计算复杂，可借助计算机软件完成。

多重线性回归方程中 b_0 为常数项估计值，其计算公式为

$$b_0=\overline{Y}-(b_1\overline{X}_1+b_2\overline{X}_2+\cdots+b_m\overline{X}_m) \tag{17.6}$$

例 17.1 为研究绝经后女性腰椎骨密度的相关影响因素，某医生测定了 30 名绝经后女性的体重指数 BMI(kg/m^2)、年龄(岁)、绝经年限(年)和腰椎 $L_2\sim L_4$ 骨密度 BMD(g/cm^2)水平，数据如表 17.2 所示，试建立骨密度 BMD 与其他几个指标的多重线性回归方程(数据集：例 17-01.sav)。

其中均数分别为

$$\overline{X}_1=23.52,\overline{X}_2=61.37,\overline{X}_3=11.83,\overline{Y}=0.808$$

表 17.2　绝经后女性腰椎骨密度水平与相关因素的测量数据

BMI(X_1)	年龄(X_2)	绝经年限(X_3)	BMD(Y)
22.86	54	7	0.917
28.04	54	2	1.062
24.03	63	13	0.869
27.64	58	14	0.852
24.65	59	10	0.879
21.79	68	11	0.843
29.17	55	6	0.946
17.93	53	13	0.722
19.96	70	17	0.516
21.57	55	13	0.841
22.10	69	22	0.581
26.37	67	19	0.783
22.48	70	16	0.757
24.46	61	15	0.630
22.89	64	16	0.823
20.83	58	12	0.828
20.31	61	12	0.778
27.41	59	3	0.927
21.37	65	15	0.771
27.19	57	8	0.993
26.22	58	8	0.957
26.71	55	3	1.203
21.51	68	18	0.585
20.66	67	16	0.648
26.64	59	7	0.870
22.89	68	15	0.665
19.74	68	20	0.590
23.24	53	4	0.911
23.11	59	4	0.887
21.97	66	16	0.610

按式(17.4)、式(17.5)和式(17.6)可求得

$$b_1=0.016, b_2=-0.006, b_3=-0.015, b_0=0.961$$

故所求多重线性回归方程为

$$\hat{Y}=0.961+0.016X_1-0.006X_2-0.015X_3$$

2. 多重线性回归方程模型的假设检验及评价　由样本数据建立回归方程后，为了确定回归方程是否有统计学意义，必须进一步做假设检验。方差分析法可以将回归方程中所有自变量 $X_1,X_2,\cdots,X_m$ 作为一个整体来检验它们与因变量 Y 之间是否具有线性关系。检验步骤如下。

(1) 建立检验假设，确定检验水准

$H_0:\beta_1=\beta_2=\cdots=\beta_m=0$

H_1：各 $\beta_j(j=1,2,3,\cdots,m)$ 不等于 0 或不全为 0

$\alpha=0.05$

(2) 对 Y 进行变异分解　将因变量 Y 的变异分解成两部分，即 $SS_{总}=SS_{回}+SS_{残}$，其中回归平方和为

$$SS_{回}=b_1l_{1Y}+b_2l_{2Y}+\cdots+b_ml_{mY}=\sum b_jl_{jY} \tag{17.7}$$

残差平方和为

$$SS_{残}=SS_{总}-SS_{回} \tag{17.8}$$

检验统计量为

$$F=\frac{SS_{回}/m}{SS_{残}/(n-m-1)}=\frac{MS_{回}}{MS_{残}} \tag{17.9}$$

(3) 列出方差分析表，得出结论　F 服从 $F(m,n-m-1)$ 分布，方差分析结果见表 17.3。

表 17.3　多重线性回归方差分析表

变异来源	自由度	SS	MS	F	P
总变异	$n-1$	$SS_{总}$			
回归	m	$SS_{回}$	$SS_{回}/m$	$MS_{回}/MS_{残}$	
残差	$n-m-1$	$SS_{残}$	$SS_{残}/(n-m-1)$		

如果 $F\geqslant F_{\alpha,(m,n-m-1)}$，则在 α 水平上拒绝 H_0，接受 H_1，认为因变量 Y 与 m 个自变量 $X_1,X_2,\cdots,X_m$ 之间存在线性回归关系。

根据例 17.1 的数据建立多重线性回归方程后，各部分变异的计算如下

$$SS_{总}=0.720$$

$$SS_{回}=0.570$$

$$SS_{残}=0.720-0.570=0.150$$

其方差分析结果如表 17.4。

表 17.4　例 17.1 的方差分析表

变异来源	自由度	SS	MS	F	P
总变异	29	0.720			
回归	3	0.570	0.190	32.821	<0.01
残差	26	0.150	0.006		

查 F 临界值表(附表 4)可知 $F_{0.01,(3,26)}=4.64$，本例 $F=32.821>4.64$，故 $P<0.01$，按 $\alpha=0.05$ 水准拒绝 H_0，接受 H_1，认为所建立的回归方程具有统计学意义。

通常用决定系数 R^2 评价多重线性回归方程拟合效果，计算公式为

$$R^2=\frac{SS_{回}}{SS_{总}}=1-\frac{SS_{残}}{SS_{总}} \tag{17.10}$$

决定系数的取值在 0 到 1 之间，可说明引入自变量而使因变量的总变异减少的比例，R^2 越接近 1，说明模型对数据的拟合程度越好。本例

$$R^2=\frac{SS_{回}}{SS_{总}}=\frac{0.570}{0.720}=0.7917$$

表明 BMD 水平变异的 79.17%可由体重指数、年龄和绝经年限的变化来解释。

然而，当方程中包含很多自变量时，即使其中一些自变量在解释因变量 Y 的变异时贡献很小，但随着回归方程中自变量的增加，决定系数仍然会表现为只增不减，故为了消除自变量个数的影响，通常计算校正决定系数(adjusted coefficient of determination)，计算公式如下

$$R_{adj}^2=1-\frac{MS_{剩余}}{MS_{总}}=1-\frac{(1-R^2)(n-1)}{n-m-1} \tag{17.11}$$

校正决定系数 R_{adj}^2 越大，说明回归效果越好。当方程中加入有统计学意义的自变量时，R_{adj}^2 增大，剩余标准差减小；反之，当方程中引入无统计学意义的自变量时，R_{adj}^2 可能减小，而剩余标准差增大。

此外，复相关系数(multiple correlation coefficient)R 可用来度量因变量 Y 与多个自变量间的线性相关程度，即观测值 Y 与估计值 $\hat{Y}$ 之间的相关程度。

$$R=\sqrt{R^2} \tag{17.12}$$

例 17.1 的复相关系数 $R=\sqrt{R^2}=\sqrt{0.7917}=0.8898$。

3. 各自变量的假设检验及评价　回归方程成立只能说明所有自变量作为一个整体与因变量间存在线性关系，但是否每一个自变量都与因变量间存在线性关系，需对其偏回归系数进行假设检验。回归方程中某一自变量 X_j 的偏回归平方和 $SS_{回}(X_j)$(sum of squares for partial regression)表示方程中含有其他 $m-1$ 个自变量的条件下该自变量对 Y 的回归贡献，相当于从回归方程中剔除 X_j 后所引起的回归平方和的减少量，或在 $m-1$ 个自变量的基础上新增加 X_j 后所引起的回归平方和的增加量。偏回归平方和越大，说明相应的自变量越重要。检验某一自变量 X_j 与因变量 Y 之间是否具有线性关系，可用 F 检验或 t 检验。

(1) 偏回归系数的 F 检验

$H_0: \beta_j=0$

$H_1: \beta_j\neq 0$

$\alpha=0.05$

检验统计量为

$$F_j=\frac{SS_{回}(X_j)/1}{SS_{残}/(n-m-1)} \tag{17.13}$$

如果 $F_j \geq F_{\alpha,(1,n-m-1)}$，则在 α 水平上拒绝 H_0，接受 H_1，认为因变量 Y 与 X_j 有线性关系。根据例 17.1 的数据对各自变量的偏回归平方和进行 F 检验，部分中间结果见表 17.5。

表 17.5 例 17.1 数据偏回归平方和 F 检验的部分中间结果

回归方程中包含的自变量	平方和(变异)	
	$SS_{回}$	$SS_{残}$
X_1, X_2, X_3	0.570	0.150
X_2, X_3	0.526	0.194
X_1, X_3	0.557	0.163
X_1, X_2	0.506	0.215

据表 17.5 的结果,可计算出各自变量的偏回归平方和。$SS_{回}(X_1)=0.044$,$SS_{回}(X_2)=0.013$,$SS_{回}(X_3)=0.064$。

根据式(17.13)可知偏回归平方和的 F 检验结果为:$F_1=6.12$,$F_2=2.15$,$F_3=8.04$。

查 F 临界值表(附表 4)可知,$F_{0.05,(1,27)}=4.21$,只有 F_1 和 F_3 大于临界值,故 X_1 和 X_3 在 $\alpha=0.05$ 的水平上拒绝 H_0,接受 H_1,可认为 BMI 和绝经年限与腰椎骨密度有线性回归关系。

(2) 偏回归系数的 t 检验

$H_0: \beta_j=0$

$H_1: \beta_j \neq 0$

$\alpha=0.05$

它是一种与偏回归平方和 F 检验完全等价的方法,其检验统计量为

$$t_j=\frac{b_j}{S_{b_j}} \tag{17.14}$$

其中 b_j 为第 j 个偏回归系数的估计值,S_{b_j} 是 b_j 的标准误。如果$|t_j| \geqslant t_{\alpha/2,n-m-1}$,则在 α 水平上拒绝 H_0,接受 H_1,认为 Y 与 X_j 有线性回归关系。

利用统计软件对例 17.1 的数据进行偏回归系数的 t 检验,计算结果为:$t_1=2.740$,$t_2=-1.494$,$t_3=-3.327$。

查 t 临界值表(附表 2)可知,$t_{0.05/2,26}=2.056$,$|t_1|$和$|t_3|$大于 2.056,说明只有 β_1 和 β_3 有统计学意义,这与偏回归平方和的 F 检验结论一致。

4. 标准化的偏回归系数 多重线性回归方程中,各自变量的测量单位往往不同,其偏回归系数之间是无法直接比较的。只有对偏回归系数进行标准化,消除量纲的影响后,方可比较其大小,以衡量自变量对因变量的贡献大小。

标准化的偏回归系数称为标准回归系数(standard regression coefficient),用 b_j' 表示,标准回归系数与偏回归系数之间的关系为

$$b_j'=b_j\sqrt{\frac{l_{ij}}{l_{YY}}}=b_j\left(\frac{S_j}{S_Y}\right) \tag{17.15}$$

式中,S_j 和 S_Y 分别为自变量 X_j 和因变量 Y 的标准差。标准回归系数可以用来比较各个自变量对因变量的影响强度。一般在有统计学意义的前提下,标准回归系数的绝对值越大,相应自变量对因变量 Y 的作用就越大。

按式(17.15)计算例 17.1 中各自变量的标准回归系数，计算结果为：$b'_1=0.297$，$b'_2=-0.211$，$b'_3=-0.518$。

从上述计算结果可知，所测的 3 个指标对腰椎 $L_2\sim L_4$ 骨密度的影响强度由大到小依次为绝经年限(X_3)、体重指数(X_1)、年龄(X_2)。

二、自变量筛选

从前面的学习可以发现，并不是所有自变量对回归的作用都有统计学意义，而实际工作中总是希望能够找到一个“最优”方程，使方程内的自变量对回归都有统计学意义，方程外的自变量对回归都无统计学意义。这就涉及自变量的筛选问题，研究目的不同，筛选的“最优”方程也不同。

(一) 全局择优法

全局择优法是对自变量各种不同的组合所建立的回归方程进行比较，从全部组合中挑出一个“最优”的回归方程。具体的选择方法主要有以下两种。

1. 校正决定系数 R^2_{adj} 选择法　校正决定系数 R^2_{adj} 消除了自变量个数的影响，所谓“最优”回归方程是指 R^2_{adj} 最大者。

2. C_p 选择法　C_p 统计量定义为

$$C_p=(n-p-1)\left(\frac{MS_{残,p}}{MS_{残,全}}-1\right)+(p+1) \tag{17.16}$$

其中 $MS_{残,p}$ 表示用 p 个自变量作回归时的残差均方，其中 $MS_{残,全}$ 表示用全部自变量作回归时的残差均方。C_p 统计量由两部分组成，当入选自变量增多即 p 增大时，式(17.16)中第一项变小，第二项变大；而 p 减小时，第一项变大，第二项变小。要想得到较小的 C_p 值，必须是这两项的折中，即入选自变量的数目 p 较为适中，不能过大也不能过小。C_p 最小的回归方程为“最优”方程。

当自变量数目较多时，采用全局择优法的计算量很大，如果有 6 个自变量就要考虑 $2^6-1=63$ 个方程，如果有 10 个自变量，方程的个数将增加到 1 023($2^{10}-1$)个。因此全局择优法仅适合于自变量个数不太多的情况。

(二) 逐步选择法

逐步选择法可以克服全局择优法当自变量个数较多时计算量大的缺点，是实际应用中普遍使用的一类方法。按照入选变量的顺序不同分为向前选择法(forward selection)、向后削去法(backward elimination)和逐步回归法(stepwise regression)，它们的共同特点是每一步只引入或剔除一个自变量。

多数统计软件以某一自变量 X_j 偏回归平方和的大小作为剔选变量时的依据，其值达到多大时能够决定引入或剔除该自变量，一般通过自变量 X_j 的偏回归平方和 F 检验判定($H_0:\beta_j=0$，$H_1:\beta_j\neq 0$)。检验统计量为

$$F_j=\frac{SS^{(l)}_{回}(X_j)/1}{SS^{(l)}_{残}/(n-p-1)} \tag{17.17}$$

其中 p 为进行到第 l 步时方程中自变量个数，$SS^{(l)}_{回}(X_j)$ 为第 l 步时 X_j 的偏回归平方和，$SS^{(l)}_{残}$ 为第 l 步时残差平方和。根据检验水准 α，若是方程外自变量，当 $F\geqslant F_{\alpha,(1,n-p-1)}$，则可决

定引入；若是方程内自变量，当 $F<F_{\alpha,(1,n-p-1)}$，可决定剔除。

1. 向前选择法 自变量从无到有、从少到多逐个引入回归方程。引入自变量前，因变量 Y 对每一个自变量做简单线性回归，将偏回归平方和最大且又能使 F 检验拒绝 H_0 者入选为第一个自变量；按照规定的引入临界值 $F_{引入}$，将余下的自变量中偏回归平方和最大并使 F 检验拒绝 H_0 者入选为第二个自变量……如此不断引入自变量，直到没有自变量引入为止。

向前选择法的优点是在引入自变量的过程中可以自动去掉高度相关的自变量，但也有一定的局限性，即后续变量的引入可能使先前引入方程的变量变得不重要。

2. 向后削去法 与向前选择法相反，向后削去法先将全部自变量引入方程，然后逐个剔除无统计学意义的自变量。剔除自变量的方法是每次剔除一个偏回归平方和最小而使 F 检验不能拒绝 H_0 者，直至无自变量可以从方程中剔除为止。

向后削去法的优点是考虑了自变量的组合作用，引入方程中的自变量个数一般比向前选择法引入得多；其缺点为当自变量的个数较多或某些自变量高度相关时，可能得不出正确的结论。

3. 逐步回归法 是将上述两种方法结合起来，进行双向筛选的一种方法。方程中每引入一个自变量之后都要对已引入方程的各个自变量做基于偏回归平方和的 F 检验，看是否需要剔除一些退化为无统计学意义的自变量。重复进行上述双向筛选过程，直到方程外无自变量可引入，方程内无自变量可剔除为止，从而得到一个局部“最优”的回归方程。

对引入或剔除自变量的 F 检验，可以设置相同或不同的检验水准。但需注意，引入自变量的检验水准 $\alpha_{入}$ 要小于或等于剔除自变量的检验水准 $\alpha_{出}$。通常 $\alpha_{入}$ 越小，表示选取自变量的标准越严格，被选入方程的自变量数相对较少；相反，$\alpha_{入}$ 越大，则选取自变量的标准越宽松，被选入方程内的自变量数也相对较多。

在自变量较多的情况下，使用逐步选择法筛选变量，方法简单，可以较快获得结果。但必须注意，所谓的“最优”回归方程并不一定是最好的。回归方程有多种用途，一个回归方程对于一种用途来说也许是最好的，但对于另一种用途来说也许就不是最好的。在实际工作中，方程中引入什么变量，应该由研究者结合问题本身和专业知识及经验来确定。

对于同一资料，用不同方法、不同准则引入方程的自变量未必相同，在实际应用中，为弥补各种选择方法的局限性，可考虑分别用不同方法处理同一问题，若一些自变量通过多种方法共同选中，则需要重视这些自变量。当然用统计方法筛选变量只是一种粗筛，不能作为定论，决定其取舍需结合专业知识。

三、SPSS 软件实现

SPSS 进行多重线性回归分析的操作为：“Analyze”→“Regression”→“Linear...”。

在弹出对话框左侧的变量列表中单击选择因变量，单击按钮“➡”，将变量选入“Dependent”框中，本例 BMD(Y)为因变量；选择一个或多个自变量，单击按钮“➡”，将其放入“Independent”列表中，本例可选择 BMI(X_1)、年龄(X_2)和绝经年限(X_3)三个自变量。

在“Method”框中选择自变量筛选方法，SPSS 提供了 5 个选项：“Enter”表示全部进入法，为系统默认方式；“Remove”表示消去法；“Forward”表示向前选择法；“Backward”表示向后削去法；“Stepwise”表示逐步回归法。本例分别选择“Enter”和“Stepwise”两种方法进行分析。

单击“OK”完成。

结果及结果解释如下。

(一) 全部进入法

表 17.6 表示变量入选和剔除模型的情况，其中 Model、Variables Entered、Variables Removed 和 Method 分别表示模型序号、入选自变量变量名、剔除自变量变量名和选择自变量的方法。本例选择自变量的方法为全部进入法，故只有一个模型，三个自变量全部进入模型，而没有剔除的自变量。

表 17.6 Variables Entered/Removed[a]

Model	Variables Entered	Variables Removed	Method
1	绝经年限，BMI，年龄[b]	.	Enter

a：Dependent Variable：BMD.

b：All requested variables entered.

表 17.7 为所拟合模型的拟合优度情况简表，显示在模型 1 中复相关系数为 0.889，决定系数为 0.791，校正决定系数为 0.767。由于计算过程中保留的有效小数位数不同，软件计算结果与正文中公式计算结果略有不同，书中其他类似计算结果同此。

表 17.7 Model Summary

Model	R	R Square	Adjusted R Square	Std. Error of the Estimate
1	.889[a]	.791	.767	.076 072

a：Predictors：(Constant)，绝经年限，BMI，年龄.

表 17.8 为模型检验的方差分析结果，其中 Model、Sum of Squares、df、Mean Square、F 和 Sig. 分别表示模型序号、离均差平方和、自由度、均方、F 值和 P 值。本例 $F=32.821$，$P<0.001$，由此可知所建立的模型有统计学意义。

表 17.8 ANOVA[a]

Model		Sum of Squares	df	Mean Square	F	Sig.
1	Regression	.570	3	.190	32.821	.000[b]
	Residual	.150	26	.006		
	Total	.720	29			

a：Dependent Variable：BMD.

b：Predictors：(Constant)，绝经年限，BMI，年龄.

表 17.9 为多重线性回归参数估计的结果，其中 Model、Unstandardized Coefficients、Standardized Coefficients、t、Sig. 分别表示模型序号、偏回归系数情况（包括回归系数及其标准误）、标准回归系数、t 值和 P 值。本例 BMI 和绝经年限的偏回归系数有统计学意义（$P=0.011$ 和 $P=0.003$）。

表 17.9 Coefficients[a]

Model		Unstandardized Coefficients		Standardized Coefficients	t	Sig.
		B	Std. Error	Beta		
1	(Constant)	.961	.253		3.793	.001
	BMI	.016	.006	.297	2.740	.011
	年龄	−.006	.004	−.211	−1.494	.147
	绝经年限	−.015	.004	−.518	−3.327	.003

a:Dependent Variable:BMD.

(二)逐步回归法

由表 17.10 可知,当采用逐步回归法进行自变量筛选时,可建立两个回归模型,模型 1 中进入变量为绝经年限,模型 2 中进入变量为绝经年限和 BMI。本例入选的标准为 0.05,剔除的标准为 0.10,这两项都是系统默认的选项。

表 17.10 Variables Entered/Removed[a]

Model	Variables Entered	Variables Removed	Method
1	绝经年限	.	Stepwise(Criteria:Probability-of-F-to-enter <=.050,Probability-of-F-to-remove >=.100).
2	BMI	.	Stepwise(Criteria:Probability-of-F-to-enter <=.050,Probability-of-F-to-remove >=.100).

a:Dependent Variable:BMD.

由表 17.11 可知,模型 1 的复相关系数为 0.846,决定系数为 0.716,校正决定系数为 0.706;模型 2 的复相关系数为 0.879,决定系数为 0.773,校正决定系数为 0.756。

表 17.12 为所建立的两个回归模型的 F 检验。其中模型 1 的 $F=70.706$,$P<0.001$;模型 2 的 $F=46.019$,$P<0.001$。两个模型均有统计学意义。

表 17.11 Model Summary

Model	R	R Square	Adjusted R Square	Std. Error of the Estimate
1	.846[a]	.716	.706	.085 422
2	.879[b]	.773	.756	.077 786

a:Predictors:(Constant),绝经年限.

b:Predictors:(Constant),绝经年限,BMI.

表 17.12　ANOVA[a]

Model		Sum of Squares	df	Mean Square	F	Sig.
1	Regression	.516	1	.516	70.706	.000[b]
	Residual	.204	28	.007		
	Total	.720	29			
2	Regression	.557	2	.278	46.019	.000[c]
	Residual	.163	27	.006		
	Total	.720	29			

a: Dependent Variable: BMD.

b: Predictors: (Constant), 绝经年限.

c: Predictors: (Constant), 绝经年限, BMI.

由表 17.13 可知，两个模型中的所有自变量都有统计学意义。

表 17.13　Coefficients[a]

Model		Unstandardized Coefficients		Standardized Coefficients	t	Sig.
		B	Std. Error	Beta		
1	(Constant)	1.094	.037		29.250	.000
	绝经年限	−.024	.003	−.846	−8.409	.000
2	(Constant)	.671	.166		4.035	.000
	绝经年限	−.020	.003	−.686	−6.203	.000
	BMI	.016	.006	.288	2.601	.015

a: Dependent Variable: BMD.

同样，也可选择"Forward"选项、"Backward"选项等方法筛选自变量，但对于同一资料，采用不同方法所筛选的自变量可能不同。在实际工作中选择何种变量筛选方法，需结合专业知识及要求，不能孤立于背景而考虑。

第二节　应用多重线性回归分析的注意事项

一、多重线性回归的应用

多重线性回归在医学上应用很广，大致可以归纳为以下三个方面。

1. 统计预测与估计　利用建立的回归方程进行预测是回归分析中最重要的应用之一。在预测时将自变量代入回归方程中对因变量进行估计，如由儿童的心脏横径、心脏纵径和心脏宽径估计心脏的表面积，由胎儿的孕龄、头径、胸径和腹径预测胎儿体重等。建立用于预测目的的回归方程时，应选择具有较高 R^2 值的方程。

2. 统计控制　是指利用回归方程进行逆估计，即给因变量一个固定值或一个数值波动范围，从而控制自变量的值或范围。如采用射频治疗仪治疗脑肿瘤时，可以根据建立的回归方程，按预先给定的脑皮质毁损半径确定最佳射频温度和照射时间。在这种情况下要求回归方程的 R^2 要大，回归系数的标准误要小。

3. 影响因素分析 是医学研究中经常遇到的问题，如高血压有诸多影响因素，包括年龄、饮食习惯、吸烟状况、工作紧张度和家族史等，当需要研究哪些因素有影响，或哪些因素影响较大时，可利用回归分析来处理。另外，在控制混杂偏倚时，将混杂因素引入回归方程中与其他变量一起进行分析，可有效控制混杂因素的影响。

二、多重线性回归应用的注意事项

多重线性回归在应用时涉及的问题很多，在应用时需要注意以下几个方面的问题。

（一）指标的数量化

应用多重线性回归分析的资料，一般要求因变量 Y 为连续变量，自变量 X 可以是连续变量，也可以是分类变量或有序变量。

1. 自变量为连续变量 通常情况下连续变量以原始观测值的形式出现。当因变量 Y 与某个自变量 X 之间不呈线性关系时，可以考虑对该自变量作某种转换，以改善回归方程的拟合优度。

2. 自变量为分类变量 当自变量为二分类变量时，如性别男和女，可分别赋值 1 和 0，或 1 和 −1 等。当自变量是无序多分类变量时，假设有 g 类，可用 $g-1$ 个取值为 0 或 1 的虚拟变量（dummy variable）表达这些类别。如变量血型有 A 型、B 型、AB 型和 O 型四种，则其赋值方法如表 17.14 所示。

表 17.14 血型的虚拟变量赋值

血型	虚拟变量赋值		
	X_1	X_2	X_3
O 型	0	0	0
A 型	1	0	0
B 型	0	1	0
AB 型	0	0	1

3. 自变量为有序变量 如果变量是一个有序变量，其赋值方法有两种：一种是用虚拟变量表示；另一种是给各类赋分，并按连续变量处理。如根据贫血程度将贫血分为轻度、中度和重度贫血，可按轻重程度依次赋分 1、2 和 3，并按连续变量处理。

（二）样本含量

多重线性回归既可用于大样本资料，也可用于小样本资料。当方程中的自变量个数较多，而样本含量相对较小时，所建立的回归方程不稳定，常常有较大的决定系数 R^2，容易造成假象。有学者认为样本含量至少应是方程中自变量个数的 5～10 倍，也有学者提出估计样本含量的经验公式 $n \geqslant 8(1-R_e^2)/R_e^2+(m-1)$，其中 R_e^2 为多重线性回归预期的决定系数。

（三）多重共线性

多重共线性是指一些自变量之间存在较强的线性关系，如研究高血压与年龄、吸烟年限、饮酒年限等因素的关系，这些自变量通常是相关的，如果这种相关程度非常高，使用最小二乘法建立回归方程就有可能失效。在实际应用中存在多重共线性主要表现为：①模型拟合效果很好，但偏回归系数几乎都无统计学意义；②偏回归系数估计值的标准误很大；③偏回归系数估计值不稳定，随着样本含量的增减各偏回归系数发生较大变化，或当一个自变量被引入或剔除时其余自变量偏回归系数有很大变化；④偏回归系数估计值的大小及符号与事先期望的不一致或与经验相悖，结果难以解释。

消除多重共线性的方法有多种，如剔除某个造成共线性的自变量，重新建立回归方程；将一组具有多重共线性的自变量合并成一个变量；定义新的自变量代替具有高度多重共线性的变量；用逐步回归法选择自变量；主成分分析；岭回归分析等。

（四）变量间的交互作用

在回归分析中，引入方程的某些自变量间可能存在交互作用，为了检验自变量是否具有交互作用，普遍的做法是在方程中加入它们的乘积项。

（五）残差分析

在多重线性回归分析中，检查资料是否满足线性、独立性、正态性及方差齐等条件时，一般采用残差分析（analysis of residuals），通过绘制残差图可进行直观、有效的判断。另外，利用残差图还可以考察残差较大的点是否为离群点。

案例讨论

（王素珍　石福艳　伍亚舟）

数字课程学习……

数据集　小结　专业术语　教学 PPT　思考与练习　自测题

第十八章　Logistic回归

学习目标

1. 能够理解 logistic 回归分析的基本思想。
2. 能够阐述 logistic 回归参数估计的意义及其与比值比的关系。
3. 能够阐述 logistic 回归系数假设检验和区间估计的方法。
4. 能够识别不同的资料类型,并能据此选择合适的 logistic 回归模型。
5. 能够运用统计软件对各类型 logistic 回归进行统计分析,并能解释结果。

多重线性回归是研究一个正态随机因变量 Y 和多个自变量 $X(X_1,X_2,\cdots,X_m)$ 的数量关系的方法。因变量 Y 是连续型随机变量,要求因变量 Y 与 X 呈线性关系并满足相应条件。但在医学研究中常研究因变量 Y 为二分类变量(如患病与未患病、阴性与阳性等)或多分类变量(如治疗效果为痊愈、有效、无效等)时,与多个自变量 $X(X_1,X_2,\cdots,X_m)$ 的关系,显然,这类因变量 Y 不满足正态分布的条件,这时线性回归分析就显得无能为力,而 logistic 回归(logistic regression)分析则是处理该类资料的有效方法。

logistic 回归属于概率非线性回归,其应用已有多年的历史,最具有代表性的是 Truett 等人于 1967 年成功地将其用于冠状动脉粥样硬化性心脏病(简称冠心病)危险因素的研究。目前,logistic 回归已经不局限于流行病学研究领域,还广泛应用于药物和毒物的剂量-效应分析、临床试验评价及疾病的预后分析等。logistic 回归与线性回归的思路大致相同,模型参数又具有鲜明的实际意义,是处理因变量为分类变量数据的常用方法。

第一节　二分类资料的 logistic 回归

例 18.1　为研究 60 岁及以上白内障老年患者就诊的影响因素,采用分层整群抽样方法,对某地区 1 000 名患白内障的老年人进行问卷调查,调查影响因素包括地区(X_1)、性别(X_2)、学历(X_3)、年均收入(X_4)、患病月数(X_5)(注:影响因素尚有多种,因篇幅所限,只举几项阐述分析思路),因变量为是否就诊(Y)。为让收入变量更容易解释,本研究将连续型变量年均收入(X_4)转换成等级变量收入水平(X_6)。变量赋值和资料整理见表 18.1 和表 18.2(数据集:例 18－01. sav)。

表 18.1　某地区 60 岁及以上患白内障老年人就诊影响因素赋值表

变量	研究因素	赋值方法
Y	是否就诊	0＝就诊,1＝未就诊
X_1	地区	1＝东部地区,2＝中部地区,3＝西部地区

续表

变量	研究因素	赋值方法
X_2	性别	1=男性,2=女性
X_3	学历	1=小学,2=初中,3=高中,4=大专,5=本科及以上
X_4	年均收入	年均收入具体数值(元)
X_5	患病月数	患病月数具体数值(月)
X_6	收入水平	1=低收入(≤2 000 元),2=中等收入(2 001~4 999 元),3=高收入(≥5 000 元)

表 18.2 某地区 60 岁及以上患白内障老年人就诊影响因素资料

患者编号	地区(X_1)	性别(X_2)	学历(X_3)	年均收入(X_4)	患病月数(X_5)	收入水平(X_6)	是否就诊(Y)
1	1	2	1	2 500	33	2	1
2	1	2	1	681	95	1	0
3	1	2	2	6 047	47	3	0
4	1	2	1	2 000	92	1	1
5	3	1	2	432	58	1	0
⋮	⋮	⋮	⋮	⋮	⋮	⋮	⋮
999	1	1	2	900	25	1	1
1 000	3	2	1	2 713	31	2	1

该案例因变量 Y 取值为就诊和未就诊,属于二分类变量,故应该采用二分类 logistic 回归进行分析。

一、基本思想

(一) logistic 回归模型

本例研究目的在于分析影响就诊率的因素,并建立就诊率的预测模型。按照线性回归思路建立模型 $P=\beta_0+\beta_1x_1+\beta_2x_2\cdots+\beta_mx_m$,$P$ 的意义为就诊的概率。$P=1$ 表示就诊,$P=0$ 表示未就诊。而在线性回归模型中,X 的取值是任意的,这样 P 取值范围则为$(-\infty,+\infty)$,就有可能大于 1 或者小于 0,显然与概率的取值范围[0,1]相矛盾,无法从医学意义上进行解释。为了避免出现 P 大于 1 或小于 0,首先需要进行 logit 变换。

设因变量 Y 为一个二分类变量,代表某随机事件发生与否,该事件发生时赋值 $Y=1$,否则 $Y=0$。用 $P(Y=1)=P$ 表示事件发生的概率,$P(Y=0)=1-P$ 表示事件不发生的概率,作以下变换

$$\text{logit}(P)=\ln\left(\frac{P}{1-P}\right) \tag{18.1}$$

式中 ln 是以 e 为底的对数,式(18.1)称为 logit 变换。当 $P=1$ 时 $\text{logit}(P)=+\infty$,当$P=0.5$ 时 $\text{logit}(P)=0$,当 $P=0$ 时 $\text{logit}(P)=-\infty$,故 $\text{logit}(P)$的取值范围是$(-\infty,+\infty)$。这样就可以将非线性转化为线性,并按线性回归思路进行分析。

设有 m 个自变量 X,用 $\text{logit}(P)$与 m 个 X 建立回归关系

$$\text{logit}(P)=\ln\left(\frac{P}{1-P}\right)=\beta_0+\beta_1X_1+\beta_2X_2+\cdots+\beta_mX_m \tag{18.2}$$

经过简单运算可得

$$P(Y=1|X)=\frac{\exp(\beta_0+\beta_1X_1+\beta_2X_2+\cdots+\beta_mX_m)}{1+\exp(\beta_0+\beta_1X_1+\beta_2X_2+\cdots+\beta_mX_m)} \tag{18.3}$$

及
$$P(Y=0|X)=\frac{1}{1+\exp(\beta_0+\beta_1X_1+\beta_2X_2+\cdots+\beta_mX_m)}$$

式(18.3)就是 logistic 回归模型,式(18.2)称为线性 logistic 回归模型。

(二) 模型参数的意义

由式(18.2)可以看出,常数项 β_0 表示所有自变量为 0 时 logit(P)的值,即事件发生率与未发生率之比的自然对数。$\beta_j(j=1,2,\cdots,m)$表示自变量 X_j 改变一个单位时 logit(P)的改变量,它与衡量危险因素作用大小的比值比(odds ratio,OR,又称优势比)有一个对应关系。根据 OR 定义[暴露人群的比值 $P_1/(1-P_1)$与非暴露人群的比值 $P_2/(1-P_2)$之比,定义为暴露因素的比值比]和 logit(P)的定义,对 OR 取对数,得

$$\ln(OR)_j=\ln\left(\frac{P_1/1-P_1}{P_2/1-P_2}\right)=\text{logit}(P_1)-\text{logit}(P_2)=\beta_j(C_1-C_2) \tag{18.4}$$

即
$$(OR)_j=\exp[\beta_j(C_1-C_2)]$$

式中 P_1、P_2 分别表示 X_j 取值为 C_1 和 C_2 时的发生率。

由上可见,logistic 回归模型中自变量的系数 β 与比值比 OR 有密切联系,且与暴露因素的量化方法密切相关。若 X_j 赋值为 $X_j=1$ 为暴露,$X_j=0$ 为非暴露,则暴露组和非暴露组间发生的比值比 $OR_j=\exp(\beta_j)=e^{\beta_j}$。

一般来说,β_j 表示自变量 X_j 改变一个单位时,logit(P)的改变量。而系数 β 的可解释性决定于自变量 X 改变“一个单位”的专业意义。

1. 若暴露因素 X(为自变量)是二分类变量,暴露时 $X=1$,非暴露时 $X=0$,则 logistic 回归模型中的系数 β 是暴露与非暴露比值比的对数值。

2. 暴露因素 X 为无序多分类变量时,常用 $1,2,3,\cdots,k$ 分别表示 k 个不同的类别,进行 logistic 回归分析时,将变量转换为 $k-1$ 个指示变量(indicator variable)或虚拟变量(dummy variable),也称哑变量,每个指示变量都是一个二分类变量,且各有一个回归系数 β,其意义同二分类变量的比值比。

3. 暴露因素 X 为等级(有序分类)变量时,一般以最小等级或最大等级为参考组,按等级顺序依次取值 $0,1,2,\cdots,k$,这时 e^{β} 表示 X 增加一个等级时的比值比,$e^{k\beta}$ 表示 X 增加 k 个等级时的比值比。

4. 暴露因素 X 为连续变量时,e^{β} 表示 X 增加一个计量单位时的比值比。如在 X(年龄)与 Y(是否患白内障)的研究中,年龄 X 每增加 1 岁,患白内障的比值比为 e^{β}。

(三) logistic 回归模型参数估计

参数估计是指根据收集到的因变量 Y 与一组自变量 X 的样本观测值,估计出 logistic 回归模型中的回归系数 $\beta_0,\beta_1,\cdots,\beta_m$,以及回归系数估计值的标准误。估计方法通常是最大似然法(maximum likelihood,ML),即建立一个样本似然函数

$$L=\prod_{i=1}^{n} P_i^{Y_i}(1-P_i)^{1-Y_i} \tag{18.5}$$

式中 P_i 为第 i 个观察对象实际发生阳性结果($Y_i=1$)的概率。

根据最大似然原理,在一次抽样中获得现有样本概率应该达到最大,即似然函数 L 应该达到最大值。为了简化计算,通常两边取对数形式

$$\ln L=\sum_{i=1}^{n}[Y_i\ln P_i+(1-Y_i)\ln(1-P_i)] \tag{18.6}$$

然后采用 Newton-Raphson 迭代方法使对数似然函数达到最大值,从而估计出参数 $\beta_0,\beta_1,\cdots,\beta_m$ 的最大似然估计值和它们的标准误。上述求解过程通常运用统计软件完成。

(四) logistic 回归模型假设检验和区间估计

建立模型之后,还需要对模型和回归系数进行假设检验,以说明所研究的自变量对因变量的影响是否有统计学意义。logistic 回归模型假设检验包含两个内容,一是针对整个模型检验,二是检验单个回归系数是否为零,最常用的检验方法有似然比检验和 Wald χ^2 检验。

1. 似然比检验(likelihood ratio test) 常用于对整个模型的检验,其检验假设为

H_0:$\beta_1=\beta_2=\cdots=\beta_m=0$,即自变量总体回归系数均为 0

H_1:自变量总体回归系数不全为 0

似然比检验统计量为 G,计算公式为

$$G=2(\ln_{L_q}-\ln_{L_p}) \tag{18.7}$$

式中 $\ln_{L_p}$ 为模型 A 含有 p 个自变量时,相应达到的最大对数似然函数值。$\ln_{L_q}$ 为在模型 A 含有 p 个自变量基础上新加入一个或几个自变量,自变量个数变为 q 个后,其相应达到的最大对数似然函数值。检验统计量 G 度量的是增加 $q-p$ 个自变量后,模型"似然"程度的增量。可以证明,在 H_0 成立的条件下,如果样本含量较大,G 近似服从自由度为 $q-p$ 的 χ^2 分布,当 $G>\chi^2_{0.05,(q-p)}$ 时,则在 $\alpha=0.05$ 水平上拒绝 H_0,即至少有一个回归系数不为 0。

2. Wald χ^2 检验 可用于对单个回归系数进行假设检验。若有 m 个回归系数,检验假设为

$$H_0:\beta_j=0$$

$$H_1:\beta_j\neq 0(j=1,2,\cdots,m)$$

检验统计量 Wald χ^2 的计算公式为

$$\text{Wald } \chi^2=\left(\frac{b}{S_b}\right)^2\sim\chi^2_{(1)} \tag{18.8}$$

Wald χ^2 服从自由度为 1 的 χ^2 分布,当 Wald $\chi^2>\chi^2_{0.05,1}$ 时,即拒绝 H_0,认为该总体回归系数有统计学意义。

已知偏回归系数估计值 b 抽样分布近似服从正态分布,根据正态分布理论,总体回归系数 β 的$(1-\alpha)$置信区间为 $b\pm Z_{\alpha/2}S_b$;因 $OR=e^b$,则 OR 的$(1-\alpha)$置信区间为 $e^{b\pm Z_{\alpha/2}S_b}$。

二、SPSS 软件实现

SPSS 进行因变量为二分类资料的 logistic 回归操作步骤为:"Analyze"→"Regression"→"Binary Logistic..."。

在弹出对话框左侧的变量列表中单击选中因变量,单击按钮"➡",将因变量选入"Dependent"

栏框中，本例因变量为是否就诊；在弹出对话框左侧的变量列表中依次单击所要分析的自变量（地区 X_1、性别 X_2、学历 X_3、患病月数 X_5、收入水平 X_6），单击按钮"➡"，分别将 5 个自变量依次选入"Covariates"栏框中。

因地区（X_1）是无序多分类变量，需通过 SPSS 软件将其设置成虚拟变量：单击"Categorical…"，选中"地区"变量，单击按钮"➡"，将地区（X_1）移入"Categorical Covariates"框，然后单击"Continue"。

单击"Options..."，选择"CI for Exp(B)：95%"，表示输出 *OR* 值及其 95%置信区间。选择后单击"Continue"。

"Method"栏提供 Enter、Forward、Backward 多种自变量筛选方法，本例选择"Forward：Conditional"法。

单击"OK"完成。

结果见表 18.3 和表 18.4（仅列出主要输出结果）。

表 18.3 Categorical Variables Codings

		Frequency	Parameter coding	
			(1)	(2)
地区	东部地区	580	1.000	.000
	中部地区	56	.000	1.000
	西部地区	364	.000	.000

表 18.4 Variables in the Equation

		B	SE	Wald	df	Sig.	Exp(B)	95% CI for EXP(B)	
								Lower	Upper
Step 1[a]	患病月数	.008	.002	26.738	1	.000	1.008	1.005	1.012
	Constant	−1.645	.114	208.363	1	.000	.193		
Step 2[b]	学历	.205	.102	4.055	1	.044	1.227	1.005	1.498
	患病月数	.008	.002	26.254	1	.000	1.008	1.005	1.012
	Constant	−1.932	.185	108.514	1	.000	.145		
Step 3[c]	性别	.488	.191	6.500	1	.011	1.629	1.119	2.371
	学历	.343	.115	8.908	1	.003	1.409	1.125	1.766
	患病月数	.008	.002	26.023	1	.000	1.008	1.005	1.012
	Constant	−2.950	.445	43.870	1	.000	.052		

a：Variable(s) entered on step 1：患病月数．

b：Variable(s) entered on step 2：学历．

c：Variable(s) entered on step 3：性别．

表 18.3 为无序多分类变量（地区）的虚拟变量赋值情况。表 18.4 为 logistic 建模情况，表中 B、SE、Wald、*df*、Sig.、Exp(B)和 95% *CI* for Exp(B)分别表示偏回归系数、标准误、Wald χ^2

检验统计量、自由度、P 值、OR 值及其 95%置信区间。由表 18.4“Step 3”的结果，可以得出初步结论，性别、学历、患病月数 3 个变量对就诊的影响有统计学意义，而且均为就诊的促进因素，其中女性比男性更倾向于及时就诊；学历越高健康观念越强，越倾向于及时就诊；患病时间越长，越容易去医院就诊。

第二节 无序多分类资料的 logistic 回归

例 18.2 为研究美国总统候选人竞选成功的主要影响因素，数据由 SPSS 自带的 voter. sav 稍做改动而来，因变量 Y 为 who(预选总统候选人)，自变量有 age(年龄)，educ(受教育年数)，degree(最高学历)，sex(性别)。各变量赋值见表 18.5。试分析总统竞选成功的主要影响因素(数据集：例 18－02. sav)。

表 18.5 美国总统候选人竞选影响因素赋值表

变量	研究因素	赋值方法
Y	who(预选总统候选人)	1＝Bush，2＝Perot，3＝Clinton
X_1	age(年龄)	实际年龄岁数
X_2	educ(受教育年数)	实际受教育年数
X_3	degree(最高学历)	0＝low than high school，1＝high school，2＝junior college，3＝bachelor，4＝graduate degree
X_4	sex(性别)	1＝male，2＝female

前面讨论了因变量为二分类时 logistic 回归的应用，当因变量的水平数大于 2，而且水平之间不存在等级递减或等级递增关系，即为无序多分类变量时，所采用的 logistic 回归模型与一般的 logistic 回归方法不同，是通过广义 logit 模型(generalized logit model)进行分析。

一、基本思想

无序多分类资料的 logistic 回归是选择因变量 Y 中某一类别为参照，拟合剩余各类别相对于此参照类别的 logistic 回归模型。设因变量 Y 为一个无序多分类变量，包括 g 个类别(Y 取值为 $1,2,\cdots,g$)，另有影响 Y 取值的 P 个自变量 $X_1,X_2,\cdots,X_p$，则无序多分类因变量 logistic 回归模型可表示为

$$\ln\left[\frac{P(Y=j)}{P(Y=g)}\right]=\beta_{0j}+\beta_{1j}X_1+\beta_{2j}X_2+\cdots+\beta_{Pj}X_P,\quad j=1,2,\cdots,g-1 \tag{18.9}$$

则除一个参照水平外，以每一分类与参照水平做比较，拟合 $g-1$ 个广义 logit 模型。β_{0j} 为第 j 个回归方程的常数项，$\beta_{1j},\beta_{2j},\cdots,\beta_{Pj}$ 为第 j 个回归方程自变量 $X_1,X_2,\cdots,X_P$ 的偏回归系数。

假如因变量 Y 有三个水平 a,b,c，如果以 a 为参照水平，则可以得到两个 logistic 函数，一个是 b 与 a 相比，另一个是 c 与 a 相比。即

$$\text{logit}(P_b)=\ln\left[\frac{P(Y=b)}{P(Y=a)}\right]=\beta_b+\beta_{11}X_1+\beta_{12}X_2+\cdots+\beta_{1P}X_P \tag{18.10}$$

$$\text{logit}(P_c)=\ln\left[\frac{P(Y=c)}{P(Y=a)}\right]=\beta_c+\beta_{21}X_1+\beta_{22}X_2+\cdots+\beta_{2P}X_P \quad (18.11)$$

可以看出，$Y=a$ 成了 b 与 c 的共同参照组，如果希望比较 b 与 c，则直接将 logit(P_b)和 logit(P_c)相减即可得到相应的函数。

与二分类 logistic 回归相同，仍然可以通过公式 $OR_j=\exp(\beta_j)=e^{\beta_j}$ 估计某一自变量 X 改变一个单位时的比值比 OR 值。无序多分类 logistic 回归的参数估计和假设检验与二分类 logistic 回归类似，可以参见本章第一节内容。

二、SPSS 软件实现

SPSS 进行因变量为无序多分类资料的 logistic 回归操作步骤为："Analyze"→"Regression"→"Multinomial Logistic..."。

在弹出对话框左侧的变量列表中单击选中因变量，单击按钮"➧"，将因变量选入"Dependent"栏框中，本例因变量为总统候选人（注：SPSS 默认以因变量取值最大者作为参照水平，欲进行调整，只需点击"Dependent"栏框下"Reference Category"按钮进行顺序调整即可）；在弹出对话框左侧的变量列表中依次单击所要分析的自变量，单击按钮"➧"，将各自变量依次选入"Factors"栏框和"Covariates"栏框中。"Factors"栏框用于选入分类自变量，可以是有序或无序的多分类变量，系统会自动为其生成虚拟变量，本例将 degree（最高学历）和 sex（性别）选入"Factors"栏框。"Covariates"栏框用于选入连续型的自变量，本例将 age（年龄）和 educ（受教育年数）选入"Covariates"栏框。

单击"OK"完成。

结果见表 18.6（仅列出主要输出结果）。

表 18.6 Parameter Estimates

Vote for Clinton, Bush, Perot[a]		B	Std. Error	Wald	df	Sig.	Exp(B)	95% Confidence Interval for Exp(B)	
								Lower Bound	Upper Bound
Bush	Intercept	−.836	.778	1.156	1	.282			
	educ	−.001	.039	.001	1	.978	.999	.925	1.079
	age	.001	.003	.096	1	.757	1.001	.994	1.008
	[degree=0]	−.224	.426	.277	1	.599	.799	.347	1.841
	[degree=1]	.384	.283	1.845	1	.174	1.468	.843	2.556
	[degree=2]	.435	.298	2.133	1	.144	1.545	.862	2.771
	[degree=3]	.428	.213	4.057	1	.044	1.534	1.012	2.328
	[degree=4]	0[b]	.	.	0	.	.	.	.
	[sex=1]	.458	.105	19.040	1	.000	1.580	1.287	1.941
	[sex=2]	0[b]	.	.	0	.	.	.	.

续表

Vote for Clinton, Bush, Perot[a]		B	Std. Error	Wald	df	Sig.	Exp(B)	95% Confidence Interval for Exp(B)	
								Lower Bound	Upper Bound
Perot	Intercept	-.759	1.105	.472	1	.492			
	educ	-.003	.055	.003	1	.959	.997	.894	1.112
	age	-.030	.005	33.000	1	.000	.971	.961	.981
	[degree=0]	-.259	.641	.164	1	.685	.771	.220	2.708
	[degree=1]	.770	.411	3.512	1	.061	2.160	.965	4.835
	[degree=2]	.853	.411	4.301	1	.038	2.347	1.048	5.256
	[degree=3]	.618	.316	3.819	1	.051	1.856	.998	3.450
	[degree=4]	0[b]	.	.	0	.	.	.	.
	[sex=1]	.772	.142	29.469	1	.000	2.165	1.638	2.861
	[sex=2]	0[b]	.	.	0	.	.	.	.

a: The reference category is: Clinton.

b: This parameter is set to zero because it is redundant.

表 18.6 给出无序多分类资料 logistic 回归的结果，表中各项内容含义与表 18.4 类似。由该结果可以得到拟合的模型分别为

$$\ln\left[\frac{P(Y=\text{Bush})}{P(Y=\text{Clinton})}\right]=-0.836+0.001\text{age}-0.001\text{eudc}-0.224(\text{degree}=0)+$$
$$0.384(\text{degree}=1)+0.435(\text{degree}=2)+$$
$$0.428(\text{degree}=3)+0.458(\text{sex}=1)$$

$$\ln\left[\frac{P(Y=\text{Perot})}{P(Y=\text{Clinton})}\right]=-0.759-0.030\text{age}-0.003\text{eudc}-0.259(\text{degree}=0)+$$
$$0.770(\text{degree}=1)+0.853(\text{degree}=2)+$$
$$0.618(\text{degree}=3)+0.772(\text{sex}=1)$$

由结果可知，Bush 和 Clinton 相比，只有 sex(性别)有统计学差异，$P<0.001$，$OR=1.58$，说明男性选民中选择 Bush 与选择 Clinton 的概率之比是女性选民的 1.58 倍。Perot 和 Clinton 相比，age(年龄)和 sex(性别)有统计学差异，均 $P<0.001$，OR 分别为 0.971 和 2.165，说明选民年龄每增加一岁选择 Perot 的概率与选择 Clinton 的概率之比减少 0.029，男性选民中选择 Perot 与选择 Clinton 的概率之比是女性选民的 2.165 倍。

第三节 等级资料的 logistic 回归

例 18.3 为研究参加新农村合作医疗保险的农民对新农合的满意度的影响因素，对 228 名参加者进行问卷调查，调查因素及赋值如表 18.7，试用 logistic 回归分析筛选影响新农合满意度的因素(数据集：例 18－03. sav)。

表 18.7 参加者对新农合满意度影响因素指标量化

变量	研究因素	赋值方法
Y	新农合总体满意度	1=很满意,2=满意,3=一般,4=不满意,5=很不满意
X_1	参加新农合后,新农合满足您需求	1=很高,2=高,3=一般,4=不高,5=很不高
X_2	参加新农合后,新农合的可靠性	1=很高,2=高,3=一般,4=不高,5=很不高
X_3	新农合报销的疾病种类	1=很多,2=多,3=一般,4=少,5=很少
X_4	新农合的服务态度	1=非常满意,2=满意,3=不确定,4=不满意,5=非常不满意

本例中因变量 Y(新农合总体满意度)为很满意、满意、一般、不满意、很不满意五个分类变量,而且分类呈现程度依次降低的顺序关系,是有序多分类变量,应采用等级资料的 logistic 回归分析。

一、基本思想

分析有序多分类变量的 logistic 回归模型较多,最常用的是累积比数 logistic 回归模型(cumulative odds logistic regression model)。

累积比数 logistic 回归模型是二分类 logistic 回归模型的扩展,设因变量 Y 为 G 个等级的有序变量,第 $g(g=1,2,\cdots,G)$ 类的概率分别为 $\{P_1,P_2,\cdots,P_G\}$,且 $\sum_{g=1}^{G} p_g=1$。影响因素 X_1,$X_2,\cdots,X_P$ 为解释变量,$X_i(i=1,2,\cdots,p)$ 可以是连续变量、无序或有序分类变量。则累积比数 logistic 回归模型可以表示为

$$\ln\left[\frac{P(Y\leqslant j)}{1-P(Y\leqslant j)}\right]=\beta_{0j}+\sum_{i=1}^{p}\beta_i x_i \quad 其中,g=1,2,\cdots,G-1 \qquad (18.12)$$

该模型实际上是将 G 个等级人为分成 $\{1,\cdots,g\}$ 和 $\{g+1,\cdots,G\}$ 两类,在这两类基础上定义的模型表示前 g 个等级的累积概率 $P(Y\leqslant g)$ 与后 $G-g$ 个等级的累积概率 $[1-P(Y\leqslant g)]$ 的比数之对数,故该模型称为累积比数模型。对于 G 类有序因变量,可产生 $G-1$ 个累积比数 logistic 回归模型。每个累积比数 logistic 回归模型均可看作一个一般的二分类 logistic 回归模型,只不过是将 1 至 g 类合并为一类,而将 $g+1$ 至 G 类合并为另一类,实际上就是通过合并将原来的有序的分类因变量转变成为一般的二分类因变量。

对于包含 G 个有序类别的因变量 Y,其有序 logistic 回归包含 $G-1$ 个方程,β_{0j} 为第 j 个回归的常数项,$\beta_1,\beta_2,\cdots,\beta_p$ 为自变量 $X_1,X_2,\cdots,X_P$ 的偏回归系数。$G-1$ 个方程中各自变量的回归系数相同,不同类别累积概率差别则体现在方程的常数项 β_{0j} 上。当 Y 取值分别为第 $1,2,\cdots,G$ 个类别时,其对应的发生概率分别为 $P_1,P_2,\cdots,P_G$,则其对应的 $G-1$ 个回归方程分别为

$$\ln\left(\frac{P_1}{P_2+P_3+\cdots+P_G}\right)=\beta_{01}+\beta_1X_1+\beta_2X_2+\cdots+\beta_PX_P$$

$$\ln\left(\frac{P_1+P_2}{P_3+P_4+\cdots+P_G}\right)=\beta_{02}+\beta_1X_1+\beta_2X_2+\cdots+\beta_PX_P$$

$$\vdots$$

$$\ln\left(\frac{P_1+P_2+\cdots+P_{G-1}}{P_G}\right)=\beta_{0G-1}+\beta_1X_1+\beta_2X_2+\cdots+\beta_PX_P$$

通过上式,可以得当 Y 取值为 j 时的概率 P_j

$$P_1=P(Y\leqslant 1)=\frac{1}{1+\exp[-(\beta_{01}+\beta_1X_1+\beta_2X_2+\cdots+\beta_PX_P)]}$$

$$P_j=P(Y\leqslant j)-P(Y\leqslant j-1)$$

$$=\frac{1}{1+\exp[-(\beta_{0j}+\beta_1X_1+\beta_2X_2+\cdots+\beta_PX_P)]}-\frac{1}{1+\exp[-(\beta_{0j-1}+\beta_1X_1+\beta_2X_2+\cdots+\beta_PX_P)]}$$

$$\vdots$$

$$P_G=1-P_{G-1}=1-\frac{1}{1+\exp[-(\beta_{0G-1}+\beta_1X_1+\beta_2X_2+\cdots+\beta_PX_P)]}$$

与二分类 logistic 回归相同，仍然可以通过公式 $OR_j=\exp(\beta_j)=e^{\beta_j}$ 估计某一自变量 X 改变一个单位时的比值比 OR 值。值得注意的是，在有序 logistic 回归分析中因变量 Y 赋值时，通常将专业上最不利的等级赋予最小值，将最有利的等级赋予最大值，目的是与流行病学上对比值比的解释保持一致，有利于对结果的专业解释。

等级资料的 logistic 回归的参数估计和假设检验亦与二分类 logistic 回归类似，可以参见本章第一节内容。

二、SPSS 软件实现

SPSS 进行因变量为等级资料的 logistic 回归操作步骤为："Analyze"→"Regression"→"Ordinal…"。

在弹出对话框左侧的变量列表中单击选中因变量，单击按钮"➧"，将因变量选入"Dependent"栏框中，本例中为满意度；在弹出对话框左侧的变量列表中依次单击所要分析的自变量，单击按钮"➧"，将各自变量依次选入"Covariates"栏框中。

单击"OK"完成。

结果见表 18.8（仅列出主要输出结果）。

表 18.8 Parameter Estimates

		Estimate	Std. Error	Wald	df	Sig.	95% Confidence Interval	
							Lower Bound	Upper Bound
Threshold	[Y=1.00]	1.404	1.256	1.249	1	.264	−1.058	3.866
	[Y=2.00]	4.522	.854	28.039	1	.000	2.848	6.196
	[Y=3.00]	8.233	.977	71.031	1	.000	6.318	10.148
	[Y=4.00]	10.781	1.093	97.260	1	.000	8.639	12.924
Location	X_1	.514	.226	5.178	1	.023	.071	.957
	X_2	.662	.201	10.883	1	.001	.269	1.055
	X_3	.358	.172	4.339	1	.037	.021	.696
	X_4	.683	.208	10.790	1	.001	.275	1.090

Link function: logit.

表 18.8 为例 18.3 资料的软件输出结果，表中各项内容与表 18.4 类似。不同的是 Threshold 为各等级与参照组比较回归方程的常数项的估计，Location 为各等级与参照组比较回归方程的回归系数估计，Estimate 为偏回归系数估计值，95% Confidence Interval 为偏回归系数的 95%置信区间。由参数估计结果可以看出，按照 $\alpha=0.05$ 检验水准，四个变量均有统计学意义。得到的 4 个回归方程为

$$\text{logit}(P)(Y\leqslant 1)=1.404+0.514X_1+0.662X_2+0.358X_3+0.683X_4$$

$$\text{logit}(P)(Y\leqslant 2)=4.522+0.514X_1+0.662X_2+0.358X_3+0.683X_4$$

$$\text{logit}(P)(Y\leqslant 3)=8.233+0.514X_1+0.662X_2+0.358X_3+0.683X_4$$

$$\text{logit}(P)(Y\leqslant 4)=10.781+0.514X_1+0.662X_2+0.358X_3+0.683X_4$$

由结果可知，四个自变量的回归系数均有统计学意义，说明参加新农合后满足农民需求越高，参加新农合农民认为新农合的可靠性越高，新农合报销的疾病种类越多，新农合的服务态度越令农民满意，则新农合总体满意度越高。

第四节 应用 logistic 回归的注意事项

由于 logistic 回归适用变量范围比较广泛，结果具有可推性，也有更为明确的实际含义，因此受到普遍欢迎和应用。但是应用 logistic 回归分析时有几个需要注意的事项。本章主要介绍的为非条件 logistic 回归模型应用中的注意事项，不同设计方法的 logistic 回归模型尚有不同的要求，详见相关参考文献。

一、回归模型的应用条件

应用 logistic 回归必须满足模型的应用条件：①满足独立性，即各观测单位间相互独立；②logit(P)与自变量呈线性关系，自变量为二分类变量时不需考虑，当自变量为连续型或等级变量时，需检验该条件是否成立，条件不成立需探讨自变量 X 合适的量化形式，以便呈线性关系后纳入模型；③自变量之间不存在多重共线性。

二、根据不同资料类型选择合适的 logistic 回归模型

研究目的不同，研究设计的方法亦随之不同，故要依据研究目的、研究设计的方法及自变量和因变量的类型选用合适的 logistic 回归模型。选择模型不合适会得出不合理甚至是截然相反的结论。

三、模型估计的样本含量

Logistic 回归的所有统计推断是建立在大样本基础上，因此需有足够的样本含量来保证参数估计的稳定性，否则会出现非常大的参数值，很难对其进行解释，方程中变量个数越多需要的例数相应也越大。经验上病例组和对照组的人数一般各有 30～50 例，配对设计中样本的匹配组数应为纳入方程中自变量个数 P 的 20 倍以上，即 $N\geqslant 20P$。有研究表明，各组样本含量大于自变量数的 20 倍时，参数估计的偏差是可以接受的。

四、变量的赋值形式

理论上，logistic 回归中的自变量可以是任何形式，即可以是无序分类变量、有序分类变量和数值变量。但实际中我们分析数据时，更倾向于将连续型数值变量转换成几组，以分类的形式进入方程，因为这样更方便做出解释。例如体重，可以直接将体重数值引入方程分析，但其 OR 值表示每增加 1 kg 体重时的比值比，实际意义不大。将体重转换成三组（低体重、标准体重、超重）可能会有更合理的结果解释。无序分类变量需要进行虚拟变量赋值后引入方程，结果更容易解释。

五、变量的选择

与线性模型相似，当自变量较多时，通常首先进行单因素分析，按照某检验水准将 $P \leqslant \alpha$（α 常取 0.15、0.20 或 0.30）的变量和专业上认为重要的变量纳入，再进行多因素逐步筛选。α 取值不同，被选入回归方程的变量有时可能不同，此时应将专业知识与统计原理、方法相结合，全面分析后决定 α 取值大小。

与多重线性回归类似，多因素 logistic 回归同样存在自变量的筛选问题，需按事先规定的检验水准，利用固定的算法，将具有统计学意义的变量选入模型，不具有统计学意义的变量剔除模型。具体筛选方法同样有向前选择法、向后削去法、逐步回归法，但检验统计量不再是线性回归中的 F 统计量，而是似然比检验 G 统计量、Wald χ^2 统计量等。

在多因素筛选模型基础上，需分析有无必要纳入变量的交互作用（效应）项。判断是否存在交互作用，主要从专业上分析；若无专业依据，可先按无交互作用的模型作回归，再通过残差分析判断有无必要纳入变量的交互作用项。对专业上认为重要但未被选入回归方程的变量，要分析其原因，并根据原因做进一步处理。

总而言之，变量的选择应该结合专业知识、统计方法原理、统计分析结果、检验水准、模型假设检验和拟合优度等各方面综合考虑，最终确定变量的取舍。

案例讨论

（吕军城　王素珍　邓　伟）

数字课程学习……

数据集　小结　专业术语　教学 PPT　思考与练习　自测题

第十九章　生 存 分 析

学习目标

1. 能够理解生存资料的基本概念和特点。

2. 能够运用 SPSS 软件进行生存率的估计。

3. 能够理解 Kaplan-Meier 生存曲线的基本概念并运用 SPSS 软件进行绘制。

4. 能够运用 SPSS 软件进行两组或多组生存曲线比较的 log-rank 检验。

5. 能够阐述 Cox 比例风险回归模型的结构特征、参数意义并运用 SPSS 软件拟合 Cox 回归模型。

例 19.1　肺癌患者用两种不同治疗方案治疗后的临床随访资料见表 19.1，问：①用何种方法比较两种治疗方案的疗效？②该资料与以前所学的资料有何异同？

表 19.1　甲(手术)、乙(手术＋放疗)两种治疗方案肺癌患者临床随访结果

分组	编号	开始治疗日期	终止日期	结局	生存日数	生存率(%)	平均生存日数
甲	1	01.5.21	05.5.15	生	1 454		
甲	2	02.6.15	02.10.15	死	120		
甲	3	01.6.17	01.9.15	死	88	60.0	749
甲	4	03.6.20	05.5.15	生	695		
甲	5	01.7.25	05.5.15	生	1 390		
乙	6	02.6.13	05.5.15	生	1 067		
乙	7	01.7.1	05.5.15	生	1 414		
乙	8	01.7.3	03.6.13	死	710	60.0	958
乙	9	01.8.9	05.5.15	生	1 376		
乙	10	01.9.5	02.4.11	死	221		

第一节　生存资料的特点及基本概念

一、生存资料的特点

由表 19.1 资料可见，如果以两种治疗方案的生存率作为疗效评估指标，由于两组生存率都为 60.0%，其评判结果是两组疗效一致；但如果从平均生存时间的角度来看，手术＋放疗组患者平均生存时间(958 天)高于手术组(749 天)，似乎乙组的疗效要优于甲组。这种矛盾如何解决呢？

表 19.1 资料属于临床随访资料或生存资料，其特点是：①疗效指标既有结局变量又有时间

变量;②随访研究中研究对象可能会失访或死于其他疾病;③由于研究经费和时间限制不可能等到所有观察对象都出现结局才终止研究。这势必造成有部分随访对象提供的信息是不完全的,但不考虑利用这些数据会使信息损失。对于这些特殊的生存资料,如果用 χ^2 检验单独比较生存率或者用 t 检验、方差分析或非参数的秩和检验等比较生存时间,往往更容易得到错误的统计推断。更重要的是,经典的统计学方法很难处理不完全数据。所以对于生存资料,往往引入生存分析(survival analysis)的方法,它是一种既考虑结局又考虑生存时间的分析方法,可以对生存时间的分布特征进行统计描述和统计推断,也可以通过多因素模型对生存时间的主要影响因素进行分析。可以通过生存分析方法对临床随访资料进行准确的评价。

二、生存分析中的基本概念

(一) 基本概念

1. 生存时间(survival time) 常用符号 t 表示。从狭义的角度来讲,生存时间指患某种疾病的患者从发病到死亡所经历的时间。广义的生存时间定义为从某种起始事件到终点事件所经历的时间。如肾移植患者从手术到死亡所经历的时间,戒烟开始到重新吸烟的时间,从接触毒物到出现毒性反应的时间,HIV 病毒感染到症状发作所经历的潜伏期,义齿的装入到破损的时间等。生存分析中最基本的问题是生存时间的计算,要明确事件的起点、终点及时间的度量单位(如时、日、月、年等)。

2. 终点事件与起始事件 终点事件(terminal event)一般是指反映治疗效果特征的事件,如死亡、复发、痊愈等。它是根据研究目的所确定的,因此在研究设计时必须明确规定,并在研究的实施中严格遵守。如 HIV 感染者的临床症状出现,接触毒物后出现的毒物反应,儿童急性淋巴细胞白血病患者的死亡等。起始事件(initial event)是反映生存时间起始特征的事件,如疾病确诊、治疗开始、接触毒物等,设计时也需要明确定义。

3. 生存时间资料的类型 一般分为完全数据和删失数据(不完全数据)。完全数据(complete data)是指在整个随访研究期间能够观察到终点事件,即能够观察到从起点到终点的生存时间。删失数据(censored data)是指在随访过程中,由于某种原因未能观察到患者的明确结局(终点事件),也称为截尾或终检。尽管删失数据提供的生存时间信息是不完整的,但它提示该患者至少在已经观察的时间长度内没有死亡,其真实的生存时间只能长于观察到的时间而不会短于这个时间。

删失的主要原因有三种:①失访,指失去联系,如信访无回信,上门采访不见人,电话采访不接听,外出或搬迁没留地址等;②退出,指退出研究,如意外死亡、死于其他疾病、临时改变治疗方案等退出研究;③研究终止,指研究时限已到而终止观察,临床试验和动物实验都常见此情况。

4. 随访研究模式 医学随访研究一般有两种。一种是所有观察对象同时进入研究,即研究起始日期相同,研究终点固定。这类研究常见于动物的随访观察等。另一种是被观察对象逐个进入研究,即研究起点不相同,而研究终点固定。在大多数研究中,后者更为常见,同时由于受经费或时间(尤其是后者)的限制,最终观察的时点是固定的,而不是无限制延长的。图 19.1 和 19.2 为两种随访研究模式示意图。

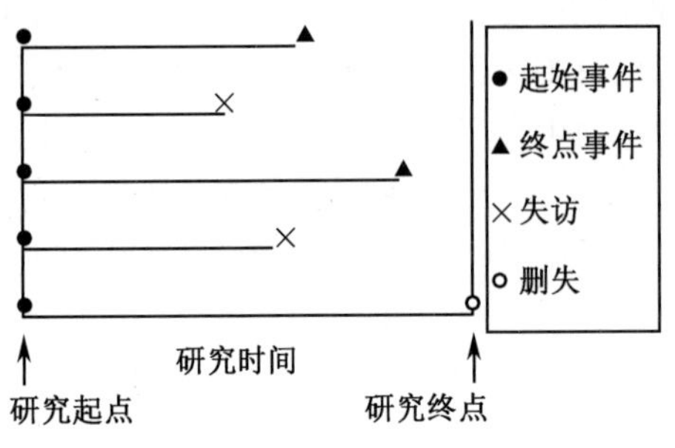

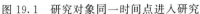

图 19.1 研究对象同一时间点进入研究

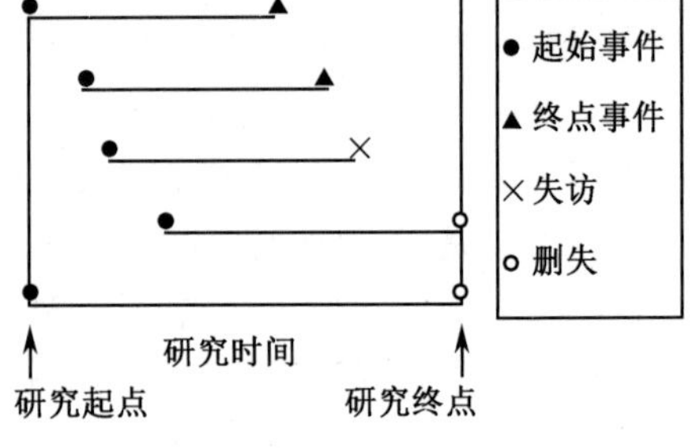

图 19.2 研究对象不同时间点进入研究

5. 生存时间资料的分布特征 生存时间资料常通过随访获得，因观察时间长且难以控制混杂因素，再加上存在删失数据，规律难以估计，一般不呈正态分布，而呈偏态分布，如指数分布、Weibull 分布等。

6. 生存率与累积死亡概率

(1) 生存率(survival rate) 又叫累积生存概率或生存函数，表示观察对象生存时间 T 大于 t 时刻的概率，常用 $S(t)=P(T>t)$ 表示。在实际研究中，如无删失数据，生存率是用生存时间大于 t 的患者数除以观察患者总数来估计的。

$$\hat{S}(t)=\frac{\text{生存时间大于 } t \text{ 的病例数}}{\text{观察患者总数}} \tag{19.1}$$

在观察起点，即 $t=0$ 时生存率为 1；当终点事件全部发生时，生存率为 0。

(2) 累积死亡概率 表示观察对象从开始到时间 t 为止的死亡概率，是一个随时间上升的函数，常用 $F(t)=P(T\leqslant t)$ 表示。累积死亡概率与生存率的关系是：$S(t)=1-F(t)$。当 $t=0$ 时，累积死亡概率为 0；当观察期为无穷大时，累积死亡概率为 1。

7. 死亡概率密度函数(death probability density function) 是累积死亡概率（亦称死亡累积分布函数）的导数，表示所有观察对象在 t 时刻的瞬时死亡率。$f(t)$定义如下

$$f(t)=F'(t)=\lim_{\Delta t\to 0}\frac{P(t\leqslant T<t+\Delta t)}{\Delta t}$$

$f(t)$为非负，有：$\int_{-\infty}^{+\infty}f(t)\mathrm{d}t=1$。如果无删失数据，$f(t)$可估计如下

$$\hat{f}(t)=\frac{\text{在时刻 } t \text{ 开始的区间内死亡的患者数}}{\text{观察患者总数}\times\text{区间长度}} \tag{19.2}$$

8. 风险函数(hazard function) 用 $h(t)$表示，定义如下

$$h(t)=\lim_{\Delta t\to 0}\frac{P[(t\leqslant T<t+\Delta t)\mid(T\geqslant t)]}{\Delta t}=\frac{f(t)}{S(t)}$$

如果无删失数据，$h(t)$可估计为

$$\hat{h}(t)=\frac{\text{在区间内每单位时间死亡的患者数}}{\text{在时刻 } t \text{ 生存的患者数}-\text{在区间内死亡的患者数}/2} \tag{19.3}$$

例 19.2 现有 40 个肝癌患者的随访资料，见表 19.2，试估计生存率、死亡概率密度函数和风险函数。

表 19.2　40 个肝癌患者的随访资料

时间(月) (t)	期初例数	期内死亡数	生存率 $\hat{S}(t)$	死亡概率密度函数 $\hat{f}(t)$	风险函数 $\hat{h}(t)$
0～	40	5	1.000	0.025	0.027
5～	35	7	0.875	0.035	0.044
10～	28	6	0.700	0.030	0.048
15～	22	4	0.550	0.020	0.040
20～	18	5	0.450	0.025	0.065
25～	13	4	0.325	0.020	0.072
30～	9	4	0.225	0.020	0.114
35～	5	0	0.125	0.000	0.000
40～	5	2	0.125	0.010	0.100
45～	3	1	0.075	0.005	0.080
50～	2	2	0.050	—	—

由于本资料无删失数据，故可用式(19.1)(19.2)和(19.3)作出估计。以时间 $t=5$～区间为例

$$\hat{S}(5)=\frac{35}{40}=0.875;\quad \hat{f}(5)=\frac{7}{40\times 5}=0.035;\quad \hat{h}(5)=\frac{7/5}{35-7/2}=0.044$$

一般来讲，生存率、死亡概率密度函数和风险函数具有以下关系

$$h(t)=\frac{f(t)}{S(t)},\quad 即\frac{\hat{f}(5)}{\hat{S}(5)}=\frac{0.035}{0.875}=0.04\approx\hat{h}(5)=0.044$$

(二) 生存分析研究的主要内容

1. 描述分析　研究生存时间的分布特点，估计生存率及平均生存时间，绘制生存曲线等。根据生存时间的长短，可以估计出各时点的生存率，并根据生存率来估计中位生存时间。同时也可以根据生存曲线分析其生存特点。

2. 比较分析　可通过生存率及其标准误对各样本的生存率进行比较，以探讨各总体的生存时间分布是否有差别。例如比较 *bcl -2*、*p53* 基因蛋白表达阳性和阴性对乳腺癌生存率的影响，用以发现影响乳腺癌生存的重要生物标志物。

3. 影响因素分析　其重点是通过生存分析模型来探讨影响生存时间的因素，通常以生存时间和结局为因变量，而将影响它们的因素作为自变量，如年龄、性别、病理类型、淋巴结是否转移、治疗方案、基因表达是否阳性等。通过拟合生存分析模型，筛选出影响生存时间的保护因素和风险因素，为临床治疗提供重要的参考。

(三) 生存分析的基本方法

1. 非参数法　特点是不论资料是什么样的分布形式，只根据样本提供的顺序统计量对生存率进行估计，常用的方法有乘积极限法和寿命表法。对两个或多个总体生存率的比较，其原假设是假定两组或多组总体生存时间分布相同，而不是对具体的分布形式及参数进行推断。

2. 参数法　特点是假定生存时间服从特定的参数分布，然后根据已知分布的特点对影响生存的时间进行分析，常用的方法有指数分布法、Weibull 分布法、对数正态回归分析法和对数 lo-

gistic 回归分析法等。参数法通过估计的参数得到生存率的估计值，并可根据参数估计对其进行统计推断。

3. 半参数法　兼有参数法和非参数法的特点，主要用于分析影响生存时间和生存率的因素，属多因素分析方法，其典型方法是 Cox 比例风险回归模型。

第二节　生存曲线的估计

一、Kaplan-Meier 法的生存率估计

生存率的计算常采用乘积极限法（product-limit method），该法由 Kaplan 和 Meier 于 1958 年提出，故又称为 Kaplan-Meier 法。它利用条件概率及概率乘法的原理来计算生存率。

例 19.3　某大学附属医院肿瘤科在胃癌的生存研究中，收集到 22 例淋巴结远端转移胃癌病例的临床随访资料。生存时间定义为胃癌手术日期到患者死亡日期的时间跨度，得到的生存时间（月）见表 19.3 第（2）栏，其中有“＋”者是删失数据，表示患者仍生存或失访（数据集：例19-03.sav）。试计算各时点（t）的生存率及其标准误。

1. 生存率的计算

（1）排列生存时间　将生存时间由小到大排列，生存时间点不重复排列，相同时点只排一个即可。如表 19.3 第（2）栏。

（2）计算不同时间点的死亡人数　生存时间 t 对应的死亡人数 d，如第（4）栏第一行的死亡人数 $d=1$，表示仅活满 7 个月就死亡的对象为 1 人，以此类推，存活 13 个月就死亡的对象为 1 人等。

（3）计算不同时间点的期初观察人数　见表 19.3 第（3）栏，其具体含义是该时刻以前的患者数。如 t 为 7 个月时，对应的人数为 22，表明淋巴结远端转移胃癌患者在手术后不满 7 个月时尚有 22 人存活，7 个月刚满时，有 1 人死亡。到不满 11 个月时，仍有 21 人存活。

（4）计算不同时间点的死亡概率及生存概率　公式如下

$$F=d/n, S=1-F \tag{19.4}$$

其中 F 表示某时间点的死亡概率，S 表示某时间点的生存概率，结果见表 19.3 第（5）、第（6）栏。

（5）计算活过 t 时点的生存率　公式如下

$$P(T>t)=\prod S \tag{19.5}$$

式中 $\prod$ 为连乘符号，即活过某时刻 t 的生存率是其之前各时点生存概率的连乘积。如

$$P(T>7)=0.954$$

$$P(T>11)=0.954\times 0.952=0.908$$

余类推。

需要注意的是，删失数据的死亡概率为 0，而其生存概率必为 1，其对应的生存率必然与前一个非删失值的生存率相同。

2. 生存率标准误的计算　有两种方法，其公式分别为

$$SE[\hat{S}(t)]=\hat{S}(t)\sqrt{\sum \frac{d}{n(n-d)}} \tag{19.6}$$

$$SE[\hat{S}(t)]=P(T>t)\times\sqrt{\frac{1-P(T>t)}{n-d}} \tag{19.7}$$

式(19.6)中的 $\sum\frac{d}{n(n-d)}$ 表示把小于和等于 t 时刻的各种非删失值所对应的 $\frac{d}{n(n-d)}$ 全部加起来。在例数较多时，两种方法计算的结果相差不大；当例数较少时，式(19.6)计算的标准误偏小，而用式(19.7)计算的标准误偏大，即后者计算的结果较保守，但计算起来较方便。现仅介绍式(19.6)计算标准误的具体方法，如表 19.3 中刚好活过 14 个月这一组的标准误为

$$SE[\hat{S}(t_{14})]=0.817\times\sqrt{\frac{1}{22\times21}+\frac{1}{21\times20}+\frac{1}{20\times19}+\frac{1}{19\times18}}=0.082$$

表 19.3　淋巴结远端转移胃癌病例生存率计算方法

序号 i (1)	生存时间(月) t (2)	期初人数 n (3)	死亡人数 d (4)	死亡概率 $F=d/n$ (5)	生存概率 $S=1-F$ (6)	生存率 $S(t)$ (7)	标准误 $SE[\hat{S}(t)]$ (8)
1	7	22	1	0.046	0.954	0.954	0.044
2	11	21	1	0.048	0.952	0.908	0.061
3	13	20	1	0.050	0.950	0.863	0.073
4	14	19	1	0.053	0.947	0.817	0.082
5	18	18	1	0.056	0.944	0.771	0.089
6	19	17	1	0.059	0.941	0.726	0.095
7	22	16	1	0.063	0.937	0.680	0.099
8	27	15	1	0.067	0.933	0.634	0.103
9	28	14	1	0.071	0.929	0.589	0.105
10	29	13	1	0.077	0.923	0.544	0.106
11	30	12	2	0.167	0.833	0.453	0.106
12	32^{+}	10	0	0.000	1.000	0.453	—
13	35	9	1	0.111	0.889	0.403	0.106
14	37	8	2	0.250	0.750	0.302	0.101
15	39	6	1	0.167	0.833	0.252	0.096
16	41^{+}	5	0	0.000	1.000	0.252	—
17	45	4	1	0.250	0.750	0.189	0.090
18	46	3	1	0.333	0.667	0.126	0.079
19	54^{+}	2	0	0.000	1.000	0.126	—
20	62	1	1	1.000	0.000	0.000	0.000

3. 生存曲线　是指以生存时间为横轴，生存率为纵轴绘制的一条阶梯形的曲线，用以描述其生存过程，这种生存曲线又称为 K－M 曲线。生存曲线是一条下降的曲线，分析时应注意曲线的高度和下降的坡度。平缓的生存曲线表示高生存率或较长的生存期，陡峭的生存曲线表示低生存率或较短的生存期。图 19.3 反映了 22 例淋巴结远端转移胃癌病例的生存过程。

4. 中位生存时间(median survival time) 又称为生存时间的中位数，是生存分析中最常用的概括性统计量，表示刚好有50%的个体其存活期大于该时间。

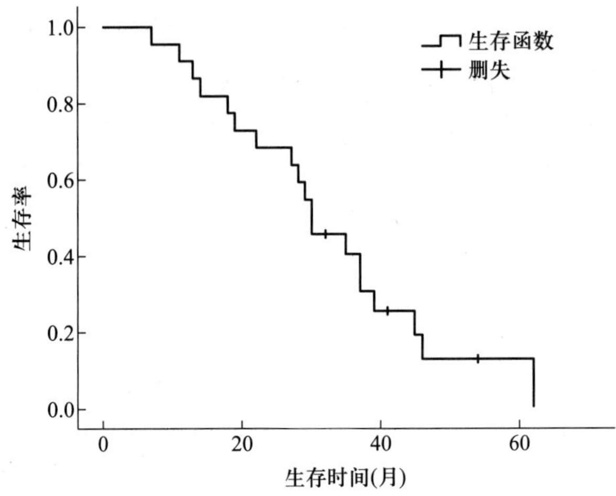

图 19.3 22例淋巴结远端转移胃癌病例生存曲线

二、生存率的区间估计

生存率的区间估计是指根据样本生存率及其标准误计算总体生存率的置信区间。其方法是用正态分布的原理，用式(19.8)计算总体生存率的 $1-\alpha$ 置信区间。

$$P(T>t)\pm u_{\alpha/2}SE[\hat{S}(t)]_{(X>t)} \tag{19.8}$$

如样本生存率为 $P(T>18)=0.771$，$S_p=0.089$，则其总体生存率95%置信区间为

$$0.771\pm 1.96\times 0.089=(0.597,0.945)$$

上述估计生存率置信区间的方法是基于近似正态分布原理，不适合曲线尾部或接近尾部总体生存率的置信区间估计，因为此处的正态性较差，所估计的置信区间的上、下限值可能小于0或大于1。此时可以计算生存率经过对数变换后的值及相应的标准误，据此来估计其置信区间。生存率的对数变换公式为

$$G(T>t)=\ln[-\ln P(T>t)] \tag{19.9}$$

其中ln表示自然对数。$G(T>t)$ 的渐近标准误为

$$S_{G(T>t)}=\sqrt{\sum\frac{d}{n(n-d)}\Bigg/\left(\sum\ln\frac{n-d}{n}\right)^2} \tag{19.10}$$

$G(T>t)$ 的95%置信区间为

$$G(T>t)\pm 1.96\times S_{G(T>t)} \tag{19.11}$$

对式(19.11)取反对数即可得到总体生存率95%置信区间为

$$\exp\{-\exp[G(T>t)\pm 1.96S_{G(T>t)}]\} \tag{19.12}$$

如计算 $P(T>18)=0.771$ 时其总体生存率的95%置信区间，用式(19.9)作对数变换

$$G(T>18)=\ln[-\ln(0.771)]=-1.347$$

用式(19.10)计算 $G(T>18)$ 的标准误为

$$S_{G(T>18)}=\sqrt{\frac{1}{18\times 17}\bigg/\left(\ln\frac{17}{18}\right)^2}=1.000$$

用式(19.12)计算得 $P(T>18)$时总体生存率 95%置信区间为

$$\exp[-\exp(-1.347\pm 1.96\times 1.000)]=(0.158,0.964)$$

与式(19.8)所计算的结果相比,下限相差较大。

三、SPSS 软件实现

SPSS 进行 Kaplan-Meier 法生存率估计及生存曲线绘制的操作为:"Analyze"→"Survival"→"Kaplan-Meier..."。

在弹出对话框左侧的变量列表中单击选择生存时间变量(ntime12),单击按钮"➧",将变量选入"Time"框中;单击选择生存状态变量(sta1012),单击按钮"➧",将变量选入"Status"框中。

单击"Define event...",设置已发生事件的取值[Value(s) indicating event has occured],本例已发生事件为"死亡",取值为"0"。输入后单击"Continue"。

单击"Options...",选择"Statistics"框中的"Survival tables"和"Mean and Median survival",用以显示不同时间点的生存率及生存时间均数和中位数的情况;选择"Plots"框中的"survival",用以绘制生存曲线。选择后单击"Continue"。

单击"OK"完成。

结果见表 19.4～表 19.6。

表 19.4 Case Processing Summary

Total N	N of Events	Censored	
		N	Percent
22	19	3	13.6%

表 19.4 为病例情况的概述,其中"Total *N*"表示所有分析的病例数,"*N* of Events"表示发生事件的病例数,本例为死亡的病例数,"Censored"表示删失的病例情况,其中"*N*"表示删失例数,"Percent"表示删失病例所占比例。本例共分析 22 例,死亡 19 例,删失 3 例,删失病例所占比例为 13.6%。

表 19.5 Survival Table

	Time	Status	Cumulative Proportion Surviving at the Time		N of Cumulative Events	N of Remaining Cases
			Estimate	Std. Error		
1	7.000	.00	.955	.044	1	21
2	11.000	.00	.909	.061	2	20
3	13.000	.00	.864	.073	3	19
4	14.000	.00	.818	.082	4	18
5	18.000	.00	.773	.089	5	17

续表

	Time	Status	Cumulative Proportion Surviving at the Time		N of Cumulative Events	N of Remaining Cases
			Estimate	Std. Error		
6	19.000	.00	.727	.095	6	16
7	22.000	.00	.682	.099	7	15
8	27.000	.00	.636	.103	8	14
9	28.000	.00	.591	.105	9	13
10	29.000	.00	.545	.106	10	12
11	30.000	.00	.	.	11	11
12	30.000	.00	.455	.106	12	10
13	32.000	1.00	.	.	12	9
14	35.000	.00	.404	.106	13	8
15	37.000	.00	.	.	14	7
16	37.000	.00	.303	.101	15	6
17	39.000	.00	.253	.096	16	5
18	41.000	1.00	.	.	16	4
19	45.000	.00	.189	.090	17	3
20	46.000	.00	.126	.079	18	2
21	54.000	1.00	.	.	18	1
22	62.000	.00	.000	.000	19	0

表 19.5 为每个病例的生存情况。表中“Time”“Status”“Cumulative Proportion Surviving at the Time(Estimate 和 Std. Error)”“*N* of Cumulative Events”及“*N* of Remaining Cases”分别表示生存时间、生存状态、累积生存率(生存率和标准误)、发生事件的累积例数和未发生事件的例数。

表 19.6 Means and Medians for Survival Time

Mean[a]				Median			
Estimate	Std. Error	95% Confidence Interval		Estimate	Std. Error	95% Confidence Interval	
		Lower Bound	Upper Bound			Lower Bound	Upper Bound
32.321	3.502	25.456	39.185	30.000	3.977	22.206	37.794

a:Estimation is limited to the largest survival time if it is censored.

表 19.6 为生存时间均数“Mean”和中位数“Median”情况。表中 “Estimate”“Std. Error”“95% Confidence Interval”分别表示生存时间均数和中位数的估计值、标准误及 95%置信区间。本例中生存时间均数为 32.321(月),均数标准误为 3.502(月),均数的 95%置信区间为(25.456 月,39.185 月);中位数为 30.000(月),中位数的标准误为 3.977(月),中位数的 95%置信区间为(22.206 月,37.794 月)。

22 例淋巴结远端转移胃癌病例的生存曲线见图 19.3。图中带“+”表示在对应的生存时间(月)出现删失病例。

第三节　生存曲线的比较

一、log-rank 检验

两组及多组生存曲线的比较一般用 log-rank 检验。log-rank 检验是以生存时间的对数为基础推导出来的，其基本思想是实际死亡数与期望死亡数之间的比较。本节只介绍两组生存曲线之间的比较方法。对于两组生存曲线的比较有近似法和精确法两种。统计软件往往采用精确法进行计算。

（一）近似法 log-rank 检验

例 19.4　结合例 19.3，该肿瘤科医生又调查了 18 名无远端淋巴结转移胃癌病例的随访资料，带有“+”者为删失对象，见表 19.7（数据集：例 19－04.sav）。试比较远端淋巴结转移与未转移胃癌病例的生存曲线是否有差异。

表 19.7　18 名无远端淋巴结转移胃癌病例的随访资料

序号	1	2	3	4	5	6	7	8	9
生存时间(月)	24	27^{+}	36	36^{+}	44	47^{+}	48	48	49
序号	10	11	12	13	14	15	16	17	18
生存时间(月)	55	56	57	59	59	60	61	77	119^{+}

1. 建立检验假设，确定检验水准

H_0：远端淋巴结转移胃癌病例与未转移病例的生存曲线相同

H_1：远端淋巴结转移胃癌病例与未转移病例的生存曲线不相同

$\alpha=0.05$

2. 计算检验统计量

（1）整理数据　将两组患者的生存时间按由小到大的顺序统一排序，列于表 19.8 第(2)栏，用 n_{1i}、n_{2i} 分别表示两组在 t 时点初的患者数，d_{1i}、d_{2i} 分别表示两组在生存时间上的死亡人数，c_{1i}、c_{2i} 分别表示两组时间点 t 的删失数据，见表 19.8 第(3)(4)(5)和(7)(8)(9)栏，合并的数据见第(11)(12)栏。不同时间点的期初观察人数等于其前一个生存时间的观察人数减去前一个观察期间的死亡人数与删失人数。

（2）计算各组的期望死亡数　$T_{1i}=\dfrac{d_i\times n_{1i}}{N_i}$、$T_{2i}=\dfrac{d_i\times n_{2i}}{N_i}$，分别表示两组对应的某个生存时间上的期望死亡数。例如在生存时间为 7 个月时，第 1 组的观察人数为 22，两组对应合计死亡人数为 1，合计观察人数为 40，则第 1 组的期望死亡数为 $T_{11}=(1\times 22)/40=0.550$；同理，第 2 组的期望死亡数为 $T_{21}=(1\times 18)/40=0.450$。两组的期望死亡数分别列于表 19.8 第(6)和第(10)栏。

（3）求各组的期望死亡数之和　将第(6)、第(10)栏分别求和得各组的期望死亡数之和，第 1 组期望死亡总数为 10.286，第 2 组期望死亡总数为 21.714。对两组的实际死亡数统计可见，第 1 组实际死亡 19 例，第 2 组实际死亡 13 例。

(4) 计算 χ^2 值　用公式 $\chi^2=\sum\frac{(A-T)^2}{T}$ 计算 χ^2 值，该统计量服从自由度为比较组数减 1(ν=组数－1)的 χ^2 分布。

$$\chi^2=\frac{(19-10.286)^2}{10.286}+\frac{(13-21.714)^2}{21.714}=10.879$$

3. 确定 P 值，作出统计推断　本例 $\nu=1$，查 χ^2 临界值表（附表 7）得 $\chi^2_{0.005,1}=7.88$，$\chi^2>\chi^2_{0.005,1}$，故 $P<0.005$。

按 $\alpha=0.05$ 水平拒绝 H_0，两组生存曲线差别有统计学意义，认为远端淋巴结转移胃癌病例与未转移病例的生存曲线不同。

表 19.8　远端淋巴结转移和未转移胃癌病例生存曲线比较的 log-rank 检验计算表

序号	生存时间	转移				未转移				合计	
i (1)	(月)t (2)	n_{1i} (3)	d_{1i} (4)	c_{1i} (5)	T_{1i} (6)	n_{2i} (7)	d_{2i} (8)	c_{2i} (9)	T_{2i} (10)	N_i (11)	d_i (12)
1	7	22	1	0	0.550	18	0	0	0.450	40.00	1.00
2	11	21	1	0	0.538	18	0	0	0.462	39.00	1.00
3	13	20	1	0	0.526	18	0	0	0.474	38.00	1.00
4	14	19	1	0	0.514	18	0	0	0.486	37.00	1.00
5	18	18	1	0	0.500	18	0	0	0.500	36.00	1.00
6	19	17	1	0	0.486	18	0	0	0.514	35.00	1.00
7	22	16	1	0	0.471	18	0	0	0.529	34.00	1.00
8	24	15	0	0	0.455	18	1	0	0.545	33.00	1.00
9	27	15	1	0	0.469	17	0	0	0.531	32.00	1.00
10	27	14	0	0	0.000	17	0	1	0.000	31.00	0.00
11	28	14	1	0	0.467	16	0	0	0.533	30.00	1.00
12	29	13	1	0	0.448	16	0	0	0.552	29.00	1.00
13	30	12	1	0	0.429	16	0	0	0.571	28.00	1.00
14	30	11	1	0	0.407	16	0	0	0.593	27.00	1.00
15	32	10	0	1	0.000	16	0	0	0.000	26.00	0.00
16	35	9	1	0	0.360	16	0	0	0.640	25.00	1.00
17	36	8	0	0	0.333	16	1	0	0.667	24.00	1.00
18	36	8	0	0	0.000	15	0	1	0.000	23.00	0.00
19	37	8	1	0	0.364	14	0	0	0.636	22.00	1.00
20	37	7	1	0	0.333	14	0	0	0.667	21.00	1.00
21	39	6	1	0	0.300	14	0	0	0.700	20.00	1.00
22	41	5	0	1	0.000	14	0	0	0.000	19.00	0.00
23	44	4	0	0	0.222	14	1	0	0.778	18.00	1.00
24	45	4	1	0	0.235	13	0	0	0.765	17.00	1.00

续表

序号 i (1)	生存时间(月) t (2)	转移 n_{1i} (3)	d_{1i} (4)	c_{1i} (5)	T_{1i} (6)	未转移 n_{2i} (7)	d_{2i} (8)	c_{2i} (9)	T_{2i} (10)	合计 N_i (11)	d_i (12)
25	46	3	1	0	0.188	13	0	0	0.813	16.00	1.00
26	47	2	0	0	0.000	13	0	1	0.000	15.00	0.00
27	48	2	0	0	0.143	12	1	0	0.857	14.00	1.00
28	48	2	0	0	0.154	11	1	0	0.846	13.00	1.00
29	49	2	0	0	0.167	10	1	0	0.833	12.00	1.00
30	54	2	0	1	0.000	9	0	0	0.000	11.00	0.00
31	55	1	0	0	0.100	9	1	0	0.900	10.00	1.00
32	56	1	0	0	0.111	8	1	0	0.889	9.00	1.00
33	57	1	0	0	0.125	7	1	0	0.875	8.00	1.00
34	59	1	0	0	0.143	6	1	0	0.857	7.00	1.00
35	59	1	0	0	0.167	5	1	0	0.833	6.00	1.00
36	60	1	0	0	0.000	4	0	1	0.000	5.00	0.00
37	61	1	0	0	0.250	3	1	0	0.750	4.00	1.00
38	62	1	1	0	0.333	2	0	0	0.667	3.00	1.00
39	77	0	0	0	0.000	2	1	0	1.000	2.00	1.00
40	119	0	0	1	0.000	1	0	0	0.000	1.00	0.00
合计	—	—	19	3	10.286	—	13	5	21.714	—	32

(二) 精确法 log-rank 检验

整理数据如表 19.9.

表 19.9　远端淋巴结转移和未转移胃癌病例生存曲线比较的 log-rank 检验计算表(精确法)

序号	t	d_{1i}	d_{2i}	d_i	n_{1i}	n_{2i}	N_i	e_{1i}	v_{1i}
1	7	1	0	1	22	18	40	22/40	0.248
2	11	1	0	1	21	18	39	21/39	0.249
3	13	1	0	1	20	18	38	20/38	0.249
4	14	1	0	1	19	18	37	19/37	0.250
5	18	1	0	1	18	18	36	18/36	0.250
6	19	1	0	1	17	18	35	17/35	0.250
7	22	1	0	1	16	18	34	16/34	0.249
8	24	0	1	1	15	18	33	15/33	0.248
9	27	1	0	1	15	17	32	15/32	0.249
10	28	1	0	1	14	16	30	14/30	0.249
11	29	1	0	1	13	16	29	13/29	0.247
12	30	2	0	2	12	16	28	24/28	0.472
13	32	0	0	0	10	16	26	0/26	0.000
14	35	1	0	1	9	16	25	9/25	0.230

续表

序号	t	d_{1i}	d_{2i}	d_i	n_{1i}	n_{2i}	N_i	e_{1i}	v_{1i}
15	36	0	1	1	8	16	24	8/24	0.222
16	37	2	0	2	8	14	22	16/22	0.441
17	39	1	0	1	6	14	20	620	0.210
18	41	0	0	0	5	14	19	0/19	0.000
19	44	0	1	1	4	14	18	4/18	0.173
20	45	1	0	1	4	13	17	4/17	0.180
21	46	1	0	1	3	13	16	3/16	0.152
22	47	0	0	0	2	13	15	0/15	0.000
23	48	0	2	2	2	12	14	4/14	0.226
24	49	0	1	1	2	10	12	2/12	0.139
25	54	0	0	0	2	9	11	0/11	0.000
26	55	0	1	1	1	9	10	1/10	0.090
27	56	0	1	1	1	8	9	1/9	0.099
28	57	0	1	1	1	7	8	1/8	0.109
29	59	0	2	2	1	6	7	2/7	0.204
30	60	0	0	0	1	4	5	0/5	0.000
31	61	0	1	1	1	3	4	1/4	0.188
32	62	1	0	1	1	2	3	1/3	0.222
33	77	0	1	1	0	2	2	0/2	0.000
34	119	0	0	0	0	1	1	0/1	0.000
合计	$O_1=19$							$E_1=10.303$	$V=6.094$

表 19.9 为精确法 log-rank 检验计算表，表中 d_{1i}、d_{2i}、d_i、n_{1i}、n_{2i}、N_i 含义与表 19.8 一致。e_{1i}表示对第 1 组(远端淋巴结转移组)期望死亡数的估计，计算公式如下

$$e_{1i}=\frac{d_i \times n_{1i}}{N_i}$$

v_{1i}为方差估计，其计算公式如下

$$v_{1i}=\frac{n_{1i}\times n_{2i}\times d_i(N_i-d_i)}{N_i^2(N_i-1)}$$

O_1 为第 1 组实际死亡数的合计，$O_1=19$；E_1 为 e_{1i}的合计，$E_1=10.303$；V 为 v_{1i}的合计，$V=6.094$。

用 log-rank 精确法计算

$$\chi^2=\frac{(O_1-E_1)^2}{V}=\frac{(19-10.303)^2}{6.094}=12.412$$

统计推断同近似法。

二、SPSS 软件实现

SPSS 进行 log-rank 检验的操作为:“Analyze”→“Survival”→“Kaplan-Meier...”。

在弹出对话框左侧的变量列表中单击选择生存时间变量(ntime12),单击按钮"➡",将变量选入"Time"框中;单击选择生存状态变量(sta1012),单击按钮"➡",将变量选入"Status"框中;单击选择分组状态变量(zhuany),单击按钮"➡",将变量选入"Factor"框中。

单击"Define event...",设置已发生事件的取值[Value(s) indicating event has occured],本例已发生事件为"死亡",取值为"0"。输入后单击"Continue"。

单击"Compare Factor...",选择"Test Statistics"框中的"Log rank"。选择后单击"Continue"。

单击"OK"完成。

结果见表19.10～表19.13及图19.4。

表19.10 Case Processing Summary

是否转移 1=转移 0=未转移	Total N	N of Events	Censored	
			N	Percent
0	18	13	5	27.8%
1	22	19	3	13.6%
Overall	40	32	8	20.0%

表19.10大部分内容与表19.4类似,只在最左侧增加了一列,用以表示分组变量情况。本例分组变量为是否转移,其中"0"表示未转移,"1"表示有转移。两组合计情况在最后一行显示。

表19.11 Survival Table

是否转移 1=转移 0=未转移		Time	Status	Cumulative Proportion Surviving		N of Cumulative Events	N of Remaining Cases
				Estimate	Std. Error		
0	1	24.000	0	.944	.054	1	17
	2	27.000	1	.	.	1	16
	3	36.000	0	.885	.076	2	15
	4	36.000	1	.	.	2	14
	5	44.000	0	.822	.093	3	13
	6	47.000	1	.	.	3	12
	7	48.000	0	.	.	4	11
	8	48.000	0	.685	.118	5	10
	9	49.000	0	.617	.124	6	9
	10	55.000	0	.548	.128	7	8
	11	56.000	0	.480	.129	8	7
	12	57.000	0	.411	.128	9	6
	13	59.000	0	.	.	10	5
	14	59.000	0	.274	.116	11	4
	15	60.000	1	.	.	11	3

续表

是否转移 1=转移 0=未转移		Time	Status	Cumulative Proportion Surviving Estimate	Cumulative Proportion Surviving Std. Error	N of Cumulative Events	N of Remaining Cases
	16	61.000	0	.183	.108	12	2
	17	77.000	0	.091	.084	13	1
	18	119.000	1	.	.	13	0
1	1	7.000	0	.955	.044	1	21
	2	11.000	0	.909	.061	2	20
	3	13.000	0	.864	.073	3	19
	4	14.000	0	.818	.082	4	18
	5	18.000	0	.773	.089	5	17
	6	19.000	0	.727	.095	6	16
	7	22.000	0	.682	.099	7	15
	8	27.000	0	.636	.103	8	14
	9	28.000	0	.591	.105	9	13
	10	29.000	0	.545	.106	10	12
	11	30.000	0	.	.	11	11
	12	30.000	0	.455	.106	12	10
	13	32.000	1	.	.	12	9
	14	35.000	0	.404	.106	13	8
	15	37.000	0	.	.	14	7
	16	37.000	0	.303	.101	15	6
	17	39.000	0	.253	.096	16	5
	18	41.000	1	.	.	16	4
	19	45.000	0	.189	.090	17	3
	20	46.000	0	.126	.079	18	2
	21	54.000	1	.	.	18	1
	22	62.000	0	.000	.000	19	0

表 19.11 大部分内容与表 19.5 类似，也只在最左侧增加了一列，用以表示分组变量情况。

表 19.12 Means and Medians for Survival Time

是否转移 1=转移 0=未转移	Mean[a]				Median			
	Estimate	Std. Error	95% Confidence Interval Lower Bound	95% Confidence Interval Upper Bound	Estimate	Std. Error	95% Confidence Interval Lower Bound	95% Confidence Interval Upper Bound
0	59.248	6.032	47.426	71.071	56.000	5.025	46.152	65.848
1	32.321	3.502	25.456	39.185	30.000	3.977	22.206	37.794
Overall	44.515	4.076	36.525	52.504	45.000	6.317	32.619	57.381

a: Estimation is limited to the largest survival time if it is censored.

表 19.12 大部分内容与表 19.6 类似，也在最左侧增加了一列，用以表示分组变量情况。另外，行数也比表 19.6 有所增加，分别表示不同组别及两组合并时的情况。

表 19.13　Overall Comparisons

	Chi-Square	df	Sig.
Log-rank(Mantel-Cox)	12.411	1	.000

Test of equality of survival distributions for the different levels.

表 19.13 是两组比较 log-rank 检验的结果，表中“Chi-Square”“df”和“Sig.”分别表示检验统计量(精确法)、自由度和 P 值。本例 $\chi^2=12.411$，$P<0.001$。认为远端淋巴结转移胃癌病例与未转移胃癌病例的生存曲线不同。

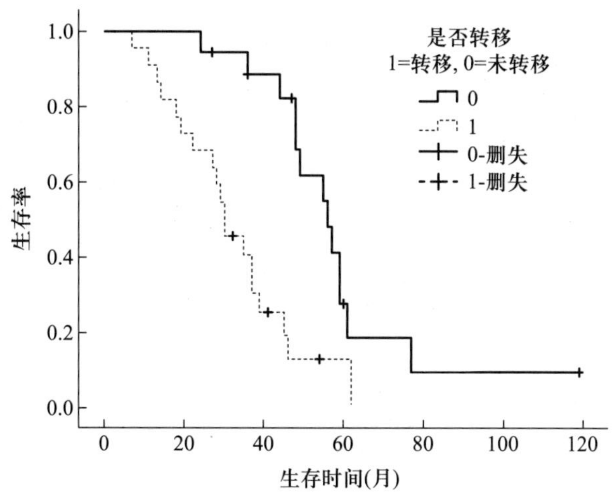

图 19.4　两组生存曲线比较

图 19.4 显示两组不同生存时间的生存率变化情况，未转移组生存曲线下降比较平缓，而转移组下降则陡峭。

三、应用注意事项

1. log-rank 检验比较的是两组或多组生存曲线是否有差别，从而说明某种因素对生存时间的影响。但不能代替具体某个时点上的生存率比较或中位生存时间的差别，如要比较生存资料时点上统计量的差别，请参照有关文献。

2. 该检验是单因素分析，并没有考虑其他因素的影响，如果要精确地分析某因素对某病疗效的独立影响，需要 Cox 比例风险回归模型多因素分析。

3. 用 log-rank 检验对样本生存率进行比较时，要求两组生存曲线不能交叉，生存曲线的交叉提示有某种混杂因素存在。此时应采用分层的方法或多因素的方法来校正混杂因素。另外，当假设检验推断有差别时，可以通过生存曲线、中位生存时间及相对危险度等指标来评价其效果。

第四节 生存资料影响因素分析

医学临床随访资料具有一定的特殊性，主要表现在生存时间的分布种类繁多且难以确定，存在删失数据，同时生存时间的长短受多个协变量的影响。1972 年英国统计学家 Cox 提出了比例风险回归模型（proportional hazards regression model），简称 Cox 回归模型。Cox 回归模型是分析多个协变量对生存率影响最重要的方法之一，它主要用于肿瘤和其他慢性病的预后分析，也可以用于队列研究的病因探索。

一、Cox 回归模型

（一）基本概念

1. 生存分析的主要目的在于研究协变量 X 与观察结果即生存率之间的关系，当 $S(t)$ 受到协变量的影响时，传统的方法是考虑回归分析，即各协变量对 $S(t)$ 的影响。由于生存分析的数据中包含删失数据，用一般的方法难以解决以上问题。Cox 回归模型不直接考查生存函数 $S(t)$ 与协变量的关系，而是用风险率函数 $h(t,x)$ 作为因变量，并假定

$$h(t,x)=h_0(t)\exp(\beta' X)=h_0(t)\exp(\beta_1X_1+\beta_2X_2+\cdots+\beta_mX_m) \quad (19.13)$$

式（19.13）表示具有协变量 X 的个体在时刻 t 时的风险函数，又称瞬时死亡率。t 表示生存时间，$X=(X_1,X_2,\cdots,X_m)'$，表示与生存时间可能有关的协变量或交互项。$h_0(t)$ 是所有协变量为 0 时的基础风险率，它是未知的，对基线风险不作任何限制，但 Cox 回归模型要求：假定风险比例 $h(t,x)/h_0(t)$ 是固定值，即满足“比例风险（proportional hazards）”假定。$\beta=(\beta_1,\beta_2,\cdots,\beta_m)'$，为 Cox 回归模型的回归系数，是一组未知的参数，需要根据实际的数据来估计。

公式的右侧分为两部分：$h_0(t)$ 没有明确的定义，其分布与形状无明确的假定，这是非参数部分；另一部分是参数部分，其参数可以通过样本的实际观测值来估计。正因为 Cox 回归模型由参数和非参数两部分组成，故又称为半参数模型。公式可转换成

$$h(t,x)/h_0(t)=\exp(\beta_1X_1+\beta_2X_2+\cdots+\beta_mX_m)$$

2. Cox 回归模型中回归系数 β_j 的含义是指在其他协变量不变的情况下，协变量 X_j 每改变一个测量单位时所引起的相对危险度（relalive risk，*RR*）或风险比（hazard ratio，*HR*）的自然对数的改变量。回归系数 β_j 与相对危险度关系为式（19.14）或式（19.16）。

当协变量 X_j 取值为 0、1 时，按公式，其对应的 *RR* 与回归系数的关系为

$$RR=\exp\beta_j \quad (19.14)$$

其流行病学含义是：与赋值为 0 的个体相比，赋值为 1 的个体死亡的风险将增加 $RR-1$ 倍，或是参比组的 *RR* 倍。

RR 的 $1-\alpha$ 置信区间为

$$\exp(b_j \pm u_{\alpha/2}S_{b_j}) \quad (19.15)$$

在其他协变量不变的情况下，当协变量取值为连续型变量时，用 X_j 和 X_j^* 分别表示在不同情况下的取值，则其对应的 *RR* 为

$$RR=\exp[\beta_j(X_j-X_j^*)] \quad (19.16)$$

如果变量为无序的多分类变量（$k>2$），则可以设立虚拟变量（dummy variable），以一个分类

为参比，估计其他分类的相对危险度和 $1-\alpha$ 置信区间。

（二）参数估计与假设检验

1. 参数估计　因模型未定义 $h_0(t)$，故不能用一般的方法估计回归系数。Cox 提出用各时刻出现死亡者的条件概率建立偏似然函数(partial likelihood function)来估计，并证明在多数情况下，可借用经典的完全似然法估计和检验参数。为了便于理解偏似然函数的概念，先解释以下危险集。假定有 n 个患者，其生存时间由小到大排列为 $t_1 \leqslant t_2 \leqslant \cdots \leqslant t_n$，对于生存时间 t_i 来说，凡生存时间大于 t_i 的所有患者组成一个危险集，记为 $R(t_i)$。危险集内的患者，在 t_i 之前尚生存，但处在危险之中，随着时间的推移，危险集内的患者陆续死亡，患者逐步退出观察，当最后一个患者在 t_n 时刻死亡并退出观察时，危险集就消失。

在生存时间 t_i 上，患者死亡的条件概率为

$$\frac{h_0(t)\exp(\beta_1 X_{i1}+\beta_2 X_{i2}+\cdots+\beta_m X_{im})}{\sum\limits_{s\in R(t_i)} h_0(t)\exp(\beta_1 X_{s1}+\beta_2 X_{s2}+\cdots+\beta_m X_{sm})}=\frac{\exp(\beta_1 X_{i1}+\beta_2 X_{i2}+\cdots+\beta_m X_{im})}{\sum\limits_{s\in R(t_i)} \exp(\beta_1 X_{s1}+\beta_2 X_{s2}+\cdots+\beta_m X_{sm})} \tag{19.17}$$

式中 S 代表 t_i 时刻以后危险集 $R(t_i)$ 中对似然函数有贡献的个体。

将 n 个患者死亡的条件概率相乘，得

$$L(\beta)=\prod_{i=1}^{n}\frac{\exp(\beta_1 X_{i1}+\beta_2 X_{i2}+\cdots+\beta_m X_{im})}{\sum\limits_{s\in R(t_i)} \exp(\beta_1 X_{s1}+\beta_2 X_{s2}+\cdots+\beta_m X_{sm})} \tag{19.18}$$

$L(\beta)$ 并非通常意义上的似然函数，但 Cox 证明它是观察数据在特定意义下的一部分，故称为偏似然函数，用最大似然理论对 $L(\beta)$ 进行估计，可得到估计值 β 并进行假设检验。

在实际情况中，有时并不知道患者的确切的生存时间，如随访过程中患者由于搬迁或其他原因失去联系而导致失访；动物实验中，在到达实验终止日期时，尚未出现规定的终止事件。这类资料由于没有观察到终止事件，提供的信息是不完全的。例如失访的患者其实际的生存时间一定在失访时间之后，但具体的生存时间没有观察到。$\delta_i=1$，表示患者在 t_i 时刻死亡；$\delta_i=0$，表示患者在 t_i 时刻删失。其偏似然函数为

$$L(\beta)=\prod_{i=1}^{n}\left[\frac{\exp(\beta_1 X_{i1}+\beta_2 X_{i2}+\cdots+\beta_m X_{im})}{\sum\limits_{s\in R(t_i)} \exp(\beta_1 X_{s1}+\beta_2 X_{s2}+\cdots+\beta_m X_{sm})}\right]^{\delta_i} \tag{19.19}$$

取自然对数，得

$$\ln L(\beta)=\sum_{i=1}^{n}\{\delta_i[(\beta_1 X_{i1}+\cdots+\beta_m X_{im})-\ln\sum_{s\in R(t_i)}\exp(\beta_1 X_{s1}+\cdots+\beta_m X_{sm})]\} \tag{19.20}$$

对 $\ln L(\beta)$ 求关于 $\beta_j(j=1,2,\cdots,m)$ 的一阶偏导数，并求其等于 0 的解 $\frac{\partial \ln L(\beta)}{\partial \beta_j}=0$，即可得到 β_j 的最大似然函数估计值 b_j。通常用 Newton-Raphson 迭代法解这一偏似然方程组，从而得到参数的估计值 $\widehat{\beta}_1,\widehat{\beta}_2,\cdots,\widehat{\beta}_m$。

2. 假设检验　类似于 logistic 回归，回归系数常用的检验方法也是似然比检验、得分检验和 Wald χ^2 检验。

(1) 似然比检验 最大似然比检验(maximum likelihood ratio test)用于模型中原有不显著变量的剔除和新变量的引入,以及包括不同协变量数时模型间的比较。假定建立一个包含 m 个协变量的模型,其回归系数为向量 β,根据最大似然估计得到的似然函数值为 $\ln L(k)$,在上述模型中再增加一个协变量,建立一个新模型,对应的回归系数为向量 β^*,根据最大似然估计得到的似然函数值为 $\ln L(k+1)$,检验新增加协变量是否有统计学意义的统计量为

$$\chi^2=2[\ln L(k+1)-\ln L(k)] \tag{19.21}$$

它服从自由度为1的 χ^2 分布。

如果把原有模型中无统计学意义的协变量剔除,其检验方法与增加协变量的方法相似。

(2) 得分检验(score test) 不但用于检验新变量能否选入模型,还可以检验变量之间的交互作用。假定已建立一个包含 m 个协变量的模型,其回归系数为向量 β,信息矩阵为 I,方差-协方差矩阵为 V,当增加第 K 个协变量时,其对应的回归系数为 β_k,将模型中包含 m 个协变量的回归系数向量和代入式(19.20),求其一阶偏导数 f_k、二阶偏导数 g_k、二阶混合偏导数 G_k 和 $V=I^{-1}$,则为 β_k 是否为0的假设检验的 χ^2 统计量,其自由度为1。其计算公式为

$$\chi^2=\frac{f_k^2}{g_k-G_k^V G_k'} \tag{19.22}$$

式中 G_k' 为 G_k 转置列向量。

(3) Wald χ^2 检验 用于检验模型中的协变量是否应从模型中剔除。假定已建立一个包含 m 个协变量的模型,其对应的回归系数为向量 β,信息矩阵与方差-协方差矩阵分别用 I 和 V 来表示,可求出各回归系数的标准误。如果要检验模型中第 k 个协变量对模型的贡献是否有统计学意义,其对应的 Wald χ^2 统计量为

$$\chi_w^2=\left(\frac{b_k}{s_{b_k}}\right)^2 \tag{19.23}$$

它服从自由度为1的 χ^2 分布。式中 S_{b_k} 表示回归系数 b_k 的标准误。另外,Wald χ^2 检验的重要特点是可以按照参数的置信区间判断模型内的参数是不是0,其方法是当 β_k 的95%置信区间包含0时,则 β_k 为0。

3. 生存率估计 Cox 回归模型常用近似法估计生存率。Breslow 采用概率乘法得到 t_i 时刻基准生存概率的估计公式为

$$S(t_i)=[S_0(t_i)]\exp(\beta_1x_1+\beta_2x_2+\cdots+\beta_mx_m) \tag{19.24}$$

$$S_0(t_i)=\prod_{j=1}^{i}\left[1-\frac{d_j}{\sum_j \exp(\beta_1x_1+\beta_2x_2+\cdots+\beta_mx_m)}\right] \tag{19.25}$$

$S_0(t_i)$代表所有协变量均为0的患者在 t_i 时刻的基础生存率,$\sum_j$ 表示对 j 时刻暴露人群求和,d_j 为 j 时刻死亡例数。

(三) 因素的筛选与最佳模型的建立

1. 因素的筛选 影响生存时间的因素称为协变量,当协变量较多时,在拟合模型之前需要对这些协变量进行筛选。常用的方法有 χ^2 检验、log-rank 检验等,如果这些因素通过上述检验有统计学意义,再进行 Cox 回归模型多因素分析。另外,也可以对每一个协变量进行单因素的 Cox 回归模型分析,将没有统计学意义的协变量剔除,再做 Cox 回归模型多因素分析。如果研

究的协变量不多，也可以直接将各协变量纳入模型进行 Cox 回归模型多因素分析。

2. 最佳模型的建立　为建立最佳模型常对研究的因素进行筛选，筛选因素的方法有向前选择法、向后削去法和逐步回归法，实际工作中要根据具体情况选择使用，最常用的方法为逐步回归法。在筛选模型时需规定显著性水平，以确定方程中引入哪些因素和剔除哪些因素，一般情况下初步筛选的水平确定为 0.10 或 0.15，设计较严格的研究可确定为 0.05。检验各因素是否有统计学意义的方法有似然比检验、Wald χ^2 检验和得分检验，在实际工作中可根据具体情况而定。另外在筛选因素时，还要考虑因素间是否有共线性的影响，当因素间存在共线性时，可选用其他分析方法排除共线性的影响，再进行 Cox 回归模型分析。

（四）Cox 回归模型的统计描述

1. 回归系数和标准回归系数　Cox 回归模型在分析时可以给出回归系数和标准回归系数，回归系数用来反映某协变量对死亡风险影响的强度，一般而言，回归系数越大，则某协变量对死亡风险的影响也越大。标准回归系数可以比较不同协变量间对死亡风险的影响程度，标准回归系数绝对值较大的协变量对死亡风险的影响较其他协变量大。

2. 个体预后指数　从 Cox 回归模型可以看出，患者的风险率与其具有的危险因素及各因素对应的回归系数有关。各变量进行标准转换后进行模型拟合，可得到各因素对应的标准回归系数，此时定义个体预后指数（personal prognostic index，PI）为

$$PI=\beta_1'X_1'+\beta_2'X_2'+\cdots+\beta_m'X_m' \tag{19.26}$$

式中，β' 为标准回归系数，X' 为变量的标准化值。当 $PI=0$ 时，表示该患者危险度为平均水平；当 $PI>0$ 时，表示该患者对应的危险度大于平均水平；当 $PI<0$ 时，表示该患者对应的危险度小于平均水平。根据实际需要，将所有观察对象的 PI 分成几类，可作为协变量估计患者的生存率并绘制生存曲线进行比较。如果能找到较好的分界点，个体预后指数就能作为一个重要的综合性指标对患者进行预后的判断。

二、SPSS 软件实现

例 19.5　为探索影响儿童急性淋巴细胞白血病（ALL）长期生存的预后因素，采用回顾性队列研究，对 1990 年 1 月 1 日至 1995 年 12 月 30 日期间在某地儿童医院血液科就诊，治疗时间大于 2 周，年龄<15 周岁，获得有效随访的 118 例 ALL 初诊患儿进行生存分析。同时收集人口学特征资料如性别、年龄、家庭年收入；临床资料包括 ALL 类型、初诊白细胞数等，调查对象的存活状态及死亡时间通过随访的方式获得。表 19.14 显示了调查对象的部分关键变量信息。本研究的起始时间为 ALL 的确诊日期，终点时间为患者的死亡日期；如果研究对象仍存活，研究的删失日期设定为 2000 年 6 月 30 日（数据集：例 19－05.sav）。

表 19.14　变量赋值表

变量	含义	赋值方法
sex	性别	1＝男，2＝女
age1	发病年龄	1＝<1 或>9 岁，0＝1～9 岁
wbc1	初诊白细胞	$1=\geqslant25\times10^9/L$，$0=<25\times10^9/L$

续表

变量	含义	赋值方法
risk	ALL 类型	1=高危,0=标危
fab	FAB 细胞分型	1=F1,2=F2
re	缓解治疗期是否复发	1=复发,0=未复发
msps1	脾大(肋下)	1=≥5 cm,0=<5 cm
score1	缓解及强化期治疗积分	1=≥20,0=<20
health	是否死亡	0=死亡,1=存活或删失
time	生存时间	连续变量(年)

SPSS 进行 Cox 回归的操作为:“Analyze”→“Survival”→“Cox Regression...”。

在弹出对话框左侧的变量列表中单击选择生存时间变量(本例为 ttt),单击按钮“➡”,将生存时间变量选入“Time”框中;单击选择生存状态变量(本例为 health),单击按钮“➡”,将生存状态变量选入“Status”框中;单击选择影响因素变量(本例如 sex、age1、wbc1 等),单击按钮“➡”,将影响因素变量选入“Covariate”框中。如果进行单变量 Cox 回归模型分析,可将单个影响因素变量选入“Covariate”框中,如只分析年龄对死亡的风险,可将“age1”变量选入“Covariate”框中;如果进行多变量 Cox 回归模型分析,可将多个影响因素变量一起选入“Covariate”框中,如同时分析性别、发病年龄、初诊白细胞、ALL 类型、FAB 细胞分型、缓解治疗期是否复发、脾大(肋下)、缓解及强化期治疗积分等多个因素对死亡的风险,可将 sex、age1、wbc1、risk、fab、re、msps1、score1 等都选入“Covariate”框中。

Method 下拉菜单程序默认为“Enter”法(全部进入法),如果需要筛选自变量,可选择其他选项。例如,可选择“Forward:Wald”(向前选择法:单变量检验方法为 Wald χ^2 检验)。

单击“Options...”,在“Model Statisitcs”框中选择“CI for exp(β)”,并在后面菜单中选中“95%”,表示输出 *HR* 值及其 95%置信区间;在“Probability for stepwise”框的“entry”和“removal”后面的框中都输入“0.10”,表示进行逐步回归,入选和剔除标准均为 0.10。单击“Continue”。

单击“OK”完成。

结果见表 19.15 和表 19.16(由于结果较多,仅列出主要结果)。

表 19.15 为单个影响因素变量的 Cox 回归模型结果,仅分析年龄对生存的影响。

表 19.15 Variables in the Equation

	B	SE	Wald	df	Sig.	Exp(B)	95.0% CI for Exp(B)	
							Lower	Upper
age1	.402	.212	3.599	1	.058	1.494	.987	2.263

表 19.15 中的 B、SE、Wald、*df*、Sig.、Exp(B)及 95.0%*CI* for Exp(B)分别表示回归系数、标准误、Wald 检验统计量、自由度、*P* 值、*HR* 值及其 95%置信区间。本例 Cox 回归模型的回归系数为 0.402,Wald 检验统计量为 3.599,*P* 值为 0.058,*HR* 值及其 95%置信区间为 1.494

(0.987,2.263),尚不能认为年龄对患急性淋巴细胞白血病儿童死亡有影响。

表 19.16 为多因素逐步筛选变量的 Cox 回归模型结果。

表 19.16　Variables in the Equation

		B	SE	Wald	df	Sig.	Exp(B)	95.0% CI for Exp(B)	
								Lower	Upper
Step 1	wbc1	1.019	.232	19.325	1	.000	2.770	1.759	4.363
Step 2	wbc1	1.032	.233	19.545	1	.000	2.806	1.776	4.435
	msps1	.648	.259	6.248	1	.012	1.912	1.150	3.179
Step 3	wbc1	.948	.234	16.406	1	.000	2.580	1.631	4.081
	msps1	.596	.260	5.253	1	.022	1.815	1.090	3.023
	re	.681	.288	5.567	1	.018	1.975	1.122	3.477
Step 4	wbc1	.892	.239	13.940	1	.000	2.439	1.527	3.896
	msps1	.654	.263	6.182	1	.013	1.922	1.148	3.218
	score1	.652	.369	3.125	1	.077	1.920	.932	3.957
	re	.655	.289	5.133	1	.023	1.926	1.092	3.395

表 19.16 列出了四次变量筛选的结果,按入选和剔除标准均为 0.10,最终 wbc1、re、msps1 及 score1 被选入模型中,说明初诊白细胞计数高、缓解治疗期复发、脾大、缓解及强化期治疗积分高可增加患急性淋巴细胞白血病儿童死亡的风险。

三、注意事项

1. 样本含量　在进行 Cox 回归模型分析时,样本含量不宜过小,一般在 40 以上,当协变量增多时,要求样本含量是协变量的 10～20 倍。尽管 Cox 回归模型可以分析有删失的数据,但要尽量避免观察对象的失访,过多的失访易造成研究结果的不可信。

2. 注意共线性的问题　在 Cox 回归模型拟合时首先要注意多重共线性,即避免相关性较大的协变量同时进入模型中,一般相关系数绝对值在 0.7 以上的变量要避免同时进入模型,共线性可用相关的统计方法进行诊断。

3. Cox 回归模型要求满足比例风险假设　死亡风险与其基础风险在所有生存时间点上都保持一个恒定的比例,如果这一假设不成立,则不能用 Cox 回归模型进行分析。另外,当两组患者的生存曲线呈明显交叉时,说明存在影响患者生存的混杂因素,此时需要采用其他统计方法,剔除混杂因素的影响后,再进行 Cox 回归模型分析。

4. Cox 回归模型有两种分析思路　一是尽量将所有影响生存时间的因素都筛选出来,得到一个综合性的、包括许多有意义协变量的最佳模型。二是只在模型中设定一个主要研究因素,其他因素作为调整因素来考虑。调整了混杂因素后,该研究因素还能与因变量有显著关联,说明该因素是影响生存时间的一个重要的独立因素。

四、Cox 回归模型的有效性检验

Cox 回归模型中假设风险比值 $h(t,x)/h_0(t)$ 不随时间变化,如果风险比值随时间改变就违反了比例风险模型的假设。如研究糖尿病的并发症，观察期限为 10 年，发现糖尿病患者心脏病发作的风险是非糖尿病患者的 3 倍，含义为无论是在研究的第 1，2，…，10 年间，前者的风险均为后者的 3 倍。如何检验是否满足比例风险的假设？比例风险检验有以下三种。

1. 绘制协变量在不同水平时的生存曲线图，如果曲线相交，则比例风险假设不成立。

2. 直接绘制协变量不同水平时 log[－log(生存率)]与时间的趋势图，如果几条线是平行的，则比例风险假设成立。

3. 前两种方法是图示法，比较直观，而第三种方法是在模型中增加协变量与时间的交互项，考查该交互项是否有统计学意义。如果有统计学意义，则说明比例风险假设不成立；如果无统计学意义，则说明比例风险假设成立。

案例讨论

（金志超　陶育纯）

数字课程学习……

数据集　小结　专业术语　教学 PPT　思考与练习　自测题

第三部分

拓　展　篇

第二十章　Meta分析

（艾自胜　金志超　伍亚舟）

第二十一章　诊断试验评价方法简介

（何　倩　司可艺）

第二十二章　其他多变量分析方法简介

（尹　平　阎小妍　秦婴逸　郭晓晶　秦宇辰　沈　青）

第二十三章　医学科研论文中的统计

（秦宇辰　赵艳芳）

第二十四章　综 合 实 例

（赵艳芳　郭轶斌）

参考文献

[1] Davis CS. Statistical Methods for the Analysis of Repeated Measurements [M]. NY: Springer-Verlag New-York, Inc., 2010.

[2] 陈锋. 医用多元统计方法[M]. 3 版. 北京:中国统计出版社,2018.

[3] 李晓松. 卫生统计学[M]. 8 版. 北京:人民卫生出版社,2017.

[4] 方积乾. 生物医学研究的统计方法[M]. 2 版. 北京:高等教育出版社,2019.

[5] 方积乾,陆盈. 现代医学统计学[M]. 2 版. 北京:人民卫生出版社,2015.

[6] 詹思延. 流行病学[M]. 8 版. 北京:人民卫生出版社,2017.

[7] 李晓松. 医学统计学[M]. 4 版. 北京:高等教育出版社,2020.

[8] 薛留根.现代非参数统计[M]. 北京:科学出版社,2015.

[9] 孙振球,徐勇勇.医学统计学[M]. 5 版. 北京:人民卫生出版社,2020.

[10] 谭红专.现代流行病学[M]. 3 版. 北京:人民卫生出版社,2019.

[11] 李幼平.循证医学[M]. 2 版. 北京:人民卫生出版社,2021.

[12] 康德英,许能锋.循证医学[M]. 3 版. 北京:人民卫生出版社,2015.

[13] 王静龙,邓文丽.非参数统计分析[M]. 2 版. 北京:高等教育出版社,2020.

[14] 徐勇勇.医学统计学[M]. 3 版. 北京:高等教育出版社,2014.

[15] 颜虹,徐勇勇.医学统计学[M]. 3 版. 北京:人民卫生出版社,2015.

[16] 张文彤.SPSS 统计分析基础教程[M]. 3 版. 北京:高等教育出版社,2017.

[17] 陈雁平,安胜利. IBM SPSS 统计软件应用[M]. 北京:人民卫生出版社,2020.

[18] 武松,潘发明. SPSS 统计分析大全[M]. 北京:清华大学出版社,2014.

[19] 李康,贺佳. 医学统计学[M]. 7 版. 北京:人民卫生出版社,2018.

[20] 万崇华,罗家洪. 高级医学统计学[M]. 北京:科学出版社,2014.

[21] 盛骤,试式千,潘承毅. 概率论与数理统计[M]. 5 版. 北京:高等教育出版社,2019.

[22] 何晓群. 多元统计分析[M]. 5 版. 北京:中国人民大学出版社,2019.

[23] 林建忠. 回归分析与线性统计模型[M]. 上海:上海交通大学出版社,2018.

附录一　统 计 用 表

附录二　英汉专业词汇对照

读者意见反馈

为收集对教材的意见建议，进一步完善教材编写并做好服务工作，读者可将对本教材的意见建议通过如下渠道反馈至我社。

咨询电话　400-810-0598

反馈邮箱　gjdzfwb@pub.hep.cn

通信地址　北京市朝阳区惠新东街4号富盛大厦1座
高等教育出版社总编辑办公室

邮政编码　100029

防伪查询说明

用户购书后刮开封底防伪涂层，使用手机微信等软件扫描二维码，会跳转至防伪查询网页，获得所购图书详细信息。

防伪客服电话　(010)58582300

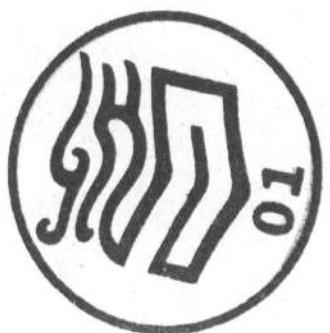